U0302126

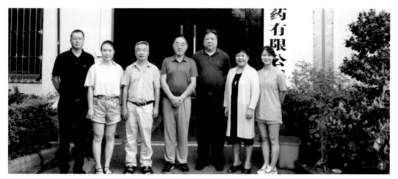

❶图中从左到右分别为姚国平、刘敏、李水福、肖建中、郑哲斌、林敏云、范蕾

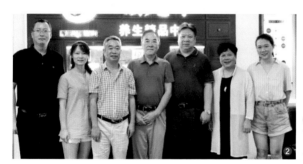

❷图中从左到右分别为姚国平、范蕾、李水福、肖建中、郑哲斌、林敏云、刘敏

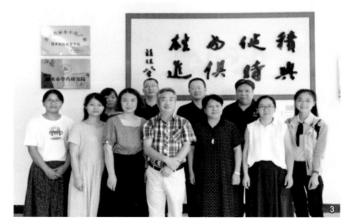

❸本书主编与副主编们在编书总部——丽水学院省中药产业科技创新服务平台合影：前排从左到右分别为余华丽、范蕾、刘敏、李水福、林敏云、毛菊华、王伟影；后排从左到右分别为余乐、姚国平、袁宙新、郑哲斌

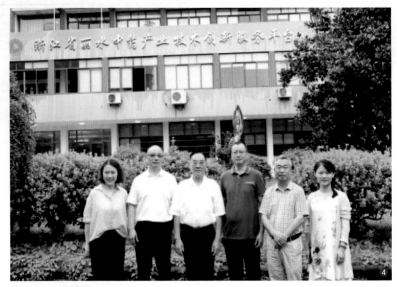

❹编委会主任肖建中与本书主编们在编书总部办公室楼前合影，从左到右分别为刘敏、钟洪伟、肖建中、姚国平、李水福、范蕾

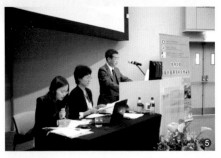

❺本书主编之一李水福在首届中非中医药发展论坛上发言，首次向世界推介中国民族医药——畲医药

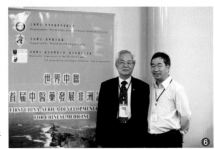

❻中科院院士孙汉董与李水福在世界中联首届中医药发展非洲论坛会场合影

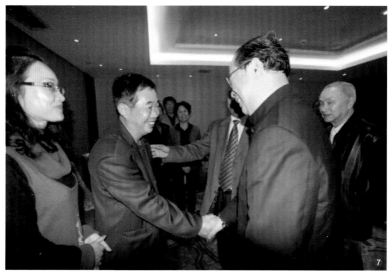

❼全国政协原副主席张怀西同志亲切接见本书主编之一李水福

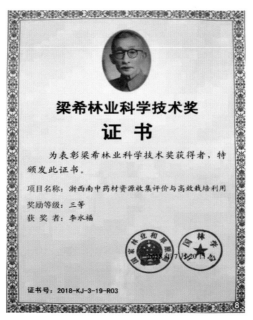

❽本书主编之一李水福于2018年获得梁希林业科学技术奖三等奖

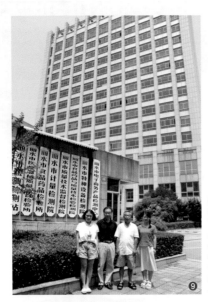

❾本书主要编写人员为丽水市食品药品与质量技术检验检测院(简称丽水市检验检测院)职员。丽水市检验检测院于2015年12月由原丽水市质量技术监督检测院、丽水市食品药品检验所和丽水市粮油检测站组建而成。目前，丽水市检验检测院已发展成为我市规模最大、技术含量最高、涉及检测范围最广的综合性检验检测机构。图中从左到右分别为刘敏、邹小龙（丽水市检验检测院院长）、李水福、范蕾

❿本书主要编写人员为原丽水市食品药品检验所职员，该检验机构于1973年4月21日批准组建，既是药品食品检验机构，又是研究机构。在李水福所长的带领下，首发或参与多个畲医药研发项目，促使食凉茶、地稔、白山毛桃根等畲药载入了2005年版与2015年版《浙江省中药炮制规范》，为畲药的临床应用和开发奠定了法定标准的基础。图中为该所领导与本书编写人员（也是畲药法定标准起草工作者）合影，从左到右分别为余乐、刘敏、范蕾、陈桂云、李水福、陈琴鸣、陈张金、毛菊华、余华丽

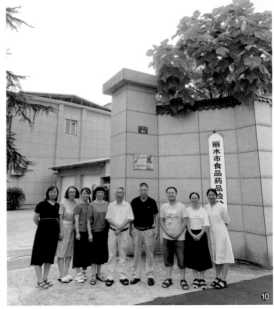

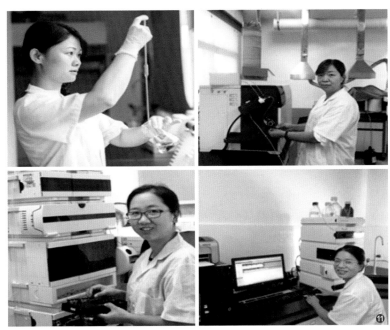

⓫本书编写人员在利用高效液相色谱仪、电感耦合等离子质谱仪、高效液相－质谱联用等仪器设备检验药品质量，开展药品标准制定及相关科研工作

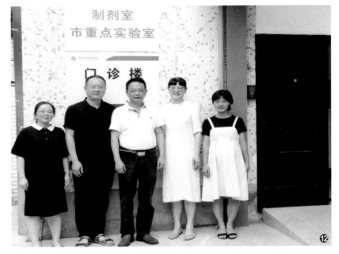

⓬丽水市中医医院制剂研究团队，从左至右分别为胡珍、袁宙新、刘忠达、林娜、张晓芹

丽水特色中药

第一辑

主 编◎刘 敏 姚国平 范 蕾 李水福

科学技术文献出版社
SCIENTIFIC AND TECHNICAL DOCUMENTATION PRESS
·北京·

图书在版编目（CIP）数据

丽水特色中药. 第一辑 / 刘敏等主编. —北京：科学技术文献出版社，2019.12

ISBN 978-7-5189-6173-3

Ⅰ. ①丽…　Ⅱ. ①刘…　Ⅲ. ①中药材—介绍—丽水　Ⅳ. ①R282

中国版本图书馆CIP数据核字（2019）第249686号

丽水特色中药（第一辑）

策划编辑：张　蓉　责任编辑：张　蓉　张　波　责任校对：文　浩　责任出版：张志平

出　版　者	科学技术文献出版社
地　　　址	北京市复兴路15号　邮编　100038
编　务　部	（010）58882938，58882087（传真）
发　行　部	（010）58882868，58882870（传真）
邮　购　部	（010）58882873
官 方 网 址	www.stdp.com.cn
发　行　者	科学技术文献出版社发行　全国各地新华书店经销
印　刷　者	北京地大彩印有限公司
版　　　次	2019 年 12 月第 1 版　2019 年 12 月第 1 次印刷
开　　　本	850×1168　1/32
字　　　数	274千
印　　　张	11.125　彩插18面
书　　　号	ISBN 978-7-5189-6173-3
定　　　价	68.00元

《丽水特色中药（第一辑）》编写组

主　编：刘　敏　姚国平　范　蕾　李水福

副主编：王伟影　张晓芹　郑哲斌　张　依　袁宙新　刘丽仙
　　　　毛菊华　余华丽　余　乐

编　者：（按姓氏笔画排列）
　　　　叶　坚　叶关毅　叶纪沟　叶端炉　朱美晓　刘世柱
　　　　纪晓燕　李伟根　李晓峰　李慧珍　吴查青　邹小华
　　　　宋剑锋　张丽萍　陈张金　林　娜　尚伟庆　胡　珍
　　　　胡译尹　钟铠瑞　骆松梅　董　杰　蒋燕锋　谢建军
　　　　潘　莉

内容简介

  本书是《丽水特色中药》丛书的第一辑，重点介绍了丽水最具特色的九味中药，这九味中药系 2014 年经丽水市市场监督管理局组织专家初评出（未发布）的灵芝、薏苡仁、灰树花、厚朴、食凉茶、莲子、浙贝母、延胡索、黄精。本书对这九味中药每种按本草考证与历史沿革、植物形态与分布、栽培、化学成分、药理与毒理、质量体系、性味归经与临床应用、丽水资源利用与开发、总结与展望九节进行编写，较全面系统地汇总了"特色药"有关资料、紧密结合本土历史与现实，重视质量、资源利用、产品开发及发展前景，旨在科普丽水特色中药材知识，创建并推广丽水特色中药材品牌，为丽水医药行业绿色健康快速发展，以及推向全国乃至世界提供全面、详细、前瞻性的研究资料。

主编简介

　　刘敏，中药学硕士、副主任中药师。从事药品质量检验及业务管理工作近 10 年，主持及参与 3 个市级课题的研究，为丽水市第三届绿谷新秀。参加工作至今作为第一作者在国家一级、二级期刊共发表专业论文 13 篇，起草的畲药地稔标准被《浙江省中药炮制规范》2015 年版收载。先后于 2014 年、2015 年、2016 年获得丽水市自然科学优秀论文一等奖、三等奖、二等奖；2015 年获浙江省中医药学会中药分会学会大会优秀论文奖，2017 年获浙江省中医药产业健康发展论坛优秀论文奖，2019 年获浙江省药学会学术年会优秀论文三等奖。

　　姚国平，中药师，健康管理师，生生堂大掌柜，生生堂膏方制作技艺传承人，中华中医药学会胶类中药和膏方临床应用指导老师，中华中医药学会社会办医管理分会委员，浙江省中医药学会社会办医管理分会副主任委员，丽水市医药行业协会常务理事，长城医馆学院专家委员会专家，长城膏方教育中心主任，丽水市生态休闲养生（养老）经济促进会药养分会会员，19 岁献身为中药炮制学徒，痴迷于中医药事业。擅长中药临方炮制丸、散、膏等剂型，尤其是四时膏方应用技术、临床研究、规范合理使用、保证安全有效等方面有独到心得。

　　范蕾，女，副主任中药师，丽水市第二届"绿谷新秀"、丽水市138人才工程第二层次培养人员、丽水市药学会秘书长、浙江省药学会理事、中药与天然药物专业委员会委员。从事中药材（饮片）及中成药的质量研究、成分分析工作15年，发表论文近20篇，主持或参与多个省、市级课题，获得省科技进步奖二等奖、市科技进步奖二等奖等多项荣誉。

　　李水福，1957年4月出生于浙江松阳，1982年2月毕业于浙江医科大学（现浙江大学医学院），36年来一直在丽水市食品药品检验所工作，1999年晋升为主任中药师。2017年4月退休。曾经为《中草药》《中国现代应用药学》《中国药业》和《中国民族医药杂志》杂志多届编委，中国民族医药学会畲医药分会副会长，省中医药学会中药分会常务理事，省药学会中药与天然药物专委会委员。已在省级以上专业刊物发表论文200多篇；作为主编出版了《中国畲族医药学》和《整合畲药学研究》；作为副主编出版了《畲药物种DNA条形码鉴别》和《中药传统鉴别术语图解》。荣获中华中医药学会科技奖三等奖、浙江省科学技术进步奖三等奖、浙江省中医药科技创新奖一等奖、省卫生厅优秀成果三等奖和"梁希林业科学技术"三等奖等多种奖项，2011年被浙江省药学会评为首届医药科技奖。

序

　　一年春尽一年春，野草山花几度新。有的人被时间改变，有的人改变时间。记得 1989 年我从浙江医科大学（现浙江大学医学院）毕业后就职于丽水市人民医院，慕名拜访并认识水福兄，传道授业解惑，至今已整整 30 年。

　　一切的缘起，只是源于他的传奇。水福兄作为浙南山区潜心钻研中药资源鉴定和质控技术的知名青年学者，自 20 世纪 80 年代起就发表大量的科研论著，引起学术界的关注。他又是一位对丽水的山山水水有特殊情感的中药资源的守护者，也是畲族药研究最早的倡导者和研究者。1989 年至 2002 年，我在丽水工作期间有幸和水福兄合作交流，携手并肩跋涉过崇山峻岭，体验过科研和实践的哲学关系，推动畲族医药的研究等，水福兄于我而言，师也亦友也。一路走来，虽然我离开丽水近 20 年，但我们依然心心相照，互通有无，不亦乐乎！此次有幸提前阅读他的著作，受邀提笔作序言，感触深刻，感慨万千！

　　古时有药材名"江离"，古名为蘪芜，又叫芎，这个药材的产地很多，其中最有名、药效最好者产于四川，故又称川芎。传说初唐时期，药王孙思邈意外发现它治愈了病鹤，兴奋地说："青城天下幽，川西第二洞。仙鹤过往处，良药降苍穹。"药王的故事历久弥新，"宁愿架上药生尘，但愿苍生无疾苦"是药王的仁爱与悲悯。水福兄何尝不拥有如此情怀。之前，听他说起退休后的打算，是寄情山水之间的超然潇洒，此番看到兄长的书稿，讲述的是丽水中药材好故事，传播的是丽水的正能量好声音，字里行间更是切切造福苍生、悬壶济世之心，作为一名土生土长的丽水人，同时作为一名从事医药行业数十年的从业者，我内心的感动和钦佩无以言表。

　　水福兄年轻时看得远，不急功近利，活得自在广博，开创了浙江贫困落后山区科研和人才培养的新视野；中年之时，懂得顺势而为，温良恭谦，拥有通达的人生，培养人才，成就他人，为丽水中医药事业做出了杰出的贡献；人至暮年，甘于寂寞，不求闻达，不以物喜，不以己悲，不被浮躁纷扰所诱惑，著书立说，能得一份清明的心境，还原一个真实的自我。静下心来看流水，叮咚叮咚复叮咚，深深浅浅随它去，哪有心思说始终。水福兄"丽水药王"的美誉当之无愧。

中药材产业是浙江省丽水市一区九县农业主要产业之一，丽水市的生态示范、天然氧吧、长寿之乡、华侨之乡、摄影之乡，形成"食养、体养、水养、药养、文养"的生态观念。丽水药材资源贮量大，种植历史悠久，其中在国内具有明显优势的品种有厚朴、茯苓、灵芝、结香、菊米、薏苡仁以及"浙八味"中的白术、元胡、白芍、玄参、温郁金等。还有，以食用菌为代表的药食资源的开发也是闻名遐迩。记得水福兄在 2003 年就提出发展丽水"丽九味"，至今尚未落地，而邻近的衢州却先行一步，发布了"衢六味"，利用衢州胡柚的特色，发展了中药材衢枳壳，2018 年该中药材销售超过 5 亿元，造福一方，这也令我们唏嘘不已。然水福兄矢志不渝，依旧建言献策，推动"丽九味"，期待早日旧梦重圆，掀起丽水中药材产业的一股发展浪潮。"先知三日，富贵十年"，感知趋势才能预判未来，水福兄对于产业问题的深刻思考，不是无病呻吟，而是价值导向和先知先觉。

我也曾踏遍丽水的山山水水，可喜地看到，通过种植中药材实现农村的可持续发展，既满足了人们对美好生活的向往，又要"金山银山"，又要"青山常在，绿水长流"。如何实现"美丽中国"的梦想，走上人与自然和谐共生的生态文明之路，就是要坚定坚持实施乡村振兴战略，树立和践行绿水青山就是金山银山的理念，坚持尊重自然、顺应自然、保护自然，统筹山水林田湖草系统治理，加快推行乡村绿色发展方式，加大农村人居环境治理力度，建设有利于生活环境整洁优美、生态系统稳定健康、人与自然和谐共生的生态宜居美丽乡村，这应该也是农民伟大的创造，这也是以水福兄为代表的科技工作者的心声和夙愿。

奋进新时代，阔步新征程。让我们跟随着水福兄这本书的节奏，诗意般地栖息，一起来感受丽水大山绿水的柳暗花明吧！"绿水青山就是金山银山"，这是人与自然和解的哲学命意——在一个新型的社会关系中如何去考量人与自然的关系，这便是中华文明的"绿色宝库"。在美丽广袤的山川大地，在丽水这片古老而有希望的田野，这里除了风景还有哲学思想，有水福兄这样的坚守者、发现者和奉献者，我们有理由满怀信心和期待，同心同向，同频共振，在中华民族复兴和文化自信的召唤下，携手迈进充满希望的新时代。

回想多年前在庆元，眼前出现一幅山水画，是一个乍暖还寒的初春，在一个不起眼的角落，一位科技工作者披着轻便的披风，怡然自得地行在乡间小路上。人生一路向前，不能指望抬眼之处皆是迷人风景，也许自己要披星戴月地追赶，也许要披荆斩棘地排除万难，但同样地，命运也不会让自己永远滞留在险阻中。如果没有在平淡和琐碎中提炼美好的能力，即使走遍天下也无法获得满意的生活。这也是水福兄给予这个世界、给予我们，最最温馨的能量。

你想看的风景，这里都有。

也期待水福兄有更多著作问世，成就一片热土的永恒。

教授级高工、博士生导师
国家科技部"重大新药创制专项""国际合作专项"
"科技奖励"评委
第十届药典委员会委员
浙江康恩贝制药股份有限公司副董事长兼副总裁

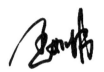

前　言

秀山丽水，养生福地，凭借得天独厚生态优势，造就出丽水药用植物品种繁多、野生药材蕴藏量大以及药用植物生长适应性强等特点，据不完全统计，共有药用资源 2000 多种，基本查明的优势品种有 500 多种，被誉为浙西南的"天然药园"和"华东药用植物宝库"。沧海一粟，而今取其最具丽水特色与行业优势的 30 多种中药材，编著为《丽水特色中药》丛书，将丽水的生态资源优势更好地转化为生态产业资本，为发展丽水现代生态经济体系添砖加瓦。

《丽水特色中药（第一辑）》编著的内容系 2014 年经丽水市市场监督管理局组织专家初评出（未发布）的九味丽水特色中药，分别为灵芝、薏苡仁、灰树花、厚朴、食凉茶、莲子、浙贝母、延胡索、黄精，其实该"九"字代表的是数量多、品质高，代表的是丽水九县市区，并非一定是该九味药。

作为编书总设计师与组稿者的李水福主任中药师，组织引导一批丽水医药行业专家，较全面系统地汇总了"丽九味"的有关资料，结合本土实际与发展前景编著成书，旨在科普丽水特色中药材知识，创建并推广丽水特色中药材品牌，助推丽水医药行业绿色健康快速发展。全书以品种为章，每章按本草考证与历史沿革、植物形态与分布、栽培、化学成分、药理与毒理、质量体系、性味归经与临床应用、丽水资源利用与开发、总结与展望这九节进行编写。内容较全面、翔实，构架新颖，图文并茂，体现特色药材文化与地域文化，突出质量控制、资源利用与产品开发，是丽水特色药材资源普查、应用开发、文化科普的优质参考书。

本书在编写过程中参考并引用了国内外众多专家学者的珍贵资料，结合笔者数十年丽水中药研究与实际工作经验，展示了丽水中药开发利用的现状，揭示了丽水特色中药的特殊性与开发利用价值，预示了振兴丽水中医药及可开发利用的前景。

本书编写得到了丽水市有关领导与相关部门的大力支持，得到了丽水市食品药品与质量技术检验检测院等单位的大力支持，在本书出版之际表示最诚挚的感谢！特别感谢丽水籍药学翘楚、浙江康恩贝制药股份有限公司副总裁王如伟先生对丽水中药事业健康发展的指导与支持，特为本书作序。

因受时间、精力与水平等限制，我们搜集的资料可能不够全面，编著经验不够丰富，思路不够开阔，设想不够完善，导致书中有些不妥甚至错漏之处，祈望同仁批评指正。

《丽水特色中药（第一辑）》编写组

2019 年 8 月

目　录

总　论

　　《丽水特色中药》丛书通过筛选主导品种，打造金名片，促进重点区域生态优势"转化"为绿色产业要素优势，以多样化优质特色产品吸引投资，最终实现"绿水青山"价值。

一、丽水概况与资源优势

　　丽水地处浙江省西南部，古名处州。据《名胜志》记载："隋开皇九年，处士星见于分野，因置处州。"因少微星座的"人才之星"处士星明耀分野而设处州。丽水自建置处州府，至今已有 1400 多年的历史，古城格局基本完整，刘祠堂背、酱园弄、高井弄三片历史街区体现了明清时期丽水古城的风貌，且保存着象征城市兴起的古城及古城中轴线。市域面积 1.73 万平方公里，是全省面积最大的地级市（占全国的 1/600，全省的 1/6），辖 9 个县（市、区）（莲都区、龙泉市、青田县、云和县、庆元县、缙云县、遂昌县、松阳县、景宁县），总人口为 269 万。

　　丽水九山半水半分田，以山地丘陵地貌为主，山脉属武夷山系，瓯江以北、好溪以西为仙霞岭东支，好溪以东为括苍山脉，瓯江以南为洞宫山北支。全市森林覆盖率达到 81.7%，为 3573 座海拔千米以上的山峰怀抱，龙泉市凤阳山黄茅尖、庆元县百山祖分别为浙江省第一、第二高峰，坐拥 2 个国家级自然保护区和 1 个省级自然保护区，分别是浙江九龙山国家自然保护区、浙江凤阳山—百山祖国家自然保护区和景宁望东垟高山湿地省级自然保护区。水资源丰富，是瓯江、钱塘江、闽江、飞云江、灵江、交溪水系的主要发源地之一，水环境质量稳居全省第一，同时，与全国典型好水源水质相比，丽水优质水资源优于佛子岭、盘阳河。属中亚热带季风气候区，冬暖春早，雨量丰沛，是中国生态第一市。生态环境状况指数连续 14 年全省第一，生态环境质量公众满意度连续 10 年全省第一、全国领先。

复杂的地形，多样的地貌，加上气候温和，水量充沛，光热、水土配合良好，为各类动植物的孕育提供了良好的生息场所。境内野生药材蕴藏量大，据不完全统计，有药用植物2000多种，初步估测资源蕴藏量达4亿公斤，价值约10亿元，基本查明的优势品种有500多种，丽水也被誉为浙西南的"天然药园"和"华东药用植物宝库"。

一方水土滋养一方人民，丽水人杰地灵、名人辈出，如宋代参知政事何澹，宋代著名诗人叶绍翁，明代开国功臣之一、杰出的政治家、军事家、文学家刘基等。被誉为"东方的莎士比亚"的明代汤显祖，曾任遂昌县令，在此期间还创作了中国文学史上脍炙人口的《牡丹亭》。勤劳的处州人民也创造了独具鲜明特色的地方文化。龙泉青瓷、龙泉宝剑、青田石雕被誉为"丽水三宝"而蜚声中外。18项国家级非物质文化遗产，以及3项（龙泉青瓷、丽水木拱廊桥、遂昌班春劝农）联合国人类非物质文化遗产享誉国内外。建造了全世界最古老拱形水坝、首批世界排灌工程遗产的通济堰。

现今的丽水已拥有"国家级生态示范区""中国摄影之乡""中国民间艺术之乡""中国长寿之乡""中国气候养生之乡""国际休闲养生城市""中国优秀旅游城市""国家森林城市""国家园林城市""国家卫生城市"10张金名片，摄影文化、华侨文化、畲族文化等具有鲜明地方特色的文化在发展中提升，在传承中创新，不断展现出独特的魅力。还有50个国家级、省级历史文化名城名镇名村，158个国家级传统村落，是华东地区古村落数量最多、风貌最完整的地区，被誉为"江南最后的秘境"，吸引着八方来客。随着"高铁时代"的到来，特别是长三角一体化上升为国家战略后，丽水与周边城市互动更加频繁，往来更加密切，游客呈现井喷式增长。可以说，这是一座自然风光秀美、人文底蕴深厚，充满活力、朝气蓬勃的城市。

二、医药文化与历史沿革

丽水历史悠久，据遂昌好川考古发现，早在4000多年前就有人类活动。中医药文化深厚，东汉著名道士王远与赵炳在天台山、括苍山一带，辟谷修炼吐纳水禁咒之术，为民治病。晋代葛洪曾在南明山修道炼丹，并在仁寿寺后还有炼丹"古井"，山顶云阁崖刻有葛洪所书"灵崇"二字。著名道家叶法善，曾在松阳卯山观、瑞山麓紫极寿光宫等地炼丹。宋代的青田医家陈言，建立了"三因极一"学说，为以后的病理学发展奠定了基础。

丽水民间草医药农素有采集、种植药物的习惯。明代万历七年（公元 1579 年）《处州府志》载："在处州府城之东门菜窝里药植之芍药、紫苏、白芷、芎䓖、大蓟等。"清朝光绪三年（公元 1877 年）《处州府志》载："物产药之属有茯苓、白芷、厚朴、丹参、黄檗、芍药、半夏等 58 种。"

丽水市中药行业的发展历史较早，源远流长。早期中药业以兰溪帮经营为主，清嘉庆年间"生生堂"中药店开设，为丽水中药业之先。20 世纪初期，中药店以城关"生生堂"（兰溪籍）、"致中和"（瑞安籍）两家规模最大。新中国成立后，随着建设事业的发展和人民医疗卫生保健水平的提高，丽水市医药行业规模逐步发展，医药供应网点逐年扩大，布局更为合理、完善。

此外，丽水地区的景宁县畲族自治县是全国唯一的畲族自治县，丽水的畲民长期居住在山区，在某些特定的历史条件和特殊的地理环境中，畲族人民为求生存与繁衍，在长期与疾病做斗争中，运用各种适合当时社会环境、地理气候特点和生产生活习惯的医疗方法，总结经年累月防病治病的经验，逐步形成了具有民族特色的畲族医药。因畲族无文字，仅靠口授，加之迄今尚无完整的理论体系和正式的出版物，逐渐失传，且趋于遗忘，在丽水本土专家多年坚持不懈的努力之下，丽水的畲医药得到了创新发展。2007 年，"畲族医药"被列入浙江省非物质文化遗产名录。2008 年，丽水市申报的"畲族医药－痧症疗法"被列入第二批国家级非物质文化遗产保护名录。丽水市畲族医药研究所、同济大学丽水中药研究院、浙江丽水众城畲药研究所有限公司的相继成立运行，与当地药检机构、农林研究院等科研机构联合开展科研项目，并产生了一系列创新科研成果，向国家专利局报了 14 个专利，已获 5 项国家专利，2 项国际专利。2005 年版《浙江中药炮制规范》最早开始收载 11 种畲药，2015 年版《浙江省中药炮制规范》继续收载 11 种要求更规范的畲药，这些都是由李水福带领的丽水市食品药品检验所研究团队经十多年实地调查与实验研究的结果。收载畲药品种为：食凉茶、嘎狗噜、山里黄根、嘎狗黏、盐芋根、搁公扭根、铜丝藤根、小香勾、白山毛桃根、坚七扭（2005 年版《浙江省中药炮制规范》收载檵木叶）、百鸟不歇。这是全国首批有标准的畲药，标志着丽水畲医药已进入独特性、规范性的发展阶段。

三、产业背景与发展趋势

2019 年 7 月 24 日，习近平主持召开中央全面深化改革委员会第九次会议，会议审议通过了《关于促进中医药传承创新发展的意见》。会议指出，坚持中西医并重，推动中医药和西医药相互补充、协调发展，是我国卫生与健康事业的显著优势。要健全中医药服务体系，推动中医药事业和产业高质量发展，加强中医药人才队伍建设，促进中医药传承和开放创新发展，改革完善中医药管理体制机制，发挥中医药在疾病治疗和预防中的特殊作用。

近年来，历届丽水市委、市政府始终以省委"八八战略"为总纲，在奋力打开"两山"通道上持续发力，经济社会保持了平稳较快发展，生态环境质量持续领先，医药市场呈现勃勃生机：2000 年，丽水在撤地设市开局之年，就明确提出以"生态立市、工业强市、绿色兴市"为发展战略，高度重视生态建设，指出中药是产业结构调整中一个十分重要的新的经济增长点。2010 年丽水市政府把中药材产业列为八大农业主导产业之一，2011 年成立丽水市中药材产业发展中心，快速促进产业集聚，同年中药材产值 1.47 亿元，2016 年中药材产值 4.04 亿元，2017 年 8 月，丽水市政府出台了《关于加快推进中医药健康发展的实施意见》，加快推进中药材规模化生产，2018年全市中药材种植面积即达到27.86万亩，其中新增种植面积1.50万亩，同比增长5.71%；总产值9.24亿元，总产量2.62万吨，产值比上年增长12.38%，产量比上年增长3.82%。2019年全市中药材工作在做好传统生产工作技术指导的同时，重点围绕中药材安全生产检查、丽水市中药材道地示范药材基地和养生园评选、《丽水市好药材》图册编印等工作，进一步加大中药材场地初加工、产品开发，产品营销等措施来延伸产业链，提升种植效益。

在这样的自然、历史、文化及时代背景下，相较于丽水市丰富的药用植物资源总量，目前已开发利用的品种还属凤毛麟角，全市的中药产业发展尚处在起步阶段，在资源保护及合理开发利用方面还存在着一些不足。如何更好地将丽水市的优势资源——中草药作为绿色产品开发，发展绿色经济不仅仅是丽水医药者亟须解决的问题，也关系着丽水经济的发展。本书为《丽水特色中药》丛书的第一辑，通过查阅大量文献资料、各类行业标准，以大调研大数据为基础，结合多年实际工作经验与科研成果，较全面系统地汇总了"丽九味"的植物学、栽培技术、化学、药理、质量分析、产品研发等领域有关资料。本书撰写立足本土实际，特别重视产品研发与推广，是助力丽水绿色经济高速发展，推动丽水道地药材走向全国、最终走出国门的有力工具书。

四、名称来历与遴选标准

早在2000年，丽水市食品药品检验所所长李水福主任中药师，在《中国药业》以"中草药资源开发利用应列入地方经济发展规划"为题发表论文，阐述中草药资源开发利用的价值与设想，首次提出"丽八味"的概念，并在实践中不断完善，接着在《第二届浙江中西部科技论坛文集（药学分卷）》以"建议丽水顺'三势'扬'四优'振兴中药产业"为题正式命名"丽九味"。2003年在《中药研究与信息》发表"充分利用资源优势振兴丽水中药产业"强化"丽九味"品牌战略，而后在多次会议与政协提案提出评选"丽九味"的建议与设想。

直至 2014 年，作为连续三届市政协常委的李水福所长再次向丽水市政协递交《关于尽快遴选丽水中药材品牌的建议》的提案（丽水市政协第三届三次会议 312 号提案）。2014 年 7 月 15 日，丽水市市场监督管理局作为主办单位召集了市卫生局、市农业局、市经济和信息化委员会、市科学技术局、市林业局、市食品药品检验所、市农业科学研究院、市林业科学研究院、丽水学院、市中医院、市药学会、市中药材产业协会、市医药行业协会、市畲医药研究会、浙江维康药业有限公司、浙江康宁医药有限公司等有关单位的专家及业务骨干，根据提案要求，召开专题研讨会（丽市监纪要 [2014]1 号），遴选丽水中药材品牌。经各位专家讨论、分析及论证，确定了在历史文化、丽水特色、经济社会效益、产业规模、质量优良、发展前景等方面条件突出的丽水本地的道地药材为遴选标准，制定评分标准，提出十六味丽水道地中药材为"丽九味"候选中药材。经过参会单位各位领导、专家教授及有关人员充分讨论、科学打分、评选，会议确定了丽水本地的道地药材中最负盛名、最具丽水特色、最具开发前景的九味药材，分别为灵芝、灰树花、薏苡仁、厚朴、食凉茶、黄精、莲子、浙贝母、延胡索，简称"丽九味"，作为丽水中药材知名品牌，准备重点推广研发，同时提交市政府申请批文发布（未发布）。

五、行业优势与撰稿特色

"丽九味"最能体现丽水特色与中药行业优势，其中灵芝是丽水最负盛名的以龙泉为地理标志的药材，食凉茶是丽水最具特色的第一味畲药，莲子（处州白莲）是最具丽水古城标志的药食两用药材，以灰树花为原料生产的灰树花胶囊是丽水独家中成药产品，薏苡仁是丽水最畅销的药材和农产品，丽水多花黄精最具林下经济特点而享誉全国，厚朴是丽水资源蕴藏量最大的品种，以延胡索为原料制备的延胡索胶囊曾经是丽水辖区内一家医药企业独家生产的中药保护品种，浙贝母是丽水的大宗常用药材之一，也是"浙八味"之一。本书各论从本草考证与历史沿革、植物形态与分布、栽培、化学成分、药理与毒理、质量体系、性味归经与临床应用、丽水资源利用与开发、总结与展望这九个方面对上述九味药材进行了详细介绍。每个品种因其悠久的用药历史、精深的医药文化、规范化的种植模式、多领域的产品开发应用而打上了丽水地域烙印，突显了丽水道地药材的行业优势。

　　丽水山多地广，水资源丰富，加之地质环境优越与气候适宜等条件都是种植中药材的必备自然环境，也是其他地方无法比拟的丽水种植业的独特优势。随着中药材种植面积的增大，种植企业越来越重视基地认证和品牌创建，努力提升丽水中药材的影响力。立足丽水劳力足、山地多和传统种药习惯的优势，当前中药材生产质量管理主要实行"企业＋合作社＋基地""企业＋基地＋农户"的模式，既解决了制药企业原料保证质量的供应，降低了制药成本，保证了中药产品的质量，又解决了农民销售难的问题，增加了经济收入。该模式形成了一批示范基地，产出了道地药材，也进一步促使丽水中药材种植走上了特色化道路。据不完全统计，全市现有中药材规模种植户近400个，近40个基地通过中药材生产质量管理规范（GAP）、质量安全（QS）、有机产品或无公害认证。各论的"栽培"一节撰写模式按照相应品种现行栽培规范结合丽水生态环境条件进行汇总书写，有助于丽水本土种植企业了解行业发展动态，及时根据规范要求种植，及早达到认证要求。"丽九味"在丽水有着广泛的种植应用基础，每个品种都拥有多个基地，在各论的"丽水资源利用与开发"一节的基地建设中有描述。

　　正式中药应有法定标准，质量评价首先应符合法定标准，其次结合最新研究增加科学指标，用更高的标准、最新的质量标志物严格审查与评价质量优劣，体现本书十分重视药品质量的正确评价。通过汇总"丽九味"的国家级、省部级、地方级检验标准、生产标准，分析比较现行标准各检验项目的差异，了解品种商品规格、特色炮制方法引起的质量差异以及质量提升空间，特别是在各论中以列表方式直观显示各标准在有效性、安全性质控方法和要求的差别，有助于医药企业、种植基地等相关行业全面了解品种的各类质控要求，从而有针对性的提高药材品质，冲破中药材的国际贸易壁垒，助推丽水特色药材走出国门，产生良好的国际效益。还可针对现行标准的空缺，深入探索药材的药效成分，并根据丽水道地药材的品种优势，进一步制定行业领先标准，以更优的质量在市场竞争中拔得头筹。"丽九味"中灵芝、莲子、薏苡仁、黄精、延胡索、厚朴、浙贝母的药材标准已被《中华人民共和国药典》（简称《中国药典》）2015 年版收载，并且《浙江省中药炮制规范》2015 年版还收载了灵芝片、无硫浙贝母的饮片标准，保护了行业特色、优势品种；食凉茶是全国首批有标准的畲药，被《浙江省中药炮制规范》2015 年版收载；灰树花作为丽水特色品种，其药材标准被《浙江省中药材标准》2017 年版第一册收载。目前，《香港中药材标准》是行业领先标准，特别注重农药残留、重金属及有害元素的限度，载入该标准的品种包括灵芝、延胡索、厚朴、浙贝母。在产业规范化发展政策的支持、政府的扶持下，丽水的特色地产发展走上了标准化道路，特别是在"丽水山耕"品牌创建精神的指引下，"丽九味"除了国家级标准外，也形成了先进的行业标准，以绿色标准产出优质地产品种。

　　本书最为独特的地方是重视药材的全方位系统开发，不仅仅收集已开发利用的产品情况，更重要的是提出并指导将来可开发利用的前景。对原药材来讲，要有潜在的科技附加值，要产业化必须开发系列产品，让有特色的产品走向市场，只有规模化、标准化才能产业化，才能为振兴丽水中医药事业多做贡献！"丽九味"的各个品种在一代又一代专家、技术人员的不懈努力下，拥有了丰富多样的产品和不断扩展的销售市场。超细粉、破壁饮片、免煎饮片等提高了药效，易于推广应用；真菌多糖提取物是出口创汇的"潜力军"；

很多药材的有效成分提取物不仅具有药用价值，也具有防腐、消炎等作用，在日化产品、保健食品研发中极具价值。各论在"丽水资源与开发应用"一节的产品开发中，对品种在中成药、医院制剂、膏方、食用（包括茶）、保健品、化妆品等应用领域的现有产品及发展空间进行了汇总分析。通过该节，明晰了产品的现状与研发潜力，是企业产品研发的有效工具书。

六、品种总结与前景展望

陈述了品种系统内容后，总结出独特性及开发利用的现状，推测与揭示了今后开发利用之路，展望"丽九味"科技进步与经济发展之前景。"丽九味"中龙泉灵芝、灵芝孢子粉、缙云米仁获得国家地理标志保护产品，也是药食同源药材：灵芝药性平和，入五脏而无毒副作用，且多种活性成分相互协同，其制剂防治多个系统的多种疾病有效且少不良反应，尤其在抗肿瘤、防治慢性病和疑难杂病方面独具优势，灵芝制剂在临床的开发应用具有无限的潜力和广阔的前景，并且，以灵芝为原料的保健品如灵芝破壁孢子粉等，在我国刚性需求明显，有巨大的发展空间。薏苡仁作为我国古老的药食两用植物有"世界禾本科植物之王"的美誉，含有多种生物活性物质，具有多种功能活性，是一种药食同源，集营养、保健、医疗于一体的重要小杂粮作物；缙云米仁更是康莱特注射液的特供原料。目前，对薏米的开发主要集中在薏苡仁种仁，以整粒药用和直接食用为主，精深加工尚处于初级阶段。薏苡仁的非药用部位也具有一定的开发前景，在药用、酿酒、化妆品领域有待进一步深入研究，提高附带价值。此外，丽水高山旱地薏苡仁因其独特疗效，值得深入研究，并更加广泛地开发系列产品。

药食同源药材的药材还有莲子和黄精。处州白莲获国家地理标志注册商标，取名自丽水古称，有着悠久的种植历史和确切的保健价值，依托其深厚的医药文化与观赏价值，处州白莲已然成为丽水的城市标志，吸引着多方来客，成为走亲访友的馈赠佳品，产生了极大的商业价值与文化价值。黄精作为药食两用的植物，其悠久的药食两用历史为黄精的开发奠定了坚实的基础，丽水的林下多花黄精全国有名，可以发展成为与健康业、旅游业高度融合的中药材特色产业。

食凉茶是丽水畲民的"十大常用药之一"，也是丽水人民日常常备药材之一，有着确切的疗效和民间应用基础，其袋泡茶制剂是丽水市中医医院的特色制剂，深受当地百姓欢迎。经过丽水本土专家不断深入的传承与创新，食凉茶特别是柳叶蜡梅，在中药饮片、食品、生物医药等方面均具有良好的开发潜力，食凉茶正慢慢地被丽水以外越来越多的民众接纳认可。

庆元灰树花是我国灰树花人工栽培最早、栽培规模最大的产区，以灰树花为主要原料的除药品灰树花胶囊之外，还有灰树花饼干、灰树花的单方固体饮料、灰树花多糖牙膏和各类灰树花提取物产品。"做大、做深"灰树花系列产品，让灰树花产品打上更深刻的"丽水（庆元）"标签，为丽水经济的绿色发展做出更大贡献。

厚朴是传统的理气化滞中药之一，也是我国特产的重要中药材，其野生植株被列入国家二级重点保护植物名录，兼具观赏与药用价值。丽水作为我国的主要产区，要以基地作为坚实的后盾，以更高的质量标准对接国际市场，形成厚朴道地药材丽水基地不可撼动的国际地位。此外，针对厚朴提取物具有抗菌、消炎、防龋作用，依托丽水品牌企业带动厚朴提取物的研发销售，并形成多渠道销售网络，可让厚朴市场充满活力，带动厚朴产业创新发展。

同时，丽水也是浙江传统道地药材产区，浙贝母、延胡索都属于传统中药"浙八味"之一，是东亚地区常用的大宗中药材品种。浙贝母是浙江省最重要的中药材品种之一，市场需求量大。丽水可利用自身的生态优势，积极建设更多的规范化规模化种植基地，产出无硫高品质浙贝母，研制浙贝配方颗粒、超细粉等各类市场需求产品，形成丽水浙贝优势。丽水也是全国延胡索主产区之一，延胡索止痛作用效果显著，且无成瘾性。近年来，我国延胡索产销两旺，价格稳中有升，随着中医药技术走出国门，汉方制剂的使用越来越广泛，延胡索的市场需求量不断增加。此外，延胡索在其他领域的应用也逐渐被开发，如日用品、保健茶、药膳、园林赏析等，市场前景一片光明。

丽水上承龙泉、下接温州，地处瓯江通航水系的中心，是八百里瓯江最为重要的水运枢纽和节点城市，也是浙西南的政治、经济和文化中心。凭借生态、文化、品种优势，丽水发展特色药材产业大有可为。在倡导发展绿色经济的当代，创建"丽九味"品牌则是丽水特色药材推广应用的必经之路，不仅可为丽水药材的发展注入新的活力，也可加快医药企业，尤其是本土企业的快速发展。以品质药材带动优质产品，以优质产品丰富销售市场，丽水有望成为浙江省医药产业发展基地。此外，立足于丽水处于"长三角"和"海西"连接带，旅游资源丰富的地理优势，将特色中药材产业与旅游界进行大融合、将特色中药材文化与地域风俗进行大融合，从而引领新的旅游风尚。丽水医药人将一如既往秉持以人为本，达济天下的实干精神，让丽水以更加灵动的山水吸引人，以更加深厚的文化感染人，以更加道地的药材滋养人，谱写丽水特色药材"山海协作"新篇章，再兴丽水医药发展新浪潮。

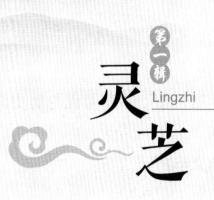

第一辑

灵芝

Lingzhi

灵 芝 | Lingzhi
GANODERMA

本品为多孔菌科真菌赤芝 *Ganoderma lucidum*（Leyss. ex Fr.）Karst. 或紫芝 *Ganoderma sinense* Zhao，Xu et Zhang 的干燥子实体。别名：三秀（《楚辞》）、灵芝草（《滇南本草》）、菌灵芝（《全国中草药汇编》）、木灵芝（《杭州药用植物志》）、芝（《尔雅》）。

第一节　本草考证与历史沿革

一、本草考证 [1, 2]

灵芝始载于《神农本草经》，具有补中益气、滋外强壮、扶正固本等功效。我国是世界上最早认识和利用灵芝的国家，迄今已有 5000 多年的历史。我国现存最古老的中医药典籍《神农本草经》里记载了 365 种中药，分为上、中、下三品，在上品的 120 种中药中，灵芝排在人参之前，为上上药，并载有"益心气""安精魂""好颜色""补肝益气""不老延年"等功效。《本草纲目》云："其味苦平，无毒，补中益气，增智慧，好颜色，久服轻身不老，延年神仙。"《名医别录》中记载："赤芝生霍山""紫芝生高夏山谷。六芝皆无毒。六月、八月采。"《新修本草》中记载："五芝，《经》云：皆以五色生于五岳。诸方所献，白芝未必华山，黑芝又非常岳，且芝多黄白，稀有黑青者。然紫芝最多，非五芝类。但芝自难得，纵获一二，岂得终久服耶？"《本草纲目》中记载："《神农经》云：山川云雨、四时五行、阴阳昼夜之精，以生五色神芝，为圣王休祥。"

二、历史沿革 [3, 4]

灵芝的研究在我国起步于 20 世纪初期。我国地大物博，森林资源丰富，到目前为止我国已发现的灵芝科有 4 个属 103 种，占世界已知灵芝种类的 88%[2]。

浙江丽水龙泉灵芝历史文化悠久，古时就产灵芝，历代龙泉文人墨客，如元代诗人杨载、北宋官吏李溥等都有赞美龙泉灵芝的诗篇和文章，出土的宋代龙泉青瓷有灵芝纹瓶、灵芝耳瓶、灵芝纹盘，祠庙古刹有灵芝楹联，民居古建筑有灵芝窗雕，处处彰显龙泉悠久的灵芝文化历史。据龙泉县志记载，北宋淳熙十一年（公元 1184 年）处州姜特立，召为朝官，应召时献诗百首，其"香菌"一诗，热情赞扬了龙泉灵芝的稀少珍贵，"香滑异园蔬，金芝恐其余""将欲献天子，谁为达区区"。此诗表明，两宋时期灵芝瑞应之事十分兴隆，举国朝野搜寻灵芝进贡朝廷，诗人欲将龙泉灵芝进献天子，说明当时龙泉灵芝在全国已有一定地位。

龙泉真正开始人工栽培灵芝始于 20 世纪 90 年代。1990 年，在浙江省龙泉市八都镇高浦村进行室外段木灵芝试种；1991 年，又在八都镇供际村进行段木灵芝试种。这两次试种均获成功。当时丽水市科技副市长对灵芝生产很重视，并亲自带领科协领导、科技委员和技术人员赴福建参观学习。科技人员在总结考证野生灵芝生长环境的基础上，汲取香菇栽培技术经验，对野生灵芝进行提纯。1992 年引进福建方可武技术，丽水市宝溪乡人工栽培段木灵芝获得成功，1993 年在宝溪乡建立产业化种植示范基地 12 个，1993 年 7 月取得第一份购销合同，客商坐镇宝溪收购，10 多吨优质段木灵芝全部优价销售，种植户普遍增收。此后，人工栽培段木灵芝技术得到迅速推广。在完善种植技术后，1995 年总结制订了《段木灵芝种植技术规程》，形成龙泉灵芝种植核心技术，并开始走向全国，灵芝产品销往国外。1995 年日本市场就有"龙泉牌灵芝"。1995 年，国务院发展研究中心授予浙江省龙泉市"中华灵芝第一乡"的称号，龙泉灵芝也因此入选《中华之最》荣誉大典。2006 年，龙泉灵芝当选为"浙江十大名菇"。2010 年制订了浙江省第一个灵芝种植地方标准，2010 年 5 月 24 日，国家质量监督检验检疫总局（简称国家质检总局）批准对"龙泉灵芝"实施地理标志产品保护。2011 年国家质检总局批准对"龙泉灵芝孢子粉"实施国家地理标志产品保护。2013 年龙泉市成功选育灵芝新品种"龙芝 2 号"，龙泉灵芝种植有了独立自主的知识产权。国际药用菌学会授予龙泉市"中国灵芝核心产区"称号。

第二节　植物形态与分布

一、植物形态 [2]

赤芝：外形呈伞状，菌盖呈肾形、半圆形或近圆形，直径 10 ~ 18 厘米，厚 1 ~ 2 厘米。皮壳坚硬，黄褐色至红褐色，有光泽，具环状棱纹和辐射状皱纹，边缘薄而平截，常稍内卷。菌肉白色至浅棕色，由无数菌管构成。菌柄圆柱形，侧生，少偏生，长 7 ~ 15 厘米，直径 1 ~ 3.5 厘米，红褐色至紫褐色，光亮。孢子细小，黄褐色。气微香，味苦涩。

紫芝：菌盖和菌柄的皮壳呈紫黑色，有漆样光泽。菌肉锈褐色。菌柄长 17 ~ 23 厘米。

二、分布

灵芝广泛分布在我国河北、山西、黑龙江、辽宁、吉林、江苏、浙江、福建、河南、河北、广东、广西、四川、云南、海南等省份。生于栎树及其他阔叶树木桩上，多为野生。近年来，许多省区已开始人工栽培。

丽水龙泉市，地处亚热带季节气候区，年平均气温 17.6 ℃，年降雨量 1664 毫米，年平均空气湿度 79%，日照率 41.2%[5]。境内山岭叠嶂，溪流密布，林木茂盛，生态优良，空气清新，森林覆盖率达 84.2%，被誉为"中国生态第一市"。好山好水出好芝，得天独厚的自然地理环境和阔叶林资源，良好的气候与土壤条件，非常适合灵芝生长，加之龙泉市人民科学的栽培管理技术，造就了龙泉灵芝朵大、肉厚、色泽好、结构致密、品质优良、孢子饱满的极佳品质。龙泉市土壤以红壤和黄壤为主，其中可用来栽培灵芝 46 万余亩，土层深厚，有机质含量高，养分丰富。浙江灵芝野生资源分布在凤阳山、百山祖、天目山、大盘山、牛头山等自然保护区。龙泉灵芝分布在兰巨乡、宝溪乡、龙泉凤阳山等地。

第三节　栽培

一、生态环境

灵芝属中高温好气型真菌，在生长发育过程中需要新鲜的空气和一定的温湿度。菌丝最适合生长的温度为 26 ~ 28 ℃，子实体分化最适温度为 25 ~ 30 ℃。低于 25 ℃，子实体生长缓慢；高于 35 ℃，子实体会死亡。而且灵芝的生长需要较高的湿度，灵芝菌丝生长期要求空气湿度为 70% ~ 80%，发育期要求空气湿度为 90% ~ 95%。灵芝在生长发育过程中对光线非常敏感，光线对菌丝生长有明显的抑制作用，在黑暗条件下灵芝生长速度最快，但子实体的生长不可缺少光照。在自然界通常生长在阔叶树桩和朽木上，但也能在某些活的树上寄生，其营养物质以木质素、纤维素、糖类等为主要碳源。

二、栽培方式

人工栽培灵芝是我国灵芝生产的主要技术之一。灵芝栽培的方式可分为段木栽培和袋料栽培两类[6]。

1. 灵芝段木栽培：多选用阔叶树种，如榆、桦等材质坚硬、树皮较厚的硬杂木。灵芝段木栽培技术取材方便、产量高、质量好，是最接近野生灵芝的栽培方法，但成本高、生长周期长，易受自然环境的制约，产品质量难以控制，对自然环境也有一定的破坏。

2. 灵芝袋料栽培：主要是将棉籽壳、杂木屑、麸皮、糖、豆饼、石灰、碳酸钙、硫酸镁等按比例调试，将含水量控制在65%左右，装袋后进行高压灭菌，袋料温度下降至30 ℃即可接种。接种时操作要保证无菌，控制好空气湿度和室内温度，做到通风良好，防止污染[2]。灵芝袋料栽培可以节约成本，不受环境条件限制，栽培原料成本低且适合自由科学改善，既可以保护环境，又具有生产周期短、产量大、原材料来源广泛、便于工厂化生产等优点。

三、菌种

菌种应符合《中国药典》2015年版规定，灵芝品种应选用赤芝，经选育和筛选，在龙泉市范围内试种2年以上，栽培性状稳定，可商业化栽培，适合在龙泉栽培的灵芝品种[7]。培养基应符合行业及地方关于食用菌菌种的管理办法等有关规定。

四、栽培基质

1. 树种：段木是灵芝菌丝生长和发育的营养来源，选择以壳斗科为主的树木，如栎、桦、栲等，其他如枫香、苦栎、漆树亦可。每年10月到翌年1月选择直径6～20厘米树木进行采伐[7]。

2. 段木加工：原木砍伐 20 天左右，含水量在 38% ~ 45% 时，截成 15 ~ 30 厘米长的段木，断面平整。将截好的段木用工具剔掉尖角和毛刺，装入筒径为扁宽 30 ~ 36 厘米，长度为 60 ~ 70 厘米，厚度为 0.06 ~ 0.08 毫米的高密度低压聚乙烯筒袋内，每袋视段木粗细可装 1 ~ 3 根，重量约 10 千克。装段木时要小心操作，防止袋子破损，袋子两端扎紧，准备灭菌接种[7]。

五、灭菌接种

灭菌采用常压灭菌，袋内温度升至 98 ~ 100 ℃后连续保温 20 ~ 24 小时。接种时间在每年 12 月到翌年 2 月，接种温度不超过 25 ℃，气温高时，应选择早晚进行接种。接种应在消毒后的接种室内，全程应保证在无菌条件下进行，菌袋温度降至 30 ℃时，采用菌种铺满段木两端截面进行接种，接种后扎紧袋口。培养场所提前进行彻底清理、消毒。培养过程要保持通风、控温、控湿、干净整洁无其他杂物堆放，在 15 ~ 30 ℃培养温度下培养 90 ~ 110 天。发菌过程要避光培养，空气湿度要求保持在 65% ~ 75%[7]。

六、栽培场所

栽培场所选择至少 5 年没有栽培过灵芝，地势平整开阔、通风向阳、土质疏松、排灌方便、无洪涝灾害、无白蚁危害活动区块，与生活污染源、禽畜养殖场有 100 米以上距离。搭建高度 2.5 ~ 3.0 米的钢架或竹木荫棚，内搭建拱型或人字形内棚遮雨，棚顶用遮阳网覆盖，四周用遮光材料做好遮光。栽培场所整洁干净，排场前要彻底消毒[7]。

七、栽培管理

（一）作畦

选择土质疏松的田块，作畦前畦上泥土预先深翻打细，再用生石灰（25 ~ 30 千克 / 亩）浸田 24 ~ 48 小时后，制成畦宽 1.4 ~ 2.2 米，畦高 25 厘米，畦沟宽 40 ~ 50 厘米。

（二）排场覆土

4～5月选择晴天排场。菌木在畦面上先养菌5～10天后再脱去外菌袋，每排排放3～5段，行距10～15厘米，间距5～10厘米，在菌木间填满泥土，覆土厚度1～2厘米，菌木不外露，排场覆土所用土应符合土壤环境质量标准中对二级标准值的规定。

（三）出芝管理

菌蕾形成至开伞时，空气湿度保持在90%～95%；子实体开伞基本完成，菌盖边缘颜色带有黄色时，空气湿度保持在85%～90%；子实体趋于成熟至孢子弹射期空气湿度保持在80%～85%。空气相对湿度通过喷灌或喷水维持。在原基形成和幼芝生长期，土表干燥发白的地方应适当喷水，喷水应细腻，但畦内不宜过湿。在采收灵芝子实体或孢子粉套筒前7天停止喷水。用遮阳、喷水、掀盖膜等方法控制出芝场所温度，适宜温度为20～30℃。通过遮阳网调节棚内光照，盛夏高强日照下通过遮阳网增加遮阳。保持光照均匀，防止灵芝向光偏向生长。在灵芝原基未形成时，可用通风来调节棚内的温湿度；灵芝原基形成至幼芝生长期，应采用掀开棚两端薄膜增加通风量，使空气中CO_2浓度低于0.1%；子实体开伞后卷起拱形棚两侧薄膜加大通风。当灵芝菌木形成柱状原基后进行疏芝，疏芝原则为去弱留强，去密留疏。每段保留1～2朵灵芝[7]。

（四）病虫害防治

1. 白蚁防治：以诱杀为要，在芝场四维，每隔数米挖坑，坑深0.8米，宽0.5米，将芒萁枯枝埋于坑中，外加灭蚊药物，然后再覆薄土，

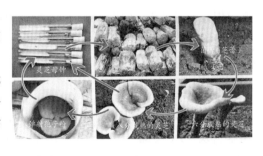

投药后 5 ～ 15 天可见白蚁中毒死亡。

2. 害虫防治：用菊酯类或石硫合剂对芝场周围进行多次喷施。蜗牛类可人工捕杀。

3. 杂菌防治：埋木后如发现裂褶菌、桦褶菌、树舌、炭团类，应用利器刮去污染外，涂上波尔多液，并将杂菌菌木及时烧灭。

八、采收加工

灵芝可以收割三茬：第一年产的为头茬，品质最好，个大、肉厚、体重，各种成分含量高；次年又会生出二茬灵芝，明显比头茬小、薄、轻，成分含量低，品质次；还有第三茬，一般不要，因为个体小，质量差的太多了。

（一）采收时期

当菌盖中孢子散发后，菌盖由软变硬，没有浅白色边缘，颜色由淡黄色转成红褐色，不再生长增厚时，即可采收成熟的灵芝。一般在 7 月底至 9 月中下旬。

（二）采收方法

选择晴天在灵芝留柄 1.5 ～ 2 厘米处剪下菌盖，剪下的灵芝第一层有孢子粉红色的一面放在下层，白色的一层朝上，在放第二层时有孢子粉的正面朝上，烘干，即可。摘下的灵芝不能冲洗，否则会降低商品价值。灵芝第一茬采收后，停止喷雾。每天进行正常的通风管理，养菌 7 ～ 10 天，再增加湿度管理，又可以出第二茬菇。

（三）孢子粉的套袋收集 [7]

1. 套筒：当菌盖边缘白色生长圈消失时，最后一次喷水将菌盖清理干净，晾晒 1 ～ 2 天，待菌盖表面有少量孢子弹射时，开始套筒采集孢子粉，围绕灵芝菌柄基部扎紧塑料薄膜，以灵芝菌盖为中心距离菌盖边缘 5 厘米处围绕一圆形纸筒，并将塑料薄膜紧贴在纸筒外距离底部 1/4 处，纸筒上用白色的薄纸层封闭，以免孢子粉弹射流失和杂质混进筒内。

2. 孢子粉采收：孢子粉的采收方法为套筒采粉法，采收期为 60 ～ 70 天。将薄纸和纸筒取下，用干净的采收刷将菌盖、纸筒内侧壁上附着的孢子粉扫进干净的器皿内，再将灵芝子实体剪下，双手抓紧薄膜两端，将塑料薄膜移动至干净器皿一侧，将薄膜内孢子粉用同样的方式扫进器皿内，全程小心操作，避免杂质混入孢子粉内。

3. 孢子粉干制：采收当天，将孢子粉摊晒在不锈钢等安全干净的材料上，再在阳光棚内晒干或用专用烘干机将孢子粉烘干。控制热源，使烘干温度在 50 ～ 65 ℃，并控制好进出风量。烘干至含水量 8% 以下时，再进行包装。

（四）储存

产品应储存于通风干燥的储存室内，严禁与有毒、有害、有异味的物品混放。产品摆放应离地面 10 厘米以上，可采用垫板或货架。产品堆放应离四周墙壁 30 厘米以上。堆垛间保留 30 厘米通道[7]。

九、林下仿野生灵芝

为了创造与自然环境更相近的生长环境和提升生态林下利用率，林下仿野生灵芝的栽培方式越来越多地被采用。选择林下仿野生栽培灵芝时，应选择保温保湿、通风良好、光线适量、排水通畅、管理方便的林下，要求土壤肥沃，地面平整，最好能靠近山谷、小溪[8]。林地灵芝栽培可以采用两种方式，即地栽和层栽。可以依据林下空间大小而定，当空间大时可以搭建较高一些的拱棚进行层栽，当林下空间小时可搭建矮一些的棚进行地栽。在生态林下选用地栽方式为最佳，因层栽方式量大、对原生林木有一定破坏，因此不提倡该方式[8]。

（一）地栽栽植技术

在棚中做畦，畦宽依据棚的大小而定，一般 0.9 ～ 1.2 厘米、畦深 20 厘米。脱菌袋后菌棒直立码放在畦中，菌棒之间相距 7 ～ 10

厘米，如果要想出大个的灵芝可以将 4 ~ 5 个菌棒放在一起，成为一个大菌棒，大菌棒之间留 20 ~ 30 厘米空隙。从菌棒顶部开始覆土，覆土高于菌棒顶部 3 厘米，覆土至平整后浇水，浇水不易太多。

（二）层栽栽植技术

棚中做出 50 厘米的畦和 30 厘米的垄，把菌棒一层一层卧式墙状摆放于垄上，摆放 5 层。在畦中浇透水，保证拱棚中的湿度。栽植棚结构为竹木结构，有条件的可以做钢架固定结构。一般宽 2 ~ 4 米、高 2 米，长随林地空间，顶拱形，外覆薄膜，上盖遮阳网。

据王灿琴等 [9]、张舒峰等 [10]、覃晓娟等 [11] 对野生、大棚与仿野生栽培灵芝的研究结果表明，在同一栽培原料及管理模式下，林下仿野生栽培的生长环境更贴近于灵芝的生长条件，各阶段生长周期长于大棚栽培，在产量、生物学转化率、子实体大小及多糖、总灵芝酸含量等方面均优于野生灵芝和大棚栽培灵芝。同时，可以提高林下空间利用率，增强土壤肥力，提高林木速生，促进林业发展，真正实现了"以林养菌，以菌促林" [12]。

除此以外，根据灵芝孢子粉产量的不同，出现了因种植目标不同的"育粉型"和"育芝型"两种种植模式。两种模式在种植上最大的区别为菌种。龙泉市通过自主引进和创新，为两种模式分别选育出了优良菌种。先后从上海、山东、吉林等地引进多个"育粉型"品种进行对比试验，2010 年发现上海农业科学院选育的"沪农灵芝 1 号"具有良好的特性，适宜龙泉市地理气候环境，是培育孢子粉优良菌株，于 2012 年推向全国。"沪农灵芝 1 号"孢子粉产量高，孢子粉与子实体产量比为（1.58 ~ 2.77）：1，比同类品种高 49.7% ~ 86.8%；孢子粉质量好，高于同类菌株。现在每年龙泉发往全国的"沪农灵芝 1 号"原种和栽培种种植面积 1.5 万亩，是全国"育粉型"灵芝主栽品种。2013 年龙泉与浙江省农业科学院合作，成功选育"育芝型"灵芝新品种"龙芝 2 号"（菌种编号 103）。"龙芝 2 号"是我国目前种植灵芝子实体的唯一专用菌株，该菌株在种植中具有显著优势：一是孢子弹射能力弱、产量低，但子实体产量高；二是子实体朵形大，质地坚硬，底色好；三是品质好；四是市场广阔，菌株子实体可作为观赏灵芝，或加工成芝片、细粉，也可提取多糖。近几年，我国出口韩国、日本、欧盟、美国等地的灵芝，90% 系这个菌株培育 [3]。

第四节　化学成分

灵芝的化学成分复杂，从该属真菌中已分离得到灵芝多糖、三萜类化合物、氨基酸、甾醇等多种成分 [13~17]。

一、灵芝多糖

灵芝多糖被认为是灵芝中最主要的活性成分。灵芝多糖主要以杂多糖形式存在，主要储存在灵芝细胞内壁上，主要包含 D- 葡萄糖、D- 岩藻糖、D- 半乳糖、D- 木糖、L- 鼠李糖、L- 阿拉伯糖等。目前研究发现，灵芝多糖能提高机体抗肿瘤功能，可通过增强巨噬细胞、自然杀伤细胞（NK）和细胞毒性 T 细胞的功能，间接杀死肿瘤细胞。也可通过巨噬细胞、T 淋巴细胞释放能抑制或杀死肿瘤细胞的细胞因子，如肿瘤坏死因子（TNF）和干扰素（IFN），来杀死肿瘤细胞或促其凋亡。在众多灵芝多糖中，水溶性 β -1, 3-D- 葡聚糖和 β -1, 6-D- 葡聚糖是发挥免疫调节作用的最主要成分。

二、灵芝三萜

灵芝三萜类化合物是一种高度氧化的羊毛甾烷衍生物，化学结构复杂，口味微苦，是灵芝中独特的化学成分，具有多种活性。目前从灵芝中分离的三萜类化合物已超过 130 种，如灵芝 A、B、C、

D、E、G、I、L、Ma、Mb、Mc、Md、Mg 以及赤芝酸 A、B、C、D、E、F、O 等。有研究显示，从乙醇提取物的醋酸乙酯部分可分离得到灵芝醇 A、灵芝酮三醇、灵芝三醇、赤芝酮 A、赤芝酸 C、赤芝酸 LM1 等。采用硅胶柱色谱、反相 ODS 柱色谱、反相高效液相色谱等手段可得到灵芝烯酸 A、灵芝酸 A 甲酯、20- 羟基灵芝酸 G、灵芝烯酸 D 甲酯、灵芝烯酸 D、赤芝酸 D2 甲酯、灵芝烯酸 G、山奈酚、金雀异黄素等。

三、氨基酸

灵芝是氨基酸的"储存库"，其氨基酸含量占灵芝质量的 10% 以上；含有人体必需的氨基酸如赖氨酸、亮氨酸等，占总氨基酸量的 30% ~ 40%。灵芝不同种之间的氨基酸种类相似，只是含量各不相同。灵芝氨基酸具有种类多、含量高、活性高、易被人体吸收等特点，与灵芝多糖协同后具有强烈的抗肿瘤活性。试验证明，天门冬氨酸、谷氨酸、精氨酸、酪氨酸、亮氨酸、丙氨酸、赖氨酸等，可以提高小鼠窒息性缺氧存活时间。

四、大量有机锗

有机锗能提高人体免疫力、延缓衰老、美化皮肤、清洁血管，被视作新型防癌抗衰老成分。有机锗作用于人体，可以提高人体血液的含氧量，促进人体的造血功能和血液循环的流通，虽然锗并不是人体必需的微量元素，但是适量摄入有利于身体健康。

五、甾体化合物

实验研究证明，灵芝中含有麦角甾醇、麦角甾 -7,22- 二烯 -3 β- 醇、麦角甾 -7, 22- 二烯 -3- 酮、6, 9- 环氧麦角甾 -7, 22- 二烯 -3 β- 醇、过氧麦角甾醇、3, 5- 二羟基麦角甾 -7,22- 二烯 -6- 酮、β- 谷甾醇和胡萝卜苷等甾体化合物。

第五节 药理与毒理

一、药理作用 [18~21]

灵芝的药理作用包括调节血压、降糖、保肝、抗肿瘤、止咳平喘、修复消化道溃疡、双向免疫调节等。

（一）抗肿瘤

抗肿瘤是灵芝最为人熟知的药学作用，有研究表明，灵芝所含的营养成分中能够作用于肿瘤防治的主要是灵芝多糖、三萜类化合物以及有机锗，以上成分能够抑制人体内多种肿瘤细胞的生长，并且加速肿瘤细胞的凋亡。灵芝的抗癌作用并不是某种化合物单一的作用，而是在人体内形成一个综合的免疫系统，提高人体的免疫力。灵芝能促进骨髓造血功能、稳定血象、拮抗放射线和化疗药引起的组织损伤、减轻放化疗的毒副作用。灵芝具有抗基因突变作用，可改善肿瘤恶病质和全身情况，提高生活质量。灵芝镇静、安神、止痛的作用有助于肿瘤病情的缓解。经灵芝治疗后可使部分患者长期带瘤生存。赤灵芝是灵芝中抗肿瘤效果最佳的灵芝菌种。

（二）调节血压

灵芝对收缩压和舒张压都有降低作用，对心率无影响。灵芝三萜类化合物——灵芝酸对血管紧张素转换酶有抑制作用，以灵芝酸 F 对血管紧张素转换酶的抑制作用最强。灵芝与降压药合用有协同作用，可显著降低难治性高血压患者的血压并防治其并发症。灵芝降低血脂、调理血糖、降低血黏度、改善微循环的作用均有助于血压的稳定。

（三）降糖

灵芝能有效降低血糖并防治糖尿病并发症，修复胰岛细胞，提高血浆胰岛素水平。灵芝酸 A、B、C 降低血糖作用更为明显。

动物实验证实，灵芝能防治糖尿病肾病，延缓肾小球硬化和慢性肾衰竭的发生和进展。灵芝对糖尿病患者的性功能与生殖功能有保护作用。灵芝能改善口渴、乏力等糖尿病症状。

（四）保肝

灵芝对多种理化及生物因素引起的化学性和免疫性急慢性肝损伤有保护作用。灵芝酸 A 抑制 β - 葡萄糖苷酶活性，有明显的保肝作用。灵芝能促进肝脏对药物、毒物的代谢，对中毒性肝病有确切疗效。灵芝提取物通过减少 TGF- β 1 分泌而改善肝纤维化。灵芝酸在体外有抗乙肝病毒复制和减少肝损伤的作用。灵芝制剂可有效改善肝功能，促使各项指标趋于正常。灵芝能明显减轻慢性肝病的乏力、恶心、肝区不适等症状。

（五）双向调节免疫

灵芝多糖、三萜类化合物在灵芝的免疫调节功能中发挥主要作用。灵芝多糖可以促进人体的免疫应答反应，刺激嗜中性粒细胞的吞噬作用，加速功能性细胞因子的分泌，达到调节免疫系统的功能。三萜类化合物中的灵芝醇 F 以及灵芝酮二醇能有效抑制补体激活的经典途径。灵芝用于治疗各种过敏性疾病、变态反应性或自身免疫性疾病，包括过敏性鼻炎、红斑狼疮、多种顽固性皮肤病以及肾小球肾炎、肾病综合征等，并能对抗激素的不良反应。

（六）修复消化性溃疡

灵芝通过提高超氧化物歧化酶（SOD）数量和活性，清除胃十二指肠的自由基。灵芝中所含氨基酸及微量元素锌、硒、锗都能促使消化性溃疡处的胶原细胞生长，增长速度加快，形成新的保护层，使溃疡得以愈合。灵芝的阿托品样作用，能减轻迷走神经对胃肠黏膜细胞的刺激，抑制胃酸分泌而保护胃肠黏膜细胞。

（七）止咳和祛痰平喘

灵芝对支气管哮喘和慢性支气管炎哮喘疗效明显，能缓解慢性支气管炎的咳痰症状。灵芝治疗慢性支气管炎的总有效率达97.6%，显效率可达61.9%。灵芝能降低致敏原诱发的免疫性炎症反应，减少过敏性支气管炎的炎症因子分泌和炎性渗出，从而减轻支气管肺泡的炎性病变。

（八）减轻和缓解冠心病心绞痛

灵芝可防治冠心病，增强心脏功能，提高心肌耐 / 缺氧、缺血能力，增加冠脉血流量，降低血液黏度，降血脂，改善微循环，清除自由基，拮抗脂质过氧化反应，增强抗氧化酶的活性，保护血管内皮细胞，软化血管，减轻动脉粥样硬化及预防动脉粥样硬化斑块形成，镇痛镇静等综合作用有关。

（九）抗抑郁

灵芝制剂有镇痛、镇静、催眠、安神、抗焦虑、抗抑郁和抗惊厥等作用，治疗失眠和神经衰弱的总有效率可达87.14% ~ 100%，治疗神经性头痛和癫痫有效。灵芝影响大脑神经递质水平，提高学习记忆能力，改善老年人学习与记忆功能。灵芝的抗氧化作用对老年性痴呆有保护作用，可用于阿尔茨海默症的治疗。灵芝能减少黑质多巴胺能神经元的损伤，减少黑质神经细胞的凋亡，对帕金森病的神经元变性有保护作用。

（十）其他

灵芝可改善胰岛素的分泌，调理代谢，调节血脂，治疗代谢综合征。灵芝提取物有明显的雌激素样作用，可用于女性更年期综合征的治疗。灵芝促进骨髓造血功能，治疗白细胞减少症，灵芝能解救毒蘑菇中毒。灵芝多糖能显著促进细胞核内 DNA 的合成能力，并增加细胞的分裂代数，从而延缓机体的衰老。

二、毒理[22]

研究显示，灵芝醇提取物无急性毒性和遗传毒性。灵芝醇提取物的最大给药浓度是 10g/（kg·bw）时，小鼠未见死亡和其他明显毒性反应。解剖活鼠，各器官均未见明显异常。在固定剂量组 0.1

毫升/皿的剂量组下进行试验，无论稀释浓度多大，结果显示在无和有代谢活化系统试验中供试品均为阴性，表明灵芝醇提取物无诱变活性。

第六节　质量体系

一、收载情况

（一）药材标准

《中国药典》2015 年版一部、《江苏省中药材标准》1989 年版、《河南省中药材标准》1991 年版、《湖南省中药材标准》1993 年版、《江西省中药材标准》1996 年版、《广西壮族自治区壮药质量标准》第二卷、《广西中药材标准》1990 年版《上海市中药材标准》1994 年版、《北京市中药材标准》1998 年版、《山西中药材标准》1987 年版、《香港中药材标准》第九期。

（二）饮片标准

《安徽省中药饮片炮制规范》2005 年版、《北京市中药饮片炮制规范》2008 年版、《重庆市中药饮片炮制规范》2006 年版、《山东省中药饮片炮制规范》2012 年版、《上海市中药饮片炮制规范》2008 年版、《浙江省中药炮制规范》2015 年版、《河南省中药饮片炮制规范》2005 年版、《贵州省中药饮片炮制规范》2005 年版、《天津市中药饮片炮制规范》2005 年版、《江西省中药饮片炮制规范》2008 年版、《广西壮族自治区中药饮片炮制规范》2007 年版、《黑龙江省中药饮片炮制规范》2012 年版、《湖南省中药饮片炮制规范》2010 年版、《四川省中药饮片炮制规范》2015 年版、《天津市中药饮片炮制规范》2018 年版、《福建省中药饮片炮制规范》2012 年版。

二、药材性状

（一）《中国药典》2015 年版 [23]

1. 赤芝：外形呈伞状，菌盖肾形、半圆形或近圆形，直径 10 ~ 18 厘米，厚 1 ~ 2 厘米。皮壳坚硬，黄褐色至红褐色，有光泽，具环状棱纹和辐射状皱纹，边缘薄而平截，常稍内卷。菌肉白色至淡棕色。菌柄圆柱形，侧生，少偏生，长 7 ~ 15 厘米，直径 1 ~ 3.5 厘米，红褐色至紫褐色，光亮。孢子细小，黄褐色。气微香，味苦涩。

2. 紫芝：皮壳紫黑色，有漆样光泽。菌肉锈褐色。菌柄长 17 ~ 23 厘米。

3. 栽培品：子实体较粗壮、肥厚，直径 12 ~ 22 厘米，厚 1.5 ~ 4 厘米。皮壳外常被有大量粉尘样的黄褐色孢子。

（二）《香港中药材标准》第九期

1. 赤芝：栽培品外形呈伞形，包含菌盖和菌柄两部分。菌盖类肾形、半圆形或近圆形，直径 40 ~ 250 毫米，厚 0.4 ~ 2.5 厘米；上表面黄棕色、棕色至红棕色，有光泽，具同心环沟和环带，并有明显或不明显的放射状皱纹，边缘薄而平截，平展或内卷；菌肉类白色至淡棕色，近柄处较厚，最厚处 1.6 厘米，至边缘渐薄；菌管层淡棕色至棕色，单层，菌管长短不一，最长可达 1.28 厘米；下表面可见密集细小的菌管口，黄棕色，每毫米 4 ~ 7 个。生品可见孢子，细小，棕色。菌柄圆柱形、扁圆柱形至近四棱形，侧生或顶生，偶有偏生，长 2.5 ~ 20.2 厘米，直径 9 ~ 72 毫米，与菌盖同色或深至紫棕色，有漆样光泽。质硬，气微香，味微苦涩。

2. 紫芝：栽培品外形呈伞形，包含菌盖和菌柄两部分。菌盖类肾形、近圆形或半圆形，较赤芝平展，直径 50 ~ 262 毫米，厚 0.3 ~ 2.7 厘米；上表面紫黑色至近黑色，具明显的同心环沟和环带及放射状皱纹，边缘薄或钝，皱波状。菌肉淡黄棕色至深棕色，近柄处较厚，最厚处 1.6 厘米，至边缘渐薄；菌管层棕色、深棕色至紫棕色，菌管长短不一，最长可达 1.7 厘米；下表面可见密集细小的菌管口，黄棕色，每毫米 5 ~ 7 个。生品可见孢子，细小，棕色。菌柄圆柱形、扁圆柱形至类圆柱形，多侧生，长 1.5 ~ 20 厘米，直径 6 ~ 73 毫米，与菌盖同色，有漆样光泽。质硬，气微香，味微涩。

（三）《北京市中药材标准》1998 年版

1. 赤芝：菌盖半圆形、肾形或不规则形。直径 5 ~ 10 厘米，有的可达 30 厘米，边缘薄，稍下垂内卷，中间厚，厚达 0.4 ~ 1.8 厘米。上表面呈红褐色，有光泽，环纹明显，隐约可见放射状纹；下表面浅黄色至粉白色，放大镜下观察，可见极细小的菌管口。菌柄侧生，扁圆柱形，略弯曲，长 3 ~ 11 厘米，直径 0.3 ~ 1.3 厘米，呈红褐色，菌体形状及色泽差异较大，有的呈分枝状而无菌盖，或肉薄厚不均，或菌盖表面皱缩等。质硬如木。纵切面米黄色至浅褐色，菌管层棕褐色，气味，味苦。

2. 紫芝：表面紫黑色，有光泽，具明显同心环纹，边缘顿圆，有时在菌盖边缘又生小菌盖，断面黑褐色，菌盖下方有皮壳覆盖，有时脱落，可见菌管口。菌柄侧生，紫黑色，有光泽。

（四）《广西壮族自治区壮药质量标准》第二卷

1. 赤芝：外形呈伞状，菌盖肾形、半圆形或近圆形，直径 10 ~ 18 厘米，厚 1 ~ 2 厘米，皮壳坚硬，黄褐色至红褐色，有光泽，具环状棱纹和辐射状皱纹，边缘薄而平截，常稍内卷。菌肉白色至淡棕色，菌柄圆柱形，侧生，少偏生，长 7 ~ 15 厘米，直径 1 ~ 3.5 厘米，红褐色至紫褐色，光亮。孢子细小，黄褐色。气微香，味苦涩。

2. 紫芝：皮壳紫黑色，有漆样光泽。菌肉锈褐色。菌柄长 17 ~ 23 厘米。

3. 栽培品：子实体较粗壮、肥厚，直径 12 ~ 22 厘米，厚 1.5 ~ 4 厘米。皮壳外常被有大量粉尘样的黄褐色孢子。

（五）《广西中药材标准》1990 年版

灵芝呈伞状。菌盖木栓质，肾形、半圆形，罕近圆形，宽5 ~ 12 厘米，厚 0.5 ~ 1 厘米。上表面黄棕色、红褐色或紫黑色，具如漆样光泽，有环状棱纹和辐射状皱纹，边缘稍内卷，下表面淡白色，浅黄绿色或锈褐色。有细密管状孔洞。菌柄侧生或偏生，长5 ~ 20 厘米，粗 1 ~ 4 厘米，紫红色、紫褐色或紫黑色。质硬，断面显绵毛状纤维，气味，味微苦涩。

人工栽培：子实体变化很大，菌盖常如鹿角状，分枝状或脑状，菌柄基部多分枝。

（六）《上海市中药材标准》1994 年版

灵芝完整者菌盖半圆形或肾形。宽 10 ~ 20 厘米，厚约 2 厘米，皮壳坚硬，木栓化，红褐色或紫黑色，具环状棱纹及辐射状皱纹。菌肉淡褐色或铁锈色，由众多菌管组成。菌柄侧生，表面有漆样光泽。菌管内有多数褐色卵圆形孢子。质地轻，具韧性，不易折断。气微，味淡。

三、炮制

（一）《浙江省中药炮制规范》2015 年版[24]

取原药材，除去杂质，洗净，润软，切厚片，干燥。

（二）《天津市中药饮片炮制规范》2018 年版

取净药材，切厚片。

（三）《福建省中药饮片炮制规范》2012 年版

将原药材，除去杂质，快洗，略润，切厚片，干燥，筛去灰屑。

（四）《黑龙江省中药饮片炮制规范》2012 年版

取原药材，除去杂质，洗净，润软，切厚片，干燥，即得。

四、饮片性状

（一）《浙江省中药炮制规范》2015 年版[24]

1. 赤芝：为长条形或不规则形的厚片，大小不一。菌盖上表面黄棕色至红褐色，有光泽或无，完整者有环状和辐射状棱纹，有的被有粉尘样的黄褐色孢子。下表面黄白色至深棕色，密生小孔状菌管孔。切面疏松，木栓质，分为三层：上层为皮壳层，极薄；中间为菌肉层，类白色至棕色，靠近上表面色浅；下层为菌管层，棕色或深棕色。菌柄表面黄褐色至紫褐色，光亮。切面类白色至棕色，中间色较深，无菌管层。体轻，质柔韧。气特异，味苦涩。

2. 紫芝：菌盖上表面紫黑色，有的具漆样光泽。切面锈褐色。

（二）《福建省中药饮片炮制规范》2012 年版

灵芝为不规则形的切片，大小不一，表面黄褐色至红褐色或紫黑色，具光泽，有的被有粉尘样的黄褐色孢子。切面疏松，菌肉白色至淡棕色或锈褐色，体轻，质软，气微香，味苦、涩。

（三）《天津市中药饮片炮制规范》2018 年版

灵芝呈肾形或半圆形片状，表面黄褐至棕褐色，切面黄白色至淡棕色，气微香，味苦涩。

（四）《黑龙江省中药饮片炮制规范》2012 年版

灵芝为不规则的厚片。菌盖外表面黄褐色至红褐色，皮壳坚硬，有光泽。切面由多数菌肉构成，类白色至淡棕色。栽培品菌盖外表面常被有粉尘样的黄褐色孢子；菌柄外表面红褐色至紫褐色，光亮。气微香，味苦涩。

五、有效性、安全性的质量控制（表1-1，表1-2）

表 1-1 有效性、安全性质量控制项目汇总表

标准名称	鉴别	检查	浸出物	含量测定
《中国药典》2015 年版一部	药材：显微鉴别粉末；薄层色谱鉴别（以灵芝对照药材、半乳糖、葡萄糖、甘露糖和木糖为对照）饮片：同药材	药材：水分（不得过 17.0%）；总灰分（不得过 3.2%）饮片：同药材	水溶性热浸法（不得少于 3.0%）	药材：多糖用紫外分光光度法，按干燥品计算，含灵芝多糖以无水葡萄糖（$C_6H_{12}O_6$）计，不得少于 0.90%。三萜及甾醇用紫外分光光度法，按干燥品计算，含三萜及甾醇以齐墩果酸（$C_{30}H_{48}O_3$）计，不得少于 0.50% 饮片：同药材
《香港中药材标准》第九期	显微鉴别（纵切面、横切面、粉末）；薄层色谱鉴别（麦角甾 -4，6，8（14），22-四烯 -3-酮为对照）；高效液相指纹图谱鉴别（赤芝以灵芝酸 A 为参照峰，紫芝以麦角甾 -4,6,8（14），22-四烯 -3-酮为参照峰）	重金属（砷、镉、铅、汞分别不多于 2.0 mg/kg、0.3 mg/kg、5.0 mg/kg、0.2 mg/kg）、农药残留（详见表 1-2）、霉菌毒素（黄曲霉素 B_1 不多于 5 μg/kg、总黄曲霉素不多于 10 μg/kg）、二氧化硫残留、杂质（不多于 1.0%）、总灰分（不多于 2.0%）、酸不溶性灰分（不多于 0.5%）、水分（不多于 14.0%）	水溶性浸出物（不得少于 4.0%）、醇溶性浸出物（赤芝不得少于 4.0%；紫芝不得少于 3.0%）	多糖用紫外分光光度法，按干燥品计算，含多糖以无水葡萄糖（$C_6H_{12}O_6$）计，赤芝不得少于 3.6%。紫芝不得少于 3.8%
《浙江省中药炮制规范》2015 年版	同《中国药典》2015 年版一部	同《中国药典》2015 年版一部	//	//

（续表）

标准名称	鉴　别	检　查	浸出物	含量测定
《福建省中药饮片炮制规范》2012 年版	显微鉴别（粉末）；薄层色谱鉴别（以灵芝对照药材为对照）	水分（不得过 13.0%）；总灰分（不得过 3.2%）	水溶性热浸法（不得少于 3.0%）	多糖用紫外分光光度法，按干燥品计算，含灵芝多糖以无水葡萄糖（$C_6H_{12}O_6$）计，不得少于 0.50%
《天津市中药饮片炮制规范》2018 年版	同《中国药典》2015 年版一部			
《四川省中药饮片炮制规范》2015 年版	同《中国药典》2015 年版一部			

表 1-2　《香港中药材标准》第九期农残限量标准

有机氯农药	限度（不多于，mg/kg）
艾氏剂及狄氏剂（两者之和）	0.05
氯丹（顺 - 氯丹、反 - 氯丹与氧氯丹之和）	0.05
滴滴涕（4，4'- 滴滴依、4，4'- 滴滴滴、2，4'- 滴滴涕与 4，4'- 滴滴涕之和）	1.00
异狄氏剂	0.05
七氯（七氯、环氧七氯之和）	0.05
六氯苯	0.10
六六六（α，β，δ 等异构体之和）	0.30
林丹（γ - 六六六）	0.60
五氯硝基苯（五氯硝基苯、五氯苯胺与甲基五氯苯硫醚之和）	1.00

六、质量评价

（一）质量情况

1. 灵芝三萜：2015 年范蕾等[25] 通过高效液相色谱法同时对丽水龙泉产灵芝中灵芝酸 B、灵芝酸 C_2、灵芝烯酸 D 的含量进行测定，并建立相应的特征图谱。2017 年、2018 年范蕾等[26, 27] 通过 UPLC-MS/MS 法测定产于丽水龙泉的 22 批灵芝中灵芝酸 C_2、灵芝酸 A、灵芝酸 G、灵芝酸 B、赤芝酸 A、灵芝烯酸 D 这 6 种三萜类成分含量。研究结果显示，灵芝子实体中所含灵芝三萜类成分种类较多，其中灵芝酸 A 含量最高，约占总量的 45%。龙泉产灵芝质量较稳定，灵芝三萜含量较高。同时对灵芝酸类成分特征图谱的建立，有利于促进灵芝及其制剂研制水平和质量控制水平的提高，为全面评价和利用灵芝提供科学依据。

贾红岩等[28]建立了同时测定灵芝子实体中灵芝酸 C_2、灵芝酸 B、灵芝酸 A、灵芝酮三醇、灵芝酸 DM、灵芝酸 T、灵芝醇 B、灵芝酸 S、灵芝酸 G、灵芝酸 F、灵芝酸 D、灵芝稀酸 B，这 12 种三萜成分的高效液相色谱法，对不同产地及品种的灵芝样品进行测定分析。通过检测，不同产地的灵芝样品三萜成分含量有显著差异：野生灵芝中灵芝酸含量较低；栽培灵芝 12 种灵芝酸中灵芝酸 A 所占比例最高。

逄世峰等[29]以栽培于长白山的赤芝为研究对象，采用高效液相色谱法测定灵芝中赤芝酸 C、赤芝酸 N、灵芝酸 G、灵芝烯酸 B、灵芝酸 B、脱乙酰灵芝酸 F、灵芝酸 A、赤芝酸 A、灵芝酸 D、赤芝酸 D、灵芝酸 F，这 11 种三萜成分的含量，方法科学、简便。

孟国良[30]等研究采集的野生灵芝子实体与其进行组织分离后同菌株人工代料的栽培子实体，比较二者主要活性成分的差异，结果同一菌株的栽培子实体多糖、三萜含量明显高于其野生子实体。

2. 灵芝多糖：主要单糖组分为葡萄糖，还有少量的半乳糖、甘露糖、木糖和岩藻糖[31]。钟少芬等[32]通过高效液相色谱－电子喷雾离子源－质谱联用法，建立一种高效可靠的灵芝胶囊多糖的单糖组成及含量测试方法，克服《中国药典》中对灵芝只局限于灵芝药材中粗多糖含量的检测，而无法对灵芝胶囊质量进行准确鉴别的缺陷。倪亚娜[33]应用高效液相色谱法测定灵芝中 2,3,5,4'-四羟基二苯乙烯 -2-O-β-D- 葡萄糖苷的含量。张娟等[34]利用液相－紫外检测器－高分辨四级杆串联飞行时间质谱法（HPLC-

UV-Q-TOF-MS）分析方法研究灵芝多糖的单糖组成及其酶解产物，经 HPLC-Q-TOF-MS 分析鉴定，灵芝多糖的单糖组成主要是葡萄糖、甘露糖、半乳糖及少量的戊糖、岩藻糖和葡萄糖醛酸。范蕾等 [35] 根据《中国药典》2015 年版一部灵芝项下检验标准对丽水龙泉产灵芝进行多糖测定，结果灵芝子实体的多糖含量均达到《中国药典》"不低于 0.5%"的要求。

3. 元素测定：范蕾等 [36] 采用 ICP-MS 法对丽水地产灵芝的 5 种重金属元素进行测定，结果龙泉产 22 批灵芝重金属含量较低，其中铅、汞这 2 种元素含量较低，显示龙泉地区灵芝的整体质量良好。

（二）混伪品

根据《中国药典》2015 年版一部收载，药用灵芝只能是赤芝和紫芝，在市场上许多用同科或外形与灵芝相似的一些菌类植物充当灵芝销售，均不合法。由于灵芝的广泛作用，加之自古以来人们对灵芝的神秘认识，市场上时常出现野生灵芝的混淆品和伪品，蒙骗消费者。

1. 混淆品：李汴生 [37] 发现 3 个灵芝混淆品，分别为：弱光泽灵芝、四川灵芝、喜热灵芝。三种均为与正品灵芝同科的菌类，菌盖不同：正品灵芝的菌盖呈半圆形或肾形，宽约 20 厘米，表面有漆样光泽，有环状棱纹，呈黄褐色或红褐色；而伪品外观多呈近扇形或马蹄形，宽 9～15 厘米，表面无漆样光泽，有心环沟和环带，多呈锈褐色或紫黑色。此外，正品菌柄长，菌肉呈白色或淡棕色；伪品菌柄很短，菌肉为浓褐色或紫褐色。正品闻之微香，口尝味苦涩；而伪品气微，尝之淡而无味。

2. 伪品

（1）树舌：陈慧珍 [38] 发现，树舌为多孔菌科植物树舌灵芝的干燥子实体。菌盖半圆形、新月形、肾形或缓山丘样形成半圆盘形。无柄，长径 10～40 厘米，短径 8～30 厘米，大者可达 80 厘米×30 厘米，厚达 15 厘米；边缘纯，圆滑或呈云朵状；上表面呈灰褐色、褐色或灰色，无漆样光泽，有同心环状棱纹。高低不平或具大小不等的瘤突，皮壳脆，角质，厚1～2毫米。菌肉浅栗色，近皮壳处有时显白色，软木栓质，厚0.5～1.5厘米。菌管显著，多层，浅褐色，有的上部菌管呈白色，层间易脱离，每层厚约1厘米，有的层间夹栗色薄层菌肉。管口孔面近白色至淡黄色或暗褐色，口径极为微小，每毫米有菌管5～6个。质硬而韧，气微，味微苦。

（2）层叠树舌：为多孔菌科植物层叠树舌的子实体。子实体无柄或有短柄。菌盖扁或下凹，大小达12厘米×15厘米，厚达3厘米，灰色或浅褐色，有同心环带，皮壳薄而脆。菌肉浅栗色，软木栓质，厚达1厘米；菌管单层，管口圆，白色，浅黄色至烟色，每毫米4～5个。孢子呈卵形，褐色，大小为（8～8.5）毫米×（4.5～6）毫米。

（3）红缘层孔：为多孔菌科植物红缘层孔的子实体。菌盖无柄或平伏而反卷，扁平，扁半球形至马蹄形；木质，大小为（4～14）厘米×（7～24）厘米。表面初期有红色胶状皮壳，后期变为灰色至黑色，并有宽的棱带，边缘薄或厚，常钝，初期近白色，渐变为浅黄色至赤栗色，下侧无子实层。菌肉近白色至木色，木栓或木质，有环纹，厚达0.5～2厘米。菌管口圆，白色至乳白色，每毫米3～5个。孢子呈卵形至椭圆形，无色，光滑，大小为（5.5～7.5）毫米×（3.5～4）毫米。

（4）肉色栓菌：为多孔菌科植物肉色栓菌的子实体。子实体无柄。半圆形，扁平，有时近蹄形，往往呈覆瓦状。表面有不明显的辐射状皱纹，有小疣或小瘤，有环纹或不明显的环纹，具细微绒毛，渐变光滑，棕灰色至深棕灰色，大小为（3.5～14）厘米×（6～25）厘米，厚9～24毫米，边缘薄而锐，完整或波浪状，下侧无子实层。菌肉粉红色，有环纹，厚3～10毫米；菌管同色，长5～12毫米，壁厚或薄；管口大多圆形，有时弯曲，每毫米1～2个。菌丝粗3～5微米；分枝，壁薄，无横隔或锁状连合。孢子近球形，无色，光滑，直径4微米。

（5）松杉灵芝：为多孔菌科植物松杉灵芝的子实体。菌盖表面紫红色，有水平侧生的菌柄。

（6）桑黄：为多孔菌科真菌火木层孔菌的子实体。菌盖木质，扁半球形或马蹄形，（2～12）厘米×（3～21）厘米，厚1.5～10厘米，浅肝褐色至暗灰色或黑色，老时常龟裂，无皮壳，幼期有细微绒毛，后变无毛，有同心环棱，边缘钝，淡咖啡色，下侧无子实体；菌肉深咖啡色，木质；菌管多层，层次不明显，年老的菌管层充满白色菌丝；管口褐色；孢子近球形，光滑，（5～6）微米×（4～5）微米；菌丝不分枝，无横隔，直径3～5微米。

此外，李汴生[37]发现2种灵芝伪品：

（1）树脂模压品，为用树脂经模压涂以紫红颜料而成，外形极似灵芝；但其质地较重，折断面不见菌肉菌丝，显微镜下不见孢子；加热易软化，火点燃可燃烧并冒白烟，有香气；入水能使水染红。

（2）泡桐花粘接品，即玄参科植物泡桐 *Paulowniafortunei* (*Seem.*) Hemsl. 或毛泡桐 *P.Tomentosa* (*Thunb.*) Steud. 的花呈纵向粘结。泡桐花棕黄色至黄褐色，花多皱缩，花萼倒卵圆形，五裂达 1/3，裂片卵形，花冠外被星状绒毛，花筒直而向上逐渐扩大。

金鹏程等[39]以灵芝及常见伪品薄盖灵芝、树舌灵芝、橡胶灵芝、亮盖灵芝等12种真菌为研究对象，采用紫外—可见分光光度法测定不同灵芝的紫外光谱，结合相似度分析、主成分分析等化学计量方法。结果显示，薄盖灵芝、广西假芝、黑假芝、昆明灵芝、小孔栗褐灵芝、假芝和多分枝灵芝在220～255纳米段的化学成分与灵芝差异较大。树舌灵芝、橡胶灵芝、褐孔灵芝、亮盖灵芝的整体化学成分与灵芝均有较大差异。分析显示，薄盖灵芝、广西假芝、小孔栗褐灵芝和假芝的紫外光谱与传统中药灵芝的相似度最高，橡胶灵芝、褐孔灵芝与灵芝的相似度最低，依照主成分分析，结果所有样品聚为7类，灵芝与伪品可被有效区分。

第七节　性味归经与临床应用

一、性味

《中国药典》2015 年版一部：灵芝，甘，平。

《神农本草经》：赤芝，味苦平。紫芝，味甘温。

《药性论》：紫芝，甘，平。

《青岛中草药手册》：灵芝，性温，味淡、微辛。

二、归经

《中国药典》2015 年版一部：灵芝，归心、肺、肝、肾经。

《青岛中草药手册》：灵芝，入肾、脾经。

三、功能主治

《中国药典》2015 年版一部：灵芝，补气安神，止咳平喘。用于心神不宁，失眠心悸，肺虚咳喘，虚劳短气，不思饮食。

《神农本草经》：赤芝，主胸中结，益心气，补中，增智慧，不忘。久食，轻身不老，延年神仙。一名丹芝。紫芝，主耳聋，利关节，保神，益精气，坚筋骨，好颜色。久服，轻身不老延年。

《本草纲目》：灵芝，无毒，主治胸中结，益心气，补中，增智慧，不忘，久食轻身不老，延年神仙。

《本草经集注》：紫芝疗痔。

《新修本草》：赤芝安心神。

四、用法用量

6 ~ 12 克。

五、注意

《本草经集注》：恶恒山。畏扁青、茵陈蒿。

六、附方

1. 治疗肿瘤：灵芝孢子粉 2 克，灵芝切片 3 ~ 5 克，加水煎熬 40 ~ 60 分钟，服用时将沉淀物一起服下。长期服用。治疗肿瘤，可使肿瘤疼痛大幅减轻，症状缓解，延长生存期。部分肿瘤患者，肿瘤可显著缩小。配合化疗、放疗，可显著提高疗效，消除毒副作用。

2. 治胃癌：灵芝切片 50 克，粮食酒 1000 毫升，蜂蜜 20 克，密封冷浸 15 ~ 30 天便可服用。能治疗胃癌，还可祛除雀斑。

3. 治疗糖尿病：灵芝 10 克，天花粉 10 克。将灵芝切片煎熬，取煎液和天花粉服下，日服 2 次，连服 30 ~ 60 天，治疗中老年糖尿病。

4. 治疗高血压、高血脂、肝炎：灵芝 20 克，天麻 15 克。将灵芝、天麻切碎，加水煎熬，沸腾后文火沸腾 60 分钟，倒出头煎，再加水煎熬取二煎液。分早晚两次服完，连服 1 ~ 2 个月。具有安神、平肝熄风、活血等功效。可治疗高血压、高血脂、肝炎、心律失常、肝硬化、血管硬化、神经衰弱等症。

5. 治疗高血压：灵芝 6 克，甘草 5 克。切碎加水煎熬 1 小时，分早晚两次服完，连服数日。具有降低血脂、软化血管等功效，可治疗高血压等疾病。

6. 治疗心绞痛：灵芝 10 克，三七 6 克。将灵芝、三七切碎，加水煎熬，沸腾后文火煎熬 60 分钟，倒出头煎，再加水煎熬取二煎液。分早晚两次服完，可加适量白糖，连服 7 ~ 10 天，宜长期服用。加速血液循环，增加心肌供氧量，治疗冠心病和心绞痛。

7. 治疗低血压：灵芝 15 克，黄芪 15 克，干姜 10 克。上药放入砂锅加水煎熬，用文火保持沸腾 1 小时后，倒出头煎液，再加水煎熬取二煎液，分早晚两次服完，连服 30 ~ 45 天，增强心肌收缩力，能治疗低血压。但必须注意，黄芪用量大则降压，用量较小则升压。

8.治疗神经衰弱：灵芝10克，白芍10克，白糖适量。将灵芝、白芍切碎，加水煎熬，沸腾后文火煎熬60分钟，倒出头煎，再加水煎熬取二煎液。分早晚两次服完，可加适量白糖，连服1个月或长期服用。平肝、养血、安神，治疗神经衰弱、盗汗等症。

9.治疗胃肠溃疡：灵芝10克，猴头菇10克。将灵芝、猴头菇切成薄片，加水煎熬，连煎两次，每次半小时，取头、二煎液各100毫升。早晚各服一次，连服15～20天。可治疗胃肠溃疡，消化不良，食欲差等症。

10.治疗痔疮：灵芝100克，五倍子30克，生矾5克，雄黄5克。将上述原料研磨成粉，加乌梅肉，制成绿豆大药丸。空腹服，每日2～3次，每次2～3克。治疗痔疮、便血。

第八节　丽水资源利用与开发

一、资源蕴藏量

龙泉各地均有野生灵芝，资源丰富，野生灵芝适宜在栎、椆、枫香、木荷、茅栗、桦椴等土桩旁生长。赤芝一般生于壳斗科植物树桩腐木上，分布在将军岩、大田坪、凤阳湖。紫芝则分布于乌狮窟、大田坪。龙泉培植灵芝的品种为赤芝，大部分是采用本地野生灵芝分离、选育出来的，故适应性强、品质好、产量高、病虫害少、有效成分高。选料上全部是段木栽培。因原料质地致密、养分高，造就了龙泉灵芝朵大肉厚、质地致密、有效成分高的特点，比其他地方用杂木、枝条、棉籽壳栽培的灵芝好。1980年5～6月，丽水地区科学技术委员会组织科技人员重点考察了龙泉凤阳山真菌资源，从海拔650米的官埔垟至1929米的黄茅尖，采集了真菌标本264号及本生真菌205号。新中国成立后一直到

1989年，相当一段时间内龙泉市医药公司曾收购野生灵芝，有的年份可以收到200公斤左右，小部分在本地零售，大部分调往其他地方或上交省医药公司。

二、基地建设及产业发展情况

（一）基地建设及产量

浙江省灵芝种植面积超过2300亩，种植基地50多家，主要集中在丽水、金华、衢州等地。全省产业产值超过10亿元，约占全国总量的30%。多年来浙江省成功选育了"仙芝1号""仙芝2号""龙芝1号""龙芝2号"等品种，成为生产上的主推良种。丽水灵芝种植面积1016亩，其中龙泉810亩、遂昌55亩、缙云51亩。龙泉基地主要在兰巨、安仁等地，主要基地有兰巨林下野外灵芝种植基地、缙云县新建镇望杰家庭农场的林下灵芝基地等。2004年龙泉建立了7个标准化段木灵芝生产基地，2010年，龙泉市共有基地12个，2011年，又增加了4个。龙泉市段木灵芝栽培量达到4100立方米，年产干芝267吨，产孢子粉135吨，总产值7002万元。据了解，2014年全市段木灵芝年生产量增长至6万立方米，年产干芝2500吨、灵芝孢子粉1200吨，灵芝一产产值3.4亿元，占农业总产值的16.6%，2016年龙泉芝农在全国各地发展段木灵芝约为7.5万立方米，孢子粉产量将达1300吨，灵芝产量达2400吨。

（二）产业发展

近年来，龙泉市委、市政府高度重视主体培育和品牌打造工作，提出了"以提升龙泉灵芝产业科技水平，扩大龙泉灵芝在国内外市场份额，加快龙泉灵芝产品与国际市场接轨，打造享誉国内外的灵芝生产核心区和产业聚集带"的目标，不断加强与国内、外高校合作交流，先后与浙江大学签订了共建"浙大－龙泉现代农业技术合作推广中心"，与英国伦敦大学、剑桥大学、牛津大学签订了"龙泉灵芝及孢子粉功能评价及孢子粉精深加工技术提升"合作协议。

2012 年，龙泉市起草撰写了浙江省地方标准——《龙泉市灵芝生产技术规程》。2013 年，龙泉市赴北京参加"2013 亚洲菌物学大会暨第十三届海洋及淡水菌物学研讨会专题论坛之'灵芝产业发展与问题研讨'"，参加该研讨会亚洲的专家、学者和广大业内同仁齐为龙泉灵芝产业发展"确诊""把脉"，为龙泉灵芝产业今后发展点明了方向。近几年，龙泉市先后获得 12 项灵芝与孢子粉生产发明专利授权，创灵芝孢子粉单位产量最高和采集技术世界纪录，获世界纪录协会颁发的证书。2015 年、2016 年，第一、二届中国灵芝大会在龙泉成功召开，国际药用菌学会授予龙泉市"中国灵芝核心产区"称号。

随着灵芝种植、生产、破壁技术的突破，龙泉先后培育了近 60 家灵芝、灵芝孢子粉科研会所和主要生产经营单位，10 余家集灵芝种植、加工、销售为一体的规模农业龙头企业，研制成功灵芝精深加工产品近 20 个，获得国食健字批文的保健品有 10 余个，以破壁灵芝孢子粉为主的二产产值达 1 亿多元，产品远销日本、韩国、新加坡等国家。

三、产品开发

灵芝药性平和，入五脏而无毒副作用，且多种活性成分相互协同，其制剂防治多个系统的多种疾病有效、高效而少不良反应，尤其在抗肿瘤、防治慢性病和疑难杂病方面独具优势。灵芝制剂在临床的开发应用具有无限的潜力和广阔的前景。自 20 世纪 60 年代起，我国对灵芝的人工培养、药效学及产品开发进行了深入的研究，不仅仅着眼于治疗方面，还进入食品、饮料等行业[40, 41]。

（一）中成药

目前，以灵芝为主要原料的中成药有 84 种。具有养心、安神、补气功效的，如灵芝北芪片、灵芝口服液、人参灵芝胶囊；具有保肝、护肝作用的，如灵芝北芪胶囊、复方灵芝冲剂、复方灵芝片等。

（二）膏方

百花膏，主治疠风。源于《解围元薮》卷四。

灵乌二仁膏，具有滋养肝肾，补益精血，调和脾肺的功效。主治肝肾阴虚，精血亏损，症见头晕头痛，失眠多梦，心悸健忘，大便不畅，或兼咳喘。临床用于高血压、冠心病、脑动脉硬化症、脂肪肝及高胆固醇血症。源于《医方新解》。

（三）食品

2018 年国家卫计委关于新增 9 种物质进入"药食同源"名单，灵芝位列其中。灵芝进入了食品领域，一些厂商推出了灵芝酸奶、灵芝保健茶、灵芝减肥茶、灵芝蜜饯、灵芝啤酒、灵芝香槟、灵芝乳酸饮料、灵芝调味料（酱油、醋等）等。

（四）保健品

调查显示，我国以灵芝为主要原料的养生保健产品超过 1000个，灵芝产品的销售额逐年增大，以灵芝为原料的保健品如灵芝破壁孢子粉等，在我国刚性需求明显，有巨大的发展空间。通过专业的提取和加工，灵芝可以制成易吸收的保健品，这些保健品有助于人体健康，尤其对于免疫调节、肿瘤、肝病、失眠以及抗衰老等方面的防治作用十分明显。

（五）化妆品

《本草纲目》记载："灵芝，补中益气，增智慧，好颜色"。灵芝提取液中的有机锗被皮肤吸收以后，能把人体血管壁上多余的蛋白质和癌细胞一起带出体外，从而起到"清道夫"的作用。将灵芝提取液添加到护肤类化妆品中，除了有良好的保湿性，使皮肤保持滋润柔软外，还能增加皮肤的白皙程度，保持皮肤的健康。近年来，灵芝以其抗衰老、抗过敏、防辐射等作用，在化妆护肤品领域受到重视，很多知名品牌都在护肤精华中添加了灵芝提取液等成分，所以灵芝提取液是 21 世纪理想的化妆品营养添加剂。据了解，以灵芝作为原料的化妆品通过审批的已近 30 个品种，主要用于祛斑霜、防晒霜、精华液、粉饼、隔离霜等。

（六）观赏价值

灵芝美观奇特的外形可培育成盆景，经过手工造型、成熟木化定型后，外形美观，观赏价值高。灵芝盆景以形色奇特的灵芝子实体为主，配以相宜的山石或草木等，将其摆放在室内可不断释放有益成分，利于健康。而且灵芝可以长久地保持它的形态和色彩，迎合了人们追求富贵吉祥的美好愿望，目前已成为高品位的艺术收藏品及馈赠佳品。

第九节　总结与展望

灵芝自古以来便因药用功效好而备受人们的青睐，具备降血压、抗肿瘤、调节免疫力、滋阴养颜等多种功效，是大自然赐予人类的珍品。丽水龙泉灵芝有着悠久的文化历史，龙泉得天独厚的气候和地理条件为灵芝的生长栽培提供了天然养料。自 20 世纪 90 年代开始探索灵芝的栽培技术到之后获得"中华灵芝第一乡""国家地理标志产品保护""中国灵芝核心产区"等一系列的荣誉，再到灵芝品牌产品的开发和优质产品的推广，龙泉灵芝已成为浙江乃至全中国的一张金名片。

现代科学技术已经能够将灵芝里面的活性物质提取出来，制作成保健食品等来改善人体健康，近年来，灵芝的栽培方式逐步优化、质量控制水平逐步提高，产品的研究开发不断深入，2018年灵芝被列入中华人民共和国国家卫生健康委员会（简称国家卫生健康委员会）公布的新增药食两用名单中，同年与铁皮石斛、衢枳壳、乌药、三叶青、覆盆子、前胡、西红花一同被确定为新"浙八味"中药材培育品种，其开发和利用的广度和深度得到进一步扩大和深入。

龙泉市兰巨乡大赛村梅地自然村原始森林中，项永年种植有真正的林下灵芝，即不搭棚，通过采集各种野生灵芝做菌种，移植到段木上培养发菌，待发菌成功后，搬运到原始森林里让其自然生长，像种林下参一样，在原始自然环境中培育出的仿野生灵芝无污染、无化肥、无农残，极具开发和研究价值。

龙泉作为"中华灵芝第一乡"，应充分利用龙泉独特的地理气候条件和历史文化底蕴，利用地理标志保护产品等公用品牌，结合国人追求吉祥、健康、养颜的消费心理，进一步加强与国际的交流与合作。同时，把龙泉灵芝与龙泉山水资源完美结合，做好与"秀山丽水，养生福地"品牌打造及龙泉山旅游开发的对接，通过"农旅"结合，建设集食、购、游、住为一体的龙泉灵芝休闲养生园。进一步打造国家级名牌产品、省级著名商标，夯实"万代不老草，千年龙泉瓷，百岁寿星丸"的营销理念，提高龙泉灵芝在全国乃至全世界的知名度。加大灵芝产品精深加工，全方位系统开发，如灵芝各种药用剂型，最简单的是灵芝糖浆、颗粒剂或免煎饮片等。灵芝作为装饰景观，还可以做成各种盆景，做大产业规模，将龙泉灵芝打造成为十三五期间龙泉农业精品（重点）产业，全面打造集气养、水养、药养为一体的龙泉灵芝休闲养生文化中心，做大做强龙泉灵芝产业，使之带动农民致富，促进龙泉生态农业、健康经济的繁荣发展。

灵芝孢子粉作为灵芝最重要的产品之一越来越受到人们的青睐，其药用价值也得到一致认可，现将其研究情况做简要介绍。

灵芝孢子粉

※ **品名**　灵芝孢子粉

※ **来源**　多孔菌科真菌赤芝 *Ganoderma lucidum*（Leyss. exFranch.）Karst. 的干燥成熟孢子。灵芝弹射孢子时采收，除去杂质，干燥[24]。

※ 性状 灵芝孢子粉：为黄棕色的粉末，气微，味淡。灵芝孢子粉（破壁）：为棕褐色的粉末。气味，味淡或微苦[23]。

※ 炮制 灵芝孢子粉：取原药，除去杂质，过筛[24]。灵芝孢子粉（破壁）：取灵芝孢子粉，采用物理方法，如挤压、碾磨、剪切、气流粉碎等方式将孢子壁破碎，过筛，干燥。

※ 化学成分 灵芝孢子粉富含氨基酸、蛋白质、脂肪酸、维生素、微量元素、生物碱等化学成分，其中蛋白质含量高达 18%，维生素类主要是维生素 E，含量超过 600 毫克 / 千克，另外也含有少量的维生素 C。灵芝孢子粉中的脂肪酸以不饱和脂肪酸油酸和亚油酸为主，也包含长链烯酸，其内酯类属五环三萜内酯，有灵芝孢子内酯 A 和 B。生物碱类有胆碱、甜菜碱和硫组氨酸甲基内胺盐。灵芝孢子粉中微量元素钴、硒和铬与人类的健康和疾病的防治有密切关系。毛泉明[42]等研究结果显示，灵芝孢子粉中多糖、水解氨基酸、微量元素均明显高于灵芝子实体，其中钙、铁元素是子实体的 5 倍以上。

※ 药理作用 破壁灵芝孢子粉的药理作用主要有抗肿瘤，免疫调节，调节血脂、神经、心血管和呼吸系统等作用。

1. 调节免疫作用：灵芝孢子粉能激活巨噬细胞的吞噬功能，对糖皮质激素有拮抗作用。灵芝孢子粉的免疫活性与破壁、破壁率有直接关系。朱继红等[44]研究发现灵芝孢子粉可明显提高淋巴细胞转化率，增强小鼠腹腔巨噬细胞酸性磷酸酶（ACP 酶）活性的能力，但活性大小与破壁率有关。同时，灵芝孢子粉无论破壁还是未破壁，在给药后的第八天产生的药理活性最佳[43]。

2. 抑制肿瘤作用：灵芝孢子粉是目前国内作为肿瘤治疗的众多辅助用品之一。灵芝及其孢子粉提取液能破坏癌细胞端粒酶，该提取物的多糖、酶类、有机锗等多种成分渗透到癌细胞中，与端粒共价结合，使酶分子拉长，改变、破坏端粒酶活性。陆明等[45]采用动物灌胃方法研究灵芝孢子粉对小鼠肉瘤 -180（S-180）腹水型肿瘤的抑制作用，结果显示，在瘤细胞数和瘤质量上，灵芝孢子粉的抑瘤率分别为 35.93% 和 39.5%，其抑瘤因子尚不明确。尚德静等[46]初步探讨灵芝硒多糖（SeGLP-1）的抗氧化作用与抗肿瘤作用的关系，表明硒多糖可通过提高机体抗氧化能力而抑制肿瘤的生长。然而也有报道称灵芝孢子抑制肿瘤细胞是通过多糖类成分提高宿主的免疫功能而发挥作用的。

3. 调节血脂、降低血糖作用：灵芝孢子粉的三萜类化合物和多糖含量比较丰富，而萜类物质和多糖均有一定的降脂作用。因此，张卫明等[47]研究结果显示在 500mg/（kg·bw）（相当于人体推荐摄入量的 20 倍）的剂量时，灵芝孢子粉具有降低试验大鼠血清总胆固醇和甘油三酯的作用。

4. 保肝、解毒作用：刘昕等[48]、张庆萍等[49]研究表明灵芝孢子粉以及萌动、激活的破壁灵芝孢子粉对 D- 氨基半乳糖所致肝损伤都具有明显的保护作用。而灵芝孢子油对四氯化碳所致的肝细胞损伤也显示出明显的保护作用；从赤灵芝孢子粉酯溶部分分离得到的赤灵芝孢子酸 A 可降低四氯化碳和 D- 氨基半乳糖引起的小鼠转氨酶升高，对丙酸杆菌引起的小鼠免疫性肝损伤也有保护作用。灵芝孢子粉溶于醚的部分对部分肝切除的小鼠具有一定的促进肝细胞再生的作用。灵芝孢子的保肝作用可能与化学成分中含有三萜有关。孙美芳等[50]研究灵芝孢子粉对抗癌药环磷酰胺毒副反应的拮抗作用，结果发现，灵芝孢子粉可明显拮抗由环磷酰胺引起的机体耐力下降、血红蛋白降低、巨噬细胞吞噬功能减弱和急性肝功能损害等毒副作用，表明灵芝孢子粉对抗癌药环磷酰胺的毒副反应有一定的拮抗作用。

5. 抗辐射作用：灵芝孢子粉具有明显地抗辐射作用。颜燕等[51]研究灵芝孢子粉的抗辐射功能，以 0.25、0.50、1.50 g/（kg·bw）剂量的灵芝孢子粉混悬液连续灌胃小鼠 60 天，在第三十天以 8.2 Gy^{60}Co-γ 射线照射小鼠，观察小鼠的白细胞总数、30 天存活率、平均存活时间，结果显示灵芝孢子粉能使辐射后小鼠30天存活率明显增高，平均存活时间延长，白细胞总数明显增加。

6. 提高耐缺氧能力：随着市场经济的发展，社会生活节奏加快，竞争日益增强，如何加强人体素质，迅速消除疲劳，保持旺盛的精力已成为人们的需要。寻找开发天然、无毒副作用，且能提高人体耐缺氧、抗疲劳的保健食品具有重要意义。赵春等[52]探讨灵芝孢子粉对小鼠耐缺氧能力的影响，结果显示，在亚硝酸钠中毒存活试验中，高剂组与对照组相比差异有显著性（$P<0.05$）；在急性脑缺血缺氧试验中，灵芝孢子粉低、中、高3个剂量组断头存活时间明显高于对照组（$P<0.01$），张口呼吸次数也明显高于对照组（$P<0.01$）。表明灵芝孢子粉对提高小鼠耐缺氧的能力有一定的作用。

7. 抑制急性胃溃疡形成：郭家松等[53]探讨灵芝孢子粉及灵芝孢子蜂胶在抑制急性胃溃疡形成方面的作用。通过无水酒精灌胃法制备急性胃溃疡小鼠模型，比较观察灵芝孢子粉组、灵芝孢子蜂胶组与对照组之间溃疡发生率、胃溃疡指数及胃黏膜形态的差异。结果发现，与对照组相比，灵芝孢子粉组及灵芝孢子蜂胶组的溃疡发生率和胃溃疡指数均显著降低，胃黏膜结构相对完整。表明灵芝孢子粉及灵芝孢子蜂胶能抑制急性胃溃疡的形成。

8. 抗病毒作用：灵芝孢子中含有至少两类抗病毒物质：一类是水溶性物质，另一类是甲醇溶性物质。水溶性物质显示特别的抑制单纯疱疹病毒 HSV-1 和 HSV-2 的活性。进一步研究表明，从灵芝孢子中得到的 4 种抗疱疹病毒物质是蛋白结合多糖，其中酸性蛋白结合多糖（APBP）显示了最强的抗疱疹病毒的活性。

9. 其他：曾广翘等[54]探讨全破壁灵芝孢子治疗法对男性更年期综合征的疗效。通过对 138 例诊断为男性更年期综合征患者分组，其中 80 例做全破壁灵芝孢子胶囊治疗，结果显示，治疗组的患者症状改善率为 74.3%，抑郁症状评分各指标均有较大改善。表明全破壁灵芝孢子胶囊是治疗男性更年期综合征的一种有效、安全的方法。

　　※ **质量控制**　灵芝孢子粉含有多糖、三萜、甾醇、生物碱等成分，具有抗肿瘤、提高机体免疫功能等作用，属于贵重药材，容易出现掺假或直接以灵芝粉代替灵芝孢子粉等问题。因此，对灵芝孢子粉的质量进行严格的控制有重要意义（表 1-3）。

表 1-3　灵芝孢子粉有效性、安全性质量控制项目汇总表

标准名称	鉴别	检　查	浸出物	含量测定
《浙江省中药炮制规范》2015 年版	显微鉴别（粉末）	灵芝孢子粉：水分（不得过 9.0%）；总灰分（不得过 3.0%）；杂质（显微镜下观察不得有菌丝、淀粉等异物）灵芝孢子粉（破壁）：水分、总灰分、杂质同灵芝孢子粉，重金属及有害元素（7 种）（铅不得过百万分之二，镉不得过千万分之五，砷不得过百万分之一，汞不得过千万分之一，铜不得过百万分之二十，铬不得过百万分之二，镍不得过百万分之一）；破壁率（不得少于 95%）；过氧化值（不得过 0.20%）；微生物限度（照散剂微生物限度检查法应符合规定）；指纹图谱（以甘油三油酸酯对照品为参照物，采用高效液相色谱法，相似度不得低于 0.95）	//	灵芝孢子粉（破壁）：高效液相色谱法测定甘油三油酸酯不得少于 3.0%；采用紫外 - 可见分光光度法测定多糖，以无水葡萄糖（$C_6H_{12}O_6$）计，不得少于 0.80%
《黑龙江省中药饮片炮制规范及标准》2012 年版	显微薄层色谱鉴别（灵芝对照药材）	微生物限度	//	//

（续表）

标准名称	鉴别	检　查	浸出物	含量测定
《安徽省中药饮片炮制规范》2018年版	灵芝孢子粉：显微鉴别；灵芝孢子粉（破壁）：显微鉴别、薄层色谱（灵芝孢子对照药材）	杂质、水分、总灰分、过氧化值同《浙江省中药炮制规范》2015年版灵芝孢子粉（破壁）：重金属及有害元素、破壁率、微生物限度同《浙江省中药炮制规范》2015年版；特征图谱（以甘油三油酸酯对照品为参照物，采用高效液相色谱法，供试品特征图谱中应呈现5个特征峰，各特征峰与参照物峰的相对保留时间应在规定值的±5%之内）	//	灵芝孢子粉（破壁）：高效液相色谱法测定甘油三油酸酯不得少于3.5%）；紫外-可见分光光度法测定多糖，以无水葡萄糖（$C_6H_{12}O_6$）计，不得少于1.0%
《福建省中药饮片炮制规范》2012年版	灵芝孢子粉：显微鉴别（粉末）；灵芝孢子粉（破壁）：显微鉴别、薄层色谱鉴别（以破壁灵芝孢子粉对照物为对照）	水分（不得过9.0%）；总灰分（不得过3.0%）；破壁（破壁率不得低于95%）；微生物限度（照散剂微生物限度检查法应符合规定）	水溶性热浸法，灵芝孢子粉不得少于5.0%；破壁灵芝孢子粉不得少于7.0%	紫外分光光度法测定多糖，按干燥品计算，含灵芝孢子多糖以葡萄糖（$C_6H_{12}O_6$）计，不得少于0.90%

　　范蕾等[35]等研究发现龙泉产灵芝子实体中灵芝烯酸D含量基本高于0.05%，而灵芝孢子粉中几乎检测不到三萜类成分，多糖含量远超过"不得少于0.80%"的限度要求[23]，认为龙泉产灵芝孢子粉多糖含量较高。励炯等[54]采用ICP-MS法建立了灵芝孢子粉中银、砷、镉、钴、铬、铜、铅、汞、锰、镍，这10种微量金属元素的检测方法。

高文超[56]等建立了直接进样气相色谱法测定破壁灵芝孢子粉类保健食品中8种有机溶剂残留量，对破壁灵芝孢子粉类保健食品中甲醇、乙醇、丙酮、正己烷、乙酸乙酯、苯、正丁醇、二乙烯基苯的残留量进行检测。

励炯[55]等建立灵芝孢子粉中黄曲霉毒素的高效液相色谱－串联四级杆质谱（HPLC-MS/MS）检测方法，以MRM模式进行定性定量检测分析灵芝孢子粉中的黄曲霉毒素 B_1、B_2、G_1、G_2。结果18批灵芝孢子粉中有4批检出黄曲霉毒素，《中国药典》2015年版一部及《GB2761-2011 食品中真菌毒素限量》均未对4种黄曲霉毒素总量做限量规定，有必要在以后的标准制定中将黄曲霉毒素限量作为其质量控制项。同时，发现8批的未破壁灵芝孢子粉均未检出含有黄曲霉毒素，可能未破壁灵芝孢子粉的细胞壁对其有保护作用，故灵芝孢子粉经破壁之后，最好低温真空冷藏。

宋玮等[58]通过 UPLC-Q-TOF-MS 技术，对灵芝孢子粉中三萜类化合物进行定性检测和鉴别。结果表明，在灵芝孢子粉提取物中共鉴定出25种灵芝三萜化合物，可为创建灵芝三萜指纹图谱库、灵芝三萜的检测、药效评价及品质测定提供参考。

※ **性味**　平、味甘，微苦。

※ **归经**　归心、肺、脾经。

※ **功能主治**　补气安神，健脾益肺，用于虚劳体弱、失眠多梦、咳嗽气喘。

※ **用法用量**　灵芝孢子粉6～12克，煎服；灵芝孢子粉（破壁）2～6克，开水冲服。

※ **破壁技术**　灵芝孢子有2层几丁质和葡聚糖构成的孢壁（多糖壁），且具有同心圆的层网结构，质地坚韧，耐酸碱，极难氧化分解，科学实验证实，服用未破壁的孢子，只有10%～20%的有效成分能被人体吸收，而破壁之后有效成分吸收率在90%以上[59]。为使灵芝孢子内的有效物质得到充分的利用，要对孢子粉

进行破壁。

目前，国内外大多采用的破壁方法主要有物理法、机械法和综合法，而生物法和化学法由于具有化学成分掺入等缺点，处理残留化学物质时则需要消耗大量的时间且不易处理干净，有效成分易流失，破壁效果不明显，故使用较少。

※ **产业发展**　我国是灵芝及孢子粉第一生产大国，2015 年产量约 12 万吨，占世界总产量 75%[60]。浙江是我国灵芝主产地之一，灵芝孢子相关产品产值超过 10 亿元人民币，占全国总量的 30%。而浙江的灵芝及孢子粉聚集区主要分布在龙泉。龙泉是灵芝孢子粉重要原产地，2014 年，龙泉市段木灵芝年生产量达 6 万立方米，年产干芝 2500 吨，产孢子粉 1200 吨，占全国段木灵芝生产量的 60% 以上，产值 3.4 亿元，占农业总产值的 16.6%。目前，龙泉作为浙江省灵芝种植、灵芝孢子粉相关产品生产主要集中区，具有较强的区域特色。龙泉市的灵芝孢子粉产业已基本形成了集产前、产中、产后，融生产、加工、流通为一体的较为完整的产业链。全市现有灵芝孢子粉生产加工企业 20 余家，先后培育 6 家集种植、加工、销售为一体的规模农业龙头企业，其中两家企业通过 ISO 9001 认证，1 家企业通过 ISO22000 食品安全管理体系和 GMP 认证，6 个灵芝保健品获得国食健字批文，灵芝精深加工产品产值达 1 亿多元。2018 年全市约有 1.5 万人从事灵芝培植、加工和销售，每年新增灵芝种植基地约 30 亩，灵芝孢子粉的年产量约 300 吨，产值达 3 ~ 4 亿元。全市有持证的灵芝孢子生产企业 8 家，年使用灵芝孢子粉原料约 25 吨。

1. 灵芝孢子粉产业的兴起[3]：孢子粉是灵芝的生殖细胞，具有灵芝的全部遗传活性物质。近 30 年，在灵芝子实体栽培发展成熟的基础上，灵芝孢子粉的药用价值受到了广泛关注，以其为原料开发的产品越来越多，对孢子粉需求量越来越大。孢子粉采集应用始于 20 世纪 80 ~ 90 年代，这个时期孢子粉产量很低，单株灵芝采集孢子粉不超过 10 克。2003 年，除龙泉外，全国最高产量为天津气象研究所，孢子粉与子实体产量比为 3.2%。采集难、产量低是当时培育孢子粉的大难题。2001 年，龙泉在反复试验的基础上，发明了扎袋套筒培育技术。用套袋方法采集孢子粉：龙泉灵芝的精华部分是孢子粉，有效成分非常丰富，相当于灵芝子实体的 75 倍。孢子粉是灵芝成熟时从华盖腹面喷出的黄褐色粉末状物，非常细腻，易随风飞扬，在自然条件下很难收集到孢子粉，通常 1000 千克的子实体只能收集到 1 千克左右的孢子粉。龙泉的科技人员首创了用套袋的方法采集孢子粉，成倍地提高了孢子粉的产量，并大大减少了污染。该技术为野外栽培段木灵芝创造了一个独立、稳固、封闭的空间。孢子粉不外扬，充分回收，产量高，外界杂质不混入，保证孢子纯度。当年试验 89 朵灵芝，孢子单朵产量达到了 26.6%。2003 年，浙江省科技厅组织科技成果鉴定，认定该技术达国内领先水平，获国家发明专利。之后 7 年，龙泉进一步研究孢子粉产量与培养基树种、栽培环境、套筒培育时间之间的关系，产量得到进一步提高。

1999 年至 2011 年，龙泉孢子粉的产量提高了 86.5 倍。从此，灵芝孢子粉产业化种植实现了跨越式发展。2012 年世界纪录协会认定：龙泉灵芝孢子粉培育和采集技术，其产量为全球第一。这一年国家质检总局批准龙泉灵芝孢子粉为"全国地理标志产品"。

如今，龙泉在灵芝孢子粉种植领域有国家地理标志产品 1 个，授权发明专利 4 项，世界纪录 1 项。在国际和国内重要学术会议及期刊上发表论 8 篇，获"中国专利优秀奖""中国发明创新人物奖"等 11 个奖项，形成独立自主知识产权。

2. 龙泉灵芝种植的推广：800 年前就有龙泉人带着香菇砍花法技术，走南闯北，在全国种植香菇。20 世纪 90 年代掌握了龙泉灵芝种植核心技术的龙泉人，秉承历史传统走向全国，近年来又有周边的庆元、云和等地人员相继加盟，形成一个庞大的技术群体，统称为"龙泉灵芝人"。他们在全国各地除部分受聘企业，担任技术指导外，大部分为独立自主经营，分合伙经营和家庭式经营两种，"育芝型"和"育粉型"两种种植模式，一般一个种植场一年有育粉型的新棚（当年种植新基地）和老棚（上年种植的老基地），育芝型的新棚和老棚，共4个基地生产。产品结构主要为"育粉型"种植出的孢子粉、育粉后的子实体和"育芝型"种植出的子实体和修剪下来的芝芽及芝柄。据2016年在陕西、四川、云南、安徽4省11位龙泉灵芝人的生产业绩调查，人均年产灵芝子实体13吨，孢子粉10.5吨，合计23.5吨，目前在全国种植的龙泉灵芝人约1500人，年产灵芝和孢子粉约3.6万吨，"龙泉灵芝人"成了我国灵芝种植的主力军。龙泉充分发挥自有知识产权优势，先后与江西、贵州、福建、安徽等地多家企业签订专利实施许可协议和技术转让合同，转让种植技术。

3. 社会影响力：20年来，在重要学术会议或期刊上发表的龙泉灵芝相关论文20多篇，多次作为国际性、全国性学术会议上的报告内容。龙泉地处山区，龙泉灵芝种植每一项技术的创新都与科研院所合作，得到国内知名灵芝专家指导。其每一项技术的创新和推广都得到政府有关部门的有力支持：2001年发明孢子粉套筒技术；2003年浙江省科技厅就组织成果鉴定；2004年列入省级农转化项目；2010年引进灵芝新品种"沪农灵芝1号"；2011年列入国家星火计划；2013年"龙芝2号"选育成功；2014年列入国家农转化项目；2015年灵芝规范化跨区域种植，很快被列入国家中药材提升和保障领域项目。

※ **开发前景**　根据文献及国家食品药品监督管理局的数据调查，目前常用的灵芝孢子粉制剂药物有复方灵芝孢子精油软胶囊、复方灵芝降糖胶囊、破壁灵芝孢子粉胶囊、灵芝孢子粉咀嚼片等，主要涉及降糖、降脂、调节免疫、抗疲劳等功效。灵芝孢子粉也可用于保健食品，目前国家公布的含有灵芝孢子粉的保健食品有

近 400 种，基本用于增强免疫力，调节血脂等[61]。还有最值得期待的是灵芝子实体提取物与灵芝破壁孢子粉组合产品，因为原来的仙药是灵芝子实体，现代推崇的是灵芝破壁孢子粉，两者有效组合可能会产生更多品种规格而达到更有效地作用。

参考文献

[1] 石凤敏，丁自勉，陈士林，等.灵芝资源及其鉴别研究进展[J].世界科学技术-中医药现代化，2012，14（2）：1473-1480.

[2] 付永明，麻大鹏.我国灵芝种质资源及生产技术研究[J].园艺种业，2018（6）：81.

[3] 李朝谦，韩省华，叶晓菊，等.龙泉市灵芝种植技术发展过程与推广经验[J].食药用菌，2017，25（4）：226-230.

[4] 李美媛，林火松，等.龙泉市灵芝产业发展的现状及前景[J].食药用菌，2014，22(4)：211-213.

[5] 叶纪沟，叶敏平，金瑛，等.道地药材龙泉灵芝的研究进展[J].中国药业，2011，20（20）：73.

[6] 才晓玲，何伟，安福全.灵芝种质资源研究进展[J].现代农业科技，2016（6）：99-100.

[7] 龙泉市农民合作经济组织联合会T/LQNHL001-2018龙泉灵芝生产技术规程，2018.

[8] 潘建.粤北山区生态公益林林下仿野生灵芝栽培技术.[J]内蒙古林业，2018（6）：29-31.

[9] 王灿琴，覃晓娟，吴圣进，等.大棚与林下仿野生栽培灵芝比较试验[J].食用菌，2015，37（6）：40-41.

[10] 张舒峰，马天宇，韩春姬.3种不同来源灵芝活性成分比较及提取工艺优选[J].延边大学农学学报，2014，36（4）：336-341.

[11] 覃晓娟，何忠，仇惠君，等.不同产地仿野生生态栽培灵芝主要活性成分比较[J].湖南农业科学，2016（7）：73-74，78.

[12] 林怡，叶青，陈华，等.不同林下栽培方式对灵芝生长和培养料碳素转化的影响[J].热带作物学报，2019，40（3）：425-431.

[13] 尹辉.灵芝化学成分研究概述[J].山东农业工程学院学报，2017，34（2）：152-153.

[14] 王朝川.灵芝成分及功能的研究现状[J].中国果菜，2018，38（8）：45-53.

[15] 刘超，普琼惠，王洪庆，等.松杉灵芝的化学成分研究（Ⅱ）[J].中草药，2007：38.

[16] 刘思妤，王艳，何蓉蓉，等.灵芝的化学成分[J].沈阳药科大学学报，2008，25（3）：183-187，193.

[17] 赵芬，李晔，刘超，等.硬孔灵芝的化学成分研究[J].菌物学报，2009，28（3）：407-409.

[18] 苏保洲.灵芝的现代临床应用探索[J].现代中西医结合杂志，2019，28（5）：567-570.

[19] 林志彬.灵芝的现代研究[M].3版.北京：北京大学医学出版社，2007：1-40.

[20] 张华斌，石松林，陈春美.灵芝多糖抗肿瘤免疫机制的研究进展[J].医学综述，2016，22（2）：259-262.

[21] 左冬冬，滕琳，王艳丽，等.灵芝多糖对心肌缺血大鼠保护作用研究[J].中医药学报，2015，43（3）：59-61.

[22] 汪雯翰，徐宾，张赫男，等.灵芝子实体醇提取物的毒理研究[J].菌物学报，2017，36（12）：1643-1651.

[23] 国家药典委员会.中国药典2015年版（一部）[S].北京：化学工业出版社，2015：188.

[24] 浙江省食品药品监督管理局.浙江省中药炮制规范2015年版[S].北京：中国医药科技出版社，2015：335.

[25] 范蕾，余乐，余华丽，等.灵芝中3种三萜酸的含量测定与特征图谱研究[J].中国现代应用药学，2016，33（8）：1040-1045.

[26] 范蕾，陈张金，吴查青，等.基于UPLC-MS/MS多指标成分测定的灵芝质量评价[J].中国药师，2019，22（5）：844-848.

[27] 范蕾，陈琴鸣，陈张金，等.灵芝一测多评质量控制方法的研究[J].中国药师，2018，21（5）：828-832.

[28] 贾红岩，王亚涛，张芝华，等.高效液相色谱法测定不同产地及品种灵芝三萜类成分的含量[J].微生物学通报，2017，44（1）：238-244.

[29] 逄世峰，闫梅霞，王佳，等.UPLC法测定灵芝子实体中11种三帖酸含量[J].特产研究，2019，1：78-82.

[30] 孟国良，程冰，叶丽云，等.野生与栽培灵芝子实体活性成分比较[J].福建农业学报，2018，33（5）：485-490.

[31] 何晋浙，邵平，孟祥河，等.灵芝多糖的结构特征分析[J].分析化学研究报告，2010，38（3）：372-376.

[32] 钟少芬，刘煜平，李阳，等.HPLC-ESI-MS联用法测定灵芝胶囊多糖的单糖组成[J].分析试验室，2016，35（11）：1285-1289.

[33] 倪亚娜.HPLC法测定灵芝中葡萄糖的含量[J].中国医药指南，2011，9（32）：272-273.

[34] 张娟，王远兴，胡海涛，等.柱前衍生HPLC-UV-Q-TOF-MS分析黑灵芝多糖的酶解产物[J].食品工业科技，2014，35（5）：285-288.

[35] 范蕾，余华丽，陈张金，等.丽水地产灵芝子实体与灵芝孢子粉中灵芝烯酸D、多糖及重金属元素的测定[J].中国药师，2016，19（1）：36-39.

[36] 范蕾，刘敏，余乐，等.ICP-MS分析丽水地产灵芝中的重金属元素[J].中国现代应用药学，2019，36（7）：837-840.

[37] 李汴生.灵芝及其与常见混伪品的鉴别[J].中国实用医药，2008，3（10）：148.

[38] 陈慧珍，叶纪沟.灵芝及其伪品的性状鉴别[J].中国药业，2008，17（14）：71-72.

[39] 金鹏程，张霁，沈涛，等.中药灵芝及其伪品的紫外光谱特征分析[J].

分析测试学报，2015，34（10）：1113-1118.

[40] 姜晓娜，李刚，李翔.灵芝在化妆品中的应用和发展趋势[J].中国食用菌，2019，38（3）：1-5.

[41] 周文杰.观赏灵芝和食用灵芝的研究现状及发展前景[J].衡水学院学报2009，11（1）：42-44.

[42] 毛泉明，叶福媛，吴倩，等.栽培灵芝与灵芝孢子粉有效成分含量比较[J].药学实践杂志，1997，15（3）：172-173.

[43] 唐柳，张志军，魏雪生，等.灵芝孢子粉药理作用研究进展[J].天津农业科学2011，17（3）：25-28.

[44] 朱继红，李铁民，陈颖，等.灵芝干膏和灵芝孢子粉对小鼠免疫功能的影响[J].食用菌学报，2004，11（4）：24-27.

[45] 陆明，王开发.花粉、花粉多糖、灵芝孢子抑制肿瘤作用的对比研究[J].蜜蜂杂志，2002（11）：5-6.

[46] 尚德静，李庆伟，崔乔，等.灵芝硒多糖SeGLP-1抗氧化与抗肿瘤作用的研究[J].营养学报，2002，24（3）：249-251.

[47] 张卫明.灵芝孢子粉调节血脂作用研究[J].中国野生植物资源，2001，20（2）：16.

[48] 刘昕，袁剑刚，黄晓霓，等.灵芝孢子对小鼠肝癌的抑制及其对肝脏的保护作用[J].中西医结合肝病杂志，2000，10（5）：32.

[49] 张庆萍，胡显亚.灵芝孢子粉对肝脏保护作用的药理实验研究[J].基层中药杂志，1997（11）：41.

[50] 孙美芳，魏凌珍，徐德祥，等.灵芝孢子粉拮抗环磷酰胺毒副反应的实验研究[J].中国公共卫生，2001，17（6）：509-510.

[51] 颜燕，徐建华，杨非，等.灵芝孢子粉抗辐射功能的研究[J].中国食品卫生杂志，2004，16（5）：429-430.

[52] 赵春，张雪辉.灵芝孢子粉的耐缺氧作用观察[J].云南中医中药杂志，2002，23（6）：26-28.

[53] 郭家松，沈志勇，詹朝双，等.灵芝孢子粉及灵芝孢子蜂胶对急性胃

溃疡形成的影响[J].第一军医大学分校学报，2004，27（1）：21-22.

[54] 曾广翘，钟惟德，PetterCK，等.全破壁灵芝孢子治疗男性更年期综合征[J].广州医学院学报，2004，32（1）：46-48.

[55] 励炯，裘一婧，沈国芳，等.测定灵芝孢子粉中10种微量金属元素[J].中国卫生检验杂志，2014，24（19）：2767-2771.

[56] 高文超，李启艳，咸瑞卿，等.气相色谱法测定破壁灵芝孢子粉类保健食品中8种残留溶剂[J].药学研究，2014，33（11）：642-644.

[57] 励炯，唐敏，王红青，等.HPLC-MS/MS法测定灵芝孢子粉黄曲霉毒素含量[J].中药材，2017，40（9）：2060-2063.

[58] 宋玮，钱群丽，姜虹，等.UPLC-Q-TOF-MS分析灵芝孢子粉中三萜类化合物[J].宁夏大学学报，2019，40（1）：37-40.

[59] 王欣宇，车成来，林花，等.灵芝孢子粉破壁技术的研究进展[J].中国林副特产，2017，6（151）：93-96.

[60] 饶璐珊.灵芝孢子粉产品质量安全溯源体系建设研究——以浙江省龙泉市为例[J].安徽农业科学，2016，44（15）：252-254.

[61] 杨晓青，王旭.灵芝孢子粉最新应用研究概况[J].江苏中医药，2018，50（4）：87-89.

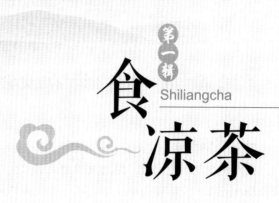

第一辑

食凉茶

Shiliangcha

食凉茶 | Shiliangcha
Chimonanthi Nitentis Folium

本品为蜡梅科蜡梅属植物柳叶蜡梅（*Chimonanthus salicifolius* S.Y.Hu）或浙江蜡梅（*Chimonanthus zhejiangensis* M.C.Liu）的干燥叶。别名：食凉餐、食凉青、石凉撑、山蜡茶、黄金茶、毛山茶、香风茶等。

第一节　本草考证与历史沿革

一、本草考证

据《本草纲目》记载，蜡梅属植物能够"生津，解暑"。《中国蜡梅》记载 [1]，蜡梅的根、茎、叶、花、果均可入药，根皮外用可治刀伤出血，根可治风寒感冒、腰肌劳损、风湿性关节炎、瘢痕、疝气、肺脓病等症；花蕾及花可解暑热，有治头晕、呕吐、气郁胃闷、麻疹、百日咳等病症的功效；花浸油制成的蜡梅花油可治烧伤、烫伤和中耳炎等症；果实有健脾、壮胃、止泻的功效，常用于治疗腹泻、久痢等病症。《中国药典》1977 年版记载，"山蜡梅"及其制剂"山蜡梅茶"具有"解表祛风，理气化痰，醒脾化浊"的功效，可用于防治感冒和流行性感冒，其收载的山蜡梅和山蜡梅茶均为蜡梅属植物山蜡梅（*Chimonanthus nitens* Oliv.）的叶（下述所提及山蜡梅均为该品种），有些地方俗称亮叶蜡梅，为本书柳叶蜡梅和浙江蜡梅的近缘品种。此外，《全国实用中成药手册》《全国中草药汇编》也记载了蜡梅属植物性凉，功能清热解毒、解表祛风、可助消化、治感冒、治疗慢性气管炎，对高血压也有一定疗效。

二、历史沿革

蜡梅属植物分布广泛，但柳叶蜡梅野生资源分布较狭窄，仅分布于浙江（浙西、浙南）、安徽及江西一带。分布应用最广远、影响最大的是分布于浙南山区的柳叶蜡梅，它是丽水畲民的"十大常用药"之一，主要产自浙江丽水的莲都、云和、景宁、遂昌、松阳等地。浙江蜡梅主要分布在丽水的景宁、青田、遂昌、松阳、云和、龙泉、缙云、庆元等地。除浙江南部外，在福建北部也有分布[2]。柳叶蜡梅和浙江蜡梅主要生于丘陵、山地灌木丛中或稀林内。野生柳叶蜡梅，主要生长于海拔 400 ～ 800 米的山坡、谷地及林缘地带。野生浙江蜡梅主要生长于海拔 900 米以下的丘陵山地灌丛中，在岩石裸露、土层浅薄的灌丛中也能生长。

长期以来民间使用食凉茶多以采摘野生资源为主，资源压力大，而且没有相关种植和使用标准，成为食凉茶种植推广和产品开发"瓶颈"。

2000 年，刘忠达主持的浙江省科技计划项目，在食凉茶药材资源的调查、挥发油含量测定、最佳采收期的确定、挥发油提取工艺、挥发油成分分析、挥发油质控标准的制定等方面进行了研究。2002 年，刘忠达等人又对以柳叶蜡梅为主要成分的脾胃舒胶囊进行了研制，开展了脾胃舒胶囊的制剂工艺、急性毒性试验、药效学试验、临床试验等研究，提供了食凉茶开发二类新药的化学成分分析、含量、急性毒性、药效学、临床疗效初试的论据。2006 年，刘忠达等人发现柳叶蜡梅在抗消化道肿瘤等方面具有较好的疗效，为柳叶蜡梅的临床应用做出了巨大贡献。

2000 年，胡根长[3]在龙泉郊区水稻田进行了对浙江蜡梅大苗移栽，为浙江蜡梅的人工种植迈出了一大步。2006 年 12 月经省林业厅批准立项，遂昌开始了浙江蜡梅产业化的关键技术的研究和开发，建设了浙江蜡梅的人工繁殖基地，并进行了"食凉茶"的品牌建设。经过两年多的实践，遂昌牛头山林场已掌握浙江蜡梅种子、分株等人工繁殖技术，建立高产示范基地 50 亩，并研制了新叶条形茶、袋泡茶、嫩芽茶 3 种系列产品，建立《龙谷食凉商品茶》的质量标准。至此，以浙江蜡梅为原料制成的畲乡药茶"食凉茶"在丽水首次产业化。

2002 年，雷后兴等主持申报的丽水市科技计划项目，对食凉茶在畲民中的应用情况进行了调研和总结，发现食凉茶在畲民中的应用最为广泛，且民间对消化系统疾病和感冒效果显著，为食凉茶的推广应用奠定了良好的基础。

自 2005 年以来，丽水市农业科学研究院开始积极开展柳叶蜡梅快速繁殖方面的技术攻关，选择了丽水市松阳县大东坝镇灯塔村作为研究种植基地，成功培育了柳叶蜡梅，为柳叶蜡梅第一家基地。2007 年，丽水市农科所制定了柳叶蜡梅药材规范化生产标准操作规程 [4]，成功解决了柳叶蜡梅的相关种植技术并在此基础上建立了 100 余亩的中药材 GAP 种植基地，为柳叶蜡梅的种植推广迈出了关键性的一步，也扩大了柳叶蜡梅的药用资源。目前，在丽水的松阳、景宁和莲都等地均建立了高标准的柳叶蜡梅基地。丽水市农业科学技术研究院建立种苗繁育基地，并预备在未来几年逐步在全市及全省推广种植。目前，食凉茶已逐步形成人工规模，很好地保护了食凉茶的物种资源。

2014 年中华人民共和国国家卫生和计划生育委员会（现国家健康卫生委员会）批准柳叶蜡梅为新食品原料。食凉茶特别是柳叶蜡梅，在中药饮片、食品、生物农药等方面均具有良好的开发潜力，在深入开展相关资源、化学、药理工作的基础上，合理地开发附加值高、携带且使用方便、针对人群面广、具有良好应用前景的深加工产品，将成为食凉茶产品开发的首选方向。

第二节　植物形态与分布

一、植物形态

柳叶蜡梅：为半常绿灌木，高达3米。小枝细，被硬毛。叶对生，叶片纸质或薄革质，呈长椭圆形、长卵状披针形、线状及披针形，长2~16厘米，先端钝或渐尖，基部楔形，全缘，上面粗糙，下面灰绿色，有白粉，被柔毛；叶柄被短毛。花单生叶腋，稀双生，淡黄色；花被片15~17片，外花被数片，椭圆形，边缘及背部被柔毛，中部花被片线状长披针形，先端长尖，被疏柔毛，内花被片披针形、长卵状椭圆形，雄蕊4~5枚，心皮6~8个。果托梨形，长2.3~3.6厘米，先端收缩，瘦果长1~1.4厘米，深褐色，被疏毛，果脐平。花期10~12月，果期翌年5月。

浙江蜡梅：常绿灌木，全株具香气。叶片革质，卵状椭圆形、椭圆形，先端渐尖，基部楔形或宽楔形，长3~16厘米，宽1.5~4.5厘米，上面光亮，深绿色，下面淡绿色，无白色或偶见嫩叶稍具白粉，均无毛。花单生叶腋，少有双生，淡黄色；花被片16~20片，背面均有短柔毛，外花被片卵圆形，中部花被片长线状披针形，长1.2~1.5厘米，先端细长渐尖，内花被片披针形，全缘，长0.6~1.5厘米，具爪；雄蕊5~7枚，退化雄蕊8~15枚；心皮6~9个。果托薄而小，长2.5~3.3厘米，宽1.4~1.8厘米，多钟形，外网纹微隆起，先端微收缩，口部四周退化雄蕊木质化，斜上伸展；瘦果椭圆形，长1~1.3厘米，有柔毛，暗褐色，果脐周围领状隆起。花期10~12月，果期翌年6月[5]。

二、分布

柳叶蜡梅主要分布于浙江的丽水（莲都区）、云和、景宁、遂昌、松阳、建德、开化等地，浙江蜡梅主要分布于浙江的龙泉、

庆元、遂昌、青田、平阳和福建等地。生于丘陵、山地灌木丛中
或稀疏林内。

第三节　栽培

一、生态环境条件

食凉茶主要生长在河谷两岸常绿林下狭长沟地或林缘，为浅
根性耐荫树种，喜温暖湿润气候，有一定的耐寒力，对土壤要求
不严，喜石灰质土壤，微酸性或中性肥沃土壤生长良好，根系发
达，在丽水海拔 100 ~ 800 米均有分布，种植区内灌溉水采用天
然降水为主，山泉水灌溉为辅。

食凉茶为浅根性耐荫树种，对光照的要求随着树龄的不同而
变化，幼苗喜阴，需要 70% ~ 80% 的荫蔽，忌烈日直射，在荫
蔽条件下生长快，在强光下生长受抑制，成龄树在较多阳光下才
能正常生长。生长适宜温度为 12 ~ 35 ℃，最适宜温度为 18 ~
30 ℃。植株在月平均气温 12 ℃以上才开始生长，12 ℃以下生长
缓慢，–10 ℃低温未见冻害。该植物能耐 –15 ℃的短期低温。喜湿
润，忌水，雨水过多引起根腐叶烂，过于干旱地带，植株生长势
差。年降雨量在 1200 ~ 1800 毫米，空气相对湿度 70% 左右的地区，
生长发育良好。以排水和透水性良好、土层疏松深厚、肥沃湿润、
土壤 pH 为 5.5 ~ 6.5 的泥灰岩土壤、沙质壤土或富含腐殖质的砂
质壤土为好[6]。

二、苗木繁育[4]

1. 扦插育苗法：育苗采用扦插繁殖法培育苗木。扦插基质用
珍珠岩。扦插前用激素留在插穗基部速浸 30 秒处理。扦插期以 4

月～6月和8月上旬～9月下旬扦插为好。扦插法采用穴盘扦插，选择生长健壮的当年新枝木质化或半木质化枝条，剪成长5厘米左右，具有2～3对芽子的插穗，株行距5厘米×15厘米。扦插前要架好遮阴架，扦插后要立即覆盖遮阳网。一周后，早晚可掀开遮阳网，让其略见阳光。扦插后马上架好塑料拱棚，塑料棚可调节空气和土壤的温度和湿度，以提供最佳的生长环境。扦插前期，穗条耗水量少，一般在7～10天浇水一次。一个月后，穗条开始生根、抽梢，耗水量逐步增大，3～5天要浇水一次。浇水量的多少依土壤湿度和空气湿度来确定。春季老枝扦插成活的关键是温度，必须控制在15～20℃。薄肥勤施。扦插半月以后基部有根原体出现，25～30天能长出新根。每半个月用0.25%尿素液肥进行一次叶面施肥。插后3～4个月，要适当延长通风和光照，以提高苗木适应外部环境的能力。次年春天可移植到苗圃地种植。

2.定植：选择向阳、无寒风侵袭的东南坡地，于秋季整地。坡度在25°以上的可开垦成梯地，25°以下可全垦间种、套种其他农林作物。按株行距挖好定植穴，穴径60厘米，深40厘米。苗高30～40厘米即可定植，定植以每年雨水至清明（3月中旬至4月上旬）为宜。选择健壮的苗，剪去植株下部侧枝和叶片，仔细挖起树苗，不要伤害根和茎干，过长的主侧根适当剪短。移栽的树苗立即用黄泥浆包根，再用草扎好，即刻送林地定植。定植株距1.2～1.5米，行距1.5～2米。于阴天或小雨天定植。每穴施入土杂肥10～15千克，并放部分土与肥拌匀，再放苗木，每穴1苗。定植时，根系要舒展，栽后压实，淋足定根水。

三、栽培管理

1.保苗及补苗：定植初期，要注意早晚淋水，保持坑面湿润。定植后第二年春天，要在林地内进行一次检查，发现枯苗、缺苗，应在造林季节及时补苗，以保证全苗。幼龄期每年5～11月需除草2～3次，将距离植株1.5米范围内的杂草除净。

2.中耕除草：中耕表土使土壤通气良好。中耕时注意不要碰伤近地面茎皮。11月进行最后一次中耕时应将地内杂草铲除，并覆盖于树干周围的地面，以减少水分蒸发，保持土壤湿润，利于抗旱保苗，安全度过旱季。成林后每年除草1次。

3.肥水管理：植前施基肥，植后合理追肥少施化肥，多施农家肥。一般每年施肥2次，第一次在2～3月植株抽芽时，施足芽肥，第二次在7～8月生长期，氮肥统一用46.3%氮含量的尿素，磷肥统一用P_2O_5含量16%～18%的普钙，钾肥统一用K_2O含量为60%的氯化钾。N、P、K比例为3：2：1，每年每株施尿素0.4千克，普钙0.6千克，氯化钾0.1千克。

4.病虫害防治：选地时宜选土层深厚、质地疏松、排水良好的酸性地，造林时应全垦，消毒土壤，清除杂草落叶、感染病虫害植株，集中处理，以减少虫源，尽量选择针阔混交林地。选无病虫壮苗上山定植，定植前应集中消毒，外来苗应严格检疫。合理栽植，及时抚育，适时疏伐，冬春铲草翻土，减少越冬虫卵，及时销毁病虫枝，少施氮肥，多施农家肥和有机复肥，增施磷、钾肥和硼肥。每年3～11月可见炭疽病发生，以7～9月最为严重。发病初期用50%托布津可湿性粉剂，或50%多菌灵可湿性粉剂1000倍液，每7～10天一次，连续2～3次。

四、采收加工

柳叶蜡梅作为药茶采收要求采摘一芽一、二嫩叶，长度控制在6厘米以内，时间为4月中旬。作为药材6月和11月所含总挥发油量和桉叶素的含量均较高，所以将6月和11月定为提取柳叶蜡梅叶挥发油的最佳采收季节。作为制药茶的要求采摘注意无老叶、茎梗、杂质，盛装工具以透气性好的竹篓为宜，小紧压，采后及时送到加工厂。作为药材的采摘成熟老叶，晒干。加工成药茶的要经过摊放、杀青、揉捻、初烘、复揉、滚一日固形、拣剔、足卜，然后包装出。采收成药材的，可晒干并储存用来蒸油。

第四节　化学成分

挥发油与黄酮类成分是食凉茶中重要的活性成分，而桉油精与芦丁、槲皮素及山柰酚是其主要成分[7~19]。此外，还有少量的文献报道了柳叶蜡梅和浙江蜡梅中含有萜类、黄酮类、香豆素类和甾体等非挥发性化学成分和多种维生素、微量元素和氨基酸等营养成分。

一、柳叶蜡梅的化学成分

1. 挥发性成分：柳叶蜡梅挥发性化学成分主要是基于对柳叶蜡梅叶的挥发油化学成分的研究。挥发油部位的研究，是蜡梅属植物，也是食凉茶化学成分研究的主要对象。贺建云[20] 等采用超临界 CO_2 萃取技术对食凉茶中挥发性成分进行了成分分析和鉴定。结果得到总挥发油产率为 3.68%，并分离鉴定出 68 个化合物，主要是烯烃类物质，占总挥发油的 39.9%；其次是有机酸类，占总挥发油的 4.24%，其他物质中醇类物质 13 种，酯类 9 种，酮类 3 种，各占总挥发油的 4.23%、3.68% 和 1.81%。刘洪涛等[21] 采用 GC-MS 建立了柳叶蜡梅挥发油的指纹图谱，检测结果显示挥发油成分中主要含有 1, 8- 桉叶素（49.49%）、β - 蒎烯（4.48%）、α - 萜品烯醇（6.82%）、芳樟醇（3.23%）、反式石竹烯（2.03%）、榄香醇（2.02%）、α - 桉油醇（2.74%）、β - 桉油醇（1.63%）等 40 种成分。史小娟等[22] 采用 GC-MS 对挥发性成分进行分离，对两批不同时间采集的柳叶蜡梅样品各鉴定出其中 54 个和 48 个化学成分，共同主要组分为桉树脑、冰片、乙酸冰片酯、香橙烯、（E，E）- 金合欢醇，且得出其成分和含量具有季节性差异的结论。

2. 非挥发性成分：已有的研究发现其含有萜类、黄酮类、香豆素类、生物碱、甾体等类别化合物近 40 余个。其中非挥发性成分中以黄酮类成分居多[23~29]。肖炳坤等[30] 从山蜡梅叶中分离到 5

个化合物，分别为 d- 夏蜡梅碱、l- 蜡梅碱、6，7- 二甲氧基香豆素、东莨菪内酯、β - 谷甾醇。舒任庚等 [31] 采用硅胶柱色谱、氧化铝柱色谱等方法从山蜡梅中分离得到 8 个化合物，其中黄酮类化合物有槲皮素、山奈酚、对羟基苯甲酸、香草酸、异东莨菪素等。陈亮等 [32] 采用正交试验法，对柳叶蜡梅中总黄酮的提取工艺进行研究发现，乙醇浓度为 70%，料液比 1 克：25 毫升，超声提取 35 分钟，总黄酮提取率可达 2.469%。章瑶等 [33] 对食凉茶中氯仿部位进行化学成分分离及纯化，共得到 12 个化合物，包括 6 个倍半萜类化合物：9-epi-blumenolC、blumenolC、（＋）- 去氢催吐萝芙叶醇、（＋）- 催吐萝芙叶醇、robinlin、黑麦交酯；4 个香豆素类化合物：异秦皮啶、东莨菪亭、6，7- 二甲氧基香豆素、6，7，8- 三甲氧基香豆素；2 个甾体化合物：β - 谷甾酮、β - 谷甾醇。王奎武等 [34，35] 从重庆产的柳叶蜡梅叶中发现了 3 个萜类和 13 个香豆素类化合物，包括 2 个新的倍半萜类化合物：8 α -hydroxy-T-muurolol、（1 α，6 β，7 β）-cadinane-4-en-8 α，10 α -diol，以及 3 个新香豆素类化合物：chimsalicifoliusin A、chimsalicifoliusin B 和 chimsalicifoliusin C。钟宇婷等 [36] 采用薄层色谱法对食凉茶中的黄酮类成分和生物碱类成分进行了鉴别，发现生物碱采用改良碘化铋钾溶液显色效果较好。

3. 其他成分：根据当地农业部农产品质量监督检验测试中心等部门的测定，柳叶蜡梅叶维生素 B_1、维生素 B_2、维生素 C 含量丰富，并含有 18 种人体必需的氨基酸，且含量高出任何一种茶品，同时还含有铁、锌、钙、镁、硒等微量元素。

二、浙江蜡梅化学成分研究

黄坚钦等 [37] 对浙江蜡梅等叶肉中的油细胞含量进行研究发现浙江蜡梅的油细胞含量少于柳叶蜡梅，多于山蜡梅。欧阳婷等 [38] 采用水蒸气蒸馏法提取浙江蜡梅叶中挥发性成分，采用气相色谱 - 质谱 - 数据库（GC-MS-DS）联用技术对其化学成分进行分离鉴定。结果发现，浙江蜡梅叶中主要挥发性成分为 1，4- 桉叶素（相对含量 46.2%）、（Z）-（2，6，10）-三甲基-（1，5，9）-十一烯（9.71%）、1，1-二甲基-3，4-二异丙烯基-环己烷（7.42%）、三辛胺（6.44%）、α-丙酸萜品酯（4.01%）、α-蒎烯（3.92%）等。

第五节　药理与毒理

一、药理作用

蜡梅属植物的药理作用研究多集中于止咳化痰、清热解毒等作用。其中作为畲药食凉茶的柳叶蜡梅和浙江蜡梅具有抗菌、抗炎、止泻、降压降脂、抗肿瘤等活性。

1. 抗菌活性：蜡梅属植物中富含挥发油等成分，也包含生物碱和萜类等成分。现代药理实验发现蜡梅叶对部分呼吸道病原菌具有直接抑制作用，并进一步证实蜡梅叶的抗感冒功效，同时蜡梅叶具有抑制大肠杆菌、产气肠杆菌、伤寒杆菌等肠道菌群的作用[38]。据报道，柳叶蜡梅挥发油中的 β-蒎烯具有抗菌活性[39]。

2. 抗炎活性：药理实验表明，柳叶蜡梅灌肠剂（柳叶蜡梅叶60克，败酱草50克，白花蛇舌草50克，延胡索50克，三棱20克，赤芍20克，柴胡15克）经给药于慢性盆腔炎的大鼠，可以明显减轻盆腔炎模型大鼠的病理学改变和明显改善慢性盆腔炎大鼠免疫功能，调节炎性因子的分泌和平衡。最新的研究表明，柳叶蜡梅水煎剂对人化疗后肠炎具有保护和修复作用[40]。

3. 止泻作用：温慧萍等[41]发现，柳叶蜡梅水煎剂对番泻叶所致的小鼠腹泻有明显的对抗作用，表现在稀便总数减少，稀便级别下降，腹泻指数降低，同时连续一周给药对小鼠状态及体重无影响，初步表明柳叶蜡梅无副作用。进一步实验表明，柳叶蜡梅茎叶水提物可以显著提高正常小鼠胃排空和血清胃泌素含量，具有一定的促消化作用，且能降低蓖麻油和番泻叶致泻小鼠的腹泻次数，改善大便形态，具有一定的止泻作用。采用响应面法优化提取柳叶蜡梅中的黄酮，再对其黄酮类提取物进行抑菌效果评价。结果表明，柳叶蜡梅黄酮类成分对革兰氏阳性菌及阴性菌均具抑菌作用，尤其是对蜡样芽孢杆菌、大肠埃希菌有较强的抑制作用，这可能是其能治疗肠道腹泻的原因[42]。

4. 降压降脂作用：实验结果发现，蜡梅中生物碱类成分具有较强的消脂和降压功效。李清华等[43]研究发现，蜡梅碱对麻醉猫、犬心脏有抑制作用，且会降低血压，但也有不引起降压的报道。山蜡梅的挥发油与石油醚、正丁醇萃取物具有减缓小鼠体重增长、抑制食欲，减少脂肪的作用。此外，高剂量的山蜡梅挥发油、水提液、乙酸乙酯萃取液以及石油醚、正丁醇萃取液能降低小鼠的血清总胆固醇和甘油三酯水平[44]。

5. 抗肿瘤作用：实验发现 β - 榄香烯具有较好的抗肿瘤活性，榄香烯乳剂临床上用于对恶性胸腔积液、恶性腹腔积液、肿瘤、呼吸道和消化道肿瘤的治疗。β - 榄香烯的抗癌作用除直接杀伤肿瘤细胞外，还可通过激活机体免疫系统使宿主特异性免疫功能增强而获得明显的免疫保护效应。另外，柳叶蜡梅叶提取物能够抑制 HeLa 细胞增殖，诱导人宫颈癌 HeLa 细胞 G2/M 期阻滞和细胞凋亡，还可明显抑制人胃癌细胞 SGC-7901 的生长，随着药物浓度的增加，呈剂量依赖性效应[45]。

6. 其他作用：现代药理研究认为柳叶蜡梅中的 7- 羟基 -6- 甲氧基香豆素、山柰酚、槲皮素具有较好的清除自由基的作用。陈向阳等[46]以总还原力、对 1,1- 二苯基 -2- 三硝基苯肼（DPPH）自由基超氧阴离子自由基清除作用、金属离子螯合能力为指标评价食凉茶中挥发油的体外抗氧化活性。结果表明，食凉茶具有较好的体外抗氧化活性。有研究表明，蜡梅属植物的提取物具有较强的抑制乙酰胆碱酯酶活性，可以预期作为防治老年性痴呆药物。还有报道将柳叶蜡梅的提取物用于制备驱蚊剂，所得的驱蚊剂具有良好的驱蚊效果。此外，在对小鼠免疫系统作用的实验中，蜡梅花水煎剂能显著增强巨噬细胞的吞噬活性，提高小鼠的溶血程度，对体液免疫功能具有显著的增强作用，这说明中药蜡梅花对免疫系统具有显著的增强功能[47]。另外，蜡梅花富含 α - 胡萝卜素和天然胡萝卜素，具有增强食欲、改善睡眠、加速伤口愈合及增强对气管炎和咽炎的防治作用，因而蜡梅花具有加强机体免疫功能的功效。

二、毒理

柳叶蜡梅水提物部分毒理学研究结果显示，其大小鼠急性经口毒性属于无毒级，未见致突变性作用，大鼠 90 天喂养试验显示柳叶蜡梅对实验大鼠无明显亚慢性毒性作用[48]。这些研究均说明柳叶蜡梅在食品、医药、保健等领域具有较大的开发潜力和应用前景。柳叶蜡梅水提浓缩液各剂量组的孕鼠增重、着床数、活胎数、死胎数和吸收胎数等指标与对照组比较，差异均无统计学意义。实验中也未见孕鼠进食量减少及其他母体中毒症状，对活胎鼠的体重、身长、尾长、骨骼和内脏发育也未见明显影响。提示在本实验剂量与条件下，柳叶蜡梅水提浓缩液对大鼠无母体毒性、胚胎毒性和致畸性[49]。

第六节　质量体系

一、标准收载情况

丽水市食品药品检验所于 2003 年开始向省药品监督管理局报备药标准，经过两年多时间的研究，将食凉茶作为首味备药收载于 2005 年版《浙江省中药炮制规范》，对食凉茶的来源、炮制、性状、鉴别（横切面）、含量测定、性味与归经、功能与主治、用法与用量、处方应付、储藏做出了规定。后经 10 余年的努力，对食凉茶的质量标准做了完善，将柳叶蜡梅和浙江蜡梅的性状特征做了完善和补充，同时将柳叶蜡梅的横切面特征做了完善和补充，并在之前的基础上，增加了水分和总灰分的检查项目，提升其质量标准后，推动食凉茶被收载于 2015 年版《浙江省中药炮制规范》。

二、药材性状

1. 柳叶蜡梅：叶多皱缩，纸质或薄革质。完整叶展平后呈长卵状披针形或三角形、长椭圆形或者线状披针形，长 2.5 ~ 14 厘米。表面灰绿色、黄绿色或浅棕绿色，先端钝尖或渐尖，基部楔形，全缘，两面粗糙，下面具白粉，叶脉及叶柄被短毛。质脆，搓之易碎。气味清香，味微苦而辛凉。

2. 浙江蜡梅：叶多卷曲，革质或薄革质。完整叶展平后呈卵状椭圆形或椭圆形，长 3 ~ 16 厘米。深绿色、黄绿色或浅棕绿色，先端细长渐尖，基部楔形或宽楔形，全缘，上面具光泽，下面无白或微具白粉，无毛，质脆。气味清香，味辛凉、微涩。

三、炮制

2015 年版《浙江省中药炮制规范》记载：取原药除去杂质，抢水洗，切段，阴干或低温干燥。另有文献报道：根据其鲜叶特点，宜选用大型的杀青和干燥设备。如 80 型杀青机、55 型揉捻机、CR-6 型烘干加工机等。运回厂的食凉茶鲜叶应立即薄摊于干净的竹匾上，厚度 3 ~ 5 厘米，3 ~ 4 千克/平方米，不宜超过 8 厘米。时间视气温、空气湿度灵活掌握，一般 3 ~ 6 小时，如采后遇低温阴雨天气也可能需摊放 6 ~ 18 小时。摊放中需经常翻动，以免局部发热而导致变质。以目测鲜叶呈萎蔫状，叶面失去光泽，叶色转为暗绿清香散发时即以失水 15% ~ 20% 为宜。用 80 型滚筒杀青机，温度 280 ~ 330 ℃，时间 5 分钟左右，杀青程度以老杀为宜，要求杀青叶有爆点，叶子感觉易碎，茎梗柔软不易折断，出叶经鼓风机吹凉后及时薄摊于干净竹垫上，充分回潮后以手捏柔软茎梗不断时揉捻。用 55 型揉捻机，投叶 25 ~ 30 千克，以装叶至比桶口浅 3 ~ 5 厘米处，不可过满。揉捻时掌握轻重轻的原则，时间 25 ~ 30 分钟，以条成条率 80% 左右，无茶汁挤出、无明显成团为宜。用 CR-6 连续烘干机，采用高温、快速、薄摊的方法。温度 110 ~ 120 ℃，速度以烘干时间 3 ~ 4 分钟，出叶程度掌握手握略有触手，不会成团，色泽变深绿时，并薄摊于干净竹垫上回潮。回潮后继续上机揉捻，投叶量 30 ~ 35 千克，以轻揉为主，时间 15 ~ 20 分钟。用 80 型杀青机滚干湿度 70 ~ 80 ℃投叶量约 100 千克 / 小时，复揉叶在滚筒内连续滚干，视产量多少连续滚至七八成干时出叶，此时在制品已形成卷曲的外形，色泽深绿油润，清香散发，并摊凉。出锅摊凉后进行拣剔作业，剔除老叶、黄片、老梗、杂质，筛去粉末。置烘干机上 120 ℃烘干，时间 25 ~ 30 分钟，手捏成粉时下机摊凉后装箱。

四、饮片性状

1. 柳叶蜡梅：呈长短不一的断片状，纸质或微革质。多皱缩，展开后宽 1 ~ 4.5 厘米。叶基部分带有细小叶柄。表面灰绿色、黄绿色或浅棕绿色，先端钝尖或渐尖，基部楔形，全缘，两面粗糙，叶背具白粉，叶脉及叶柄被短毛。质脆，搓之易碎。气清香，味微苦而辛凉。

2. 浙江蜡梅：多卷圈，革质。展开后宽 1.2 ~ 7 厘米，两面光滑。有的叶背具白粉，无毛，质脆，气辛凉，微涩[50]。

五、有效性、安全性的质量控制

2015 年版《浙江省中药炮制规范》记载如下：

（一）鉴别

横切面的显微鉴别：

1. 柳叶蜡梅：上表皮细胞略扁平，外壁增厚，有时可见孔沟，被角质层，下表皮细胞较小，外壁增厚，可见气孔；下表皮单细胞非腺毛众多，壁厚，上表皮亦可见单细胞非腺毛。栅栏组织由2～3列短柱状细胞组成，海绵组织中散有多数油细胞，导管主为网纹导管，主脉明显向下突出，维管束外韧性，木质部发达，中柱鞘纤维发达、几连成环，木部靠上表皮的部位有多数厚壁细胞。

2. 浙江蜡梅：下表皮有时可见单细胞非腺毛。

（二）检查

1. 水分：不得过 12%（《中国药典》水分测定法甲苯法）。

2. 总灰分：不得过 11.0%（《中国药典》灰分测定法）。

（三）含量测定

照挥发油测定法（《中国药典》挥发油测定法甲苯法）测定，本品含挥发油不得少于 2.0%（毫升/克）。

六、质量评价

（一）食凉茶及易混淆品的品种鉴定[4]

1. 原植物性状

（1）柳叶蜡梅：半常绿灌木。小枝细，被硬毛。叶片纸质或薄革质，长椭圆形，长卵状披针形，线状披针形，先端纯尖或渐尖，基部楔形，全缘，上面粗糙，下面灰绿色，有白粉，被柔毛，叶柄被短毛。花单生叶腋，稀双生，淡黄色花被片，外花被片椭圆形，边缘及背部被子柔毛，中部花被片线状长披针形，先端长尖，被疏柔毛，内花被片披针形，长卵状椭圆形，先端收缩瘦果，深褐色，被疏毛，果脐平。

（2）浙江蜡梅：常绿灌木，全株具香气。叶片革质，卵状椭圆形，椭圆形，先端渐尖，基部楔形至阔楔形，上面光亮，深绿色花被片，背面均有短柔毛，外花被片卵圆形，中部花被片长线状披针形，先端细长渐尖，内花被片披针形，全缘。果托薄而小，多钟形，外网纹微隆起，先端微收缩，口部四周退化雄蕊木质化，斜上伸展瘦果椭圆形，有柔毛，暗褐色，果脐周围领状隆起。

（3）山蜡梅：常绿灌木；幼枝四方形，老枝近圆柱形，被微毛，后渐无毛。叶纸质至近革质，椭圆形至卵状披针形，少数为长圆状披针形，顶端渐尖，基部钝至急尖，叶面略粗糙，有光泽，基部有不明显的腺毛，叶背无毛，或有时在叶缘、叶脉和叶柄上被短柔毛；叶脉在叶面扁平，在叶背凸起，网脉不明显。花小，黄色或黄白色；花被片圆形、卵形、倒卵形、卵状披针形或长圆形，长3～15毫米，宽2.5～10毫米，外面被短柔毛，内面无毛。果托坛状，口部收缩，成熟时灰褐色，被短绒毛，内藏聚合瘦果。

2.药材显微特征

（1）柳叶蜡梅：叶横切面上表皮细胞略扁平，外壁增厚，有时可见凹沟，并被角质层，下表皮细胞较小，外壁增厚，有气孔上下表皮均有单细胞非腺毛，壁厚。栅栏组织由2～3列短柱状细胞组成海绵组织中散有多数油细胞。主脉明显，向下凸出，维管束外韧型，木部发达，导管常3～13个排列成行，韧皮部较窄，新月形，中柱鞘纤维发达，几连成环。

（2）浙江蜡梅：上表皮细胞扁平，壁厚，有时可见孔沟，被角质层，下表面细胞稍小，外壁增厚，有气孔，有时可见单细胞非腺毛，偶见多细胞，壁厚。栅栏组织由2～3列柱状细胞组成，海绵组织中散有多数油细胞。主脉明显向下凸出，纤维束外韧型，木部发达导管行状排列可达50个，韧皮部稍宽，新月形，中柱鞘纤维较发达，多数呈环状。

（3）山蜡梅：上表皮细胞长椭圆形或类长方形，外被角质层，散有少数单细胞非腺毛，壁厚，基部较宽下表皮细胞较小，扁平，有众多气孔。栅栏细胞短柱形，海绵组织5～6列，叶肉中散有较多油细胞，主脉明显向下突出，维管束外韧型，木质部较发达，导管常 3 ~ 13 个排列成行，韧皮部较窄。中柱鞘纤维发达，几连成环状。主脉上下表皮内侧有 2 ~ 3 列厚角细胞，薄壁细胞中散有油细胞，偶有少数含砂晶细胞。表皮细胞垂周壁波状弯曲，具众多平轴式气孔，常两两相连，副卫细胞较宽，略呈椭圆状，并散有单细胞非腺毛，其周围的表皮细胞呈狭长放射状排列，非腺毛特征。

（二）不同月份食凉茶中黄酮类物质的变化情况 [51]

食凉茶 2 个来源品种（柳叶蜡梅、浙江蜡梅）之间黄酮类物质量差别较大，浙江蜡梅呈现明显的整体优势，5 ~ 10 月中浙江蜡梅黄酮类物质的质量分数（总量）高于柳叶蜡梅最高月份的有 4 个月。不同采收期黄酮类物质差别较大，柳叶蜡梅与浙江蜡梅黄酮类物质均以 9 月为最低柳叶蜡梅中黄酮类物质（总量）呈现"低 – 高 – 低"的趋势（4 种成分变化趋势与总量一致），7 月是其黄酮类物质累积最多的月份，且优势明显，其中以山奈酚 –3–O– 芸香糖苷量为主；浙江蜡梅中黄酮类物质（总量）呈现"低 – 高 – 低 – 高"的趋势，8 月是其黄酮类物质累计最多的月份，但优势不甚明显，其中以芦丁和山奈酚 –3–O– 芸香糖苷量为主，芦丁与山奈酚 –3–O– 芸香糖苷变化趋势与总量变化趋势一致，而槲皮素与山奈素则是与总量变化趋势不一致，呈一直下降的趋势。以黄酮类物质为指标，建议将柳叶蜡梅的采收期定为 7 月，而浙江蜡梅5 ~ 10 月均可采收，其中以 8 月为优。

（三）不同产区食凉茶的质量评价 [52]

对浙江省松阳县、开化县、云和县、青田县、缙云县、龙泉市、莲都区、江西省婺源县、福建省寿宁县等 13 个产地食凉茶中芦丁、槲皮素、山奈酚含量进行测定，结果表明，以芦丁＋槲皮素＋山奈酚的总量计算，浙江省庆元县浙江蜡梅所含三者的总含量最高，其次是浙江省莲都区的柳叶蜡梅，再次是浙江省云和县的浙江蜡梅，江西省婺源县的柳叶蜡梅和福建省寿宁县的浙江蜡梅所含三者的总含量相对较低。研究表明，不同产区食凉茶质量存在一定的差异，且以浙江丽水市部分县区为优，然而由于所有样品采集月份不一，时间跨度为 6 ～ 9 月，所采用的含量评价指标仅为 3 种黄酮类成分，因此尚需综合品行、采收时间并结合多指标成分，进一步开展不同产区食凉茶质量评价研究。

（四）柳叶蜡梅不同提取部位的总多酚含量、抗氧化及抑菌差异评价

溶剂提取法分别制备柳叶蜡梅根、茎、叶的提取物，选用水和体积分数 70% 乙醇作为溶剂；以多酚含量、还原能力、对 1，1-二苯基 -2- 三硝基苯肼（DPPH）自由基的清除能力及抑制微生物生长为评价指标，研究其体外抗氧化和抑菌活性。结果表明：柳叶蜡梅不同部位乙醇提取物中多酚量较为丰富，在根、茎、叶中分别为（188.06 ± 1.09）、（167.40 ± 2.67）、（32.40 ± 0.94）毫克 / 毫升。柳叶蜡梅提取物具有较强的抗氧化活性，其还原能力和对 DPPH 自由基清除能力随其浓度的增加而增强。根、茎、叶乙醇提取物对 DPPH 自由基清除率的半数抑制浓度（IC_{50}）值分别为 0.096、0.097 和 0.33 毫克 / 毫升。柳叶蜡梅乙醇提取物对大肠杆菌、金黄色葡萄球菌、枯草芽孢杆菌和绿脓杆菌有抑制作用，以根提取物的抑菌活性最显著。根提取物对大肠杆菌、金黄色葡萄球菌的最低抑制浓度为 2 毫克 / 毫升，对枯草芽孢杆菌和绿脓杆菌的最低抑制浓度为 5 毫克 / 毫升。综上，柳叶蜡梅提取物具有较好的抗氧化和抑菌特性，其中根为其主要活性部位 [52]。

第七节　性味归经与临床应用

一、性味与归经

《浙江省中药炮制规范》2015 年版：食凉茶，凉，微苦、辛。

归肺、脾、胃经。

《全国中草药汇编》：食凉茶，微苦、辛、凉。

二、功能主治

《浙江省中药炮制规范》2015 年版：食凉茶，祛风解表、清热解毒、理气健脾、消导止泻。用于风热表证、脾虚食滞、泄泻、胃脘痛、吞酸。

《全国中草药汇编》：食凉茶，清热解毒、解表祛风、助消化、治感冒、慢性气管炎、高血压。

《中国畲药学》：食凉茶，风热感冒、消化不良、胃脘痛、腹胀泄泻。

三、用法用量

叶，内服煎汤,6 ~ 15 克。根，内服煎汤,15 ~ 30 克。入煎剂，宜后下，或开水泡服。

四、注意事项

用量过大，偶有恶心、上腹不适等不良反应。

五、附方 [54~59]

（一）治疗消化不良及脾胃不适

1. 动物类食物引起的消化不良：食凉茶 6 克，开水泡。

2. 腹胀、吞酸、胃脘痛：食凉茶 9 克，水煎服。

3. 胃炎、胃十二指肠溃疡：食凉茶 15 克，水煎服。

4. 脾虚腹泻：食凉茶 10 克，开水泡服。

5. 胃癌术后脾胃不适：食凉茶 10 克，党参 10 克，炒白术 10 克，姜竹茹 5 克，姜半夏 9 克，陈皮 10 克，苏梗 10 克，苍术 10 克，藿香 10 克，地锦草 15 克，桑寄生 30 克，砂仁 5 克，谷芽 15 克，水煎服。

（二）治疗感冒

感冒、预防流行性感冒：食凉茶 6 ~ 9 克，水煎服。

（三）治疗慢性盆腔炎

柳叶蜡梅 60 克、败酱草 50 克、白花蛇舌草 50 克、玄胡 50 克、三棱 20 克、赤芍 20 克、柴胡 15 克等，灌肠。

（四）治疗高血压

1. 老年高血压：食凉茶 20 克、山楂 20 克、泽泻 10 克、白术 10 克等组成的袋泡茶联用氯沙坦片（100 毫克 / 日），每日 2 次。

2. 痰湿壅盛型高血压：食凉茶 20 克、山楂 20 克、泽泻 10 克、白术 10 克等联用坎地沙坦酯片（8 毫克 / 次），每日 1 次。

（五）干预脂质代谢

1. 消减颈动脉斑块：食凉茶、嘎狗稳、野葛根和中药泽泻水煎 400 毫升，分早晚 2 次，口服，联用拜阿司匹林片（100 毫克 / 日）。

2. 高脂血症：食凉茶 30 克，党参 15 克，苍白术各 10 克，炒薏苡仁 30 克，茯苓 10 克，姜半夏 10 克，陈皮 10 克，绞股蓝 15 克，炒山楂 10 克，厚朴 10 克，茯苓 10 克，藿香 10 克，木香 10 克，炒谷芽 15 克，水煎服。

（六）治疗痧症（畲医理论）

食凉茶 30 克，葛根 20 克，紫苏梗 10 克，藿香 10 克，太子参 15 克，麦冬 10 克，茯苓 10 克，川芎 10 克，陈皮 10 克，桑寄生 30 克，钩藤 15 克，蒺藜 10 克，淡竹叶 10 克，炒谷芽 25 克，水煎服。

第八节　丽水资源利用与开发

一、资源蕴藏情况

柳叶蜡梅野生资源分布较狭窄，仅分布于浙江、安徽及江西一带。柳叶蜡梅在安徽主要分布于黄山市的休宁、祁门、歙县。据记载，自明初以来，道教圣地齐云山香火旺盛，香客们经十里长岭，拾阶而上，长途跋涉后，身体大量出汗，稍有不慎极易受凉感冒。此时道长多会为进山的香客，沏上一杯清香扑鼻的柳叶蜡梅香茶，由于其具有祛风寒之疗效，且碧绿芳香，冲泡后可口、甜醇，香客们称其"香风茶"。柳叶蜡梅的开发也曾在休宁受到重视，且因柳叶蜡梅在安徽省分布区域狭窄而被列为安徽省省级濒危珍惜保护植物。柳叶蜡梅在江西主要分布于武功山、马头山、怀玉山、武夷山、赣江源、九岭山、官山等全省海拔 200 ~ 600米的低山、丘陵，散在面积有 10 万多亩。

柳叶蜡梅在浙江（浙西、浙南）都有分布。据《中国树木志》记载，柳叶蜡梅在浙江开化境内海拔 500 ~ 800 米的高处深山老林里有分布。据说，当年黄巢的起义军辗转来到浙西开化境内，因酷暑久战，许多起义军将士中暑腹泻，喝了乡民们沏泡的柳叶蜡梅茶后才得以治愈，义军出于感激便以黄金馈赠。此后，开化百姓便把柳叶蜡梅茶叫作"黄金茶"，代代相传至今。

分布应用最广远，影响最大的要属分布于浙南山区（浙江省丽水市）的柳叶蜡梅——"食凉茶"。生活在这里的畲民几乎没有不知道"食凉茶"的，这里独特的气候生态环境决定了其丰富的资源。而当地（丽水市景宁县）畲族同胞在长期与疾病的斗争中，掌握了丰富的医疗保健经验，积累了许多独特的偏方和秘方，其中"食凉茶"就是畲族同胞享用了数百年的保健饮品，是生活在丽水的畲民的"十大常用药"之一。食凉茶除了柳叶蜡梅，还包括浙江蜡梅的干燥叶，在丽水的景宁、青田、遂昌、松阳、云和、龙泉、缙云、庆元均有分布。

二、基地建设情况

目前，丽水市各栽培基地已经按照 GAP 要求制定了食凉茶的生产操作规程，并建设了规范化生产基地，截至 2018 年年底，丽水市食凉茶种植面积 847 亩，其中松阳 600 亩、景宁 100 亩、青田 97 亩。主要基地为松阳县道地畲药食凉茶示范基地，该基地位于东阳市大东坝镇灯塔村，位于东经 119° 30'，北纬 28° 20'，属中低山区峡谷地段，山峦起伏，地势陡峻，河流曲折，属亚热带季风气候区，温暖湿润，四季分明，降水充沛，流域内多年平均降水量以上，年平均气温 16.8 ℃，月平均最高气温 33.1 ℃，月平均最低气温 1.4 ℃，极端最高气温 40.1 ℃，极端最低气温 –9.9 ℃，年平均相对湿度 79%，基地的环境生态条件与柳叶蜡梅的生物学、生态学特性相一致，周围有大量的野生柳叶蜡梅生长，十分适宜柳叶蜡梅的种植。松阳县大东坝灯塔村柳叶蜡梅基地主要在公路 500 米以上，在柳叶蜡梅基地周围 10000 米以内无产生污染的工矿企业，无"三废"污染。

目前基地柳叶蜡梅以半野生半人工的生产方式进行栽培种植，基地主体松阳县碧岚中药材专业合作社拥有基地面积 200 亩，年产值 40 余万元，并建有 150 平方米食凉茶加工用房。

三、研究机构及专利申报情况

为了研究、开发及利用食凉茶，丽水众多研究机构与单位都做了许多工作，主要机构与工作举例如下。

（一）同济大学丽水中药研究院

同济大学丽水中药研究院于 2009 年 9 月 15 日注册成立，以力争成为长江三角地区中药现代化研究示范中心、中药产业发展人才培养基地和中药产业转化重要平台为目标，于 2010 年 1 月 22 日在浙江丽水正式举行揭牌仪式。其中研究所下设的畲医药传承研究中心以食凉茶为主要研究项目，对食凉茶的资源分布、药效成分、临床应用、民间验方进行了相关研究，将柳叶蜡梅作为食品新资源研究报批成功。

（二）丽水市中医药研究所

挂靠在三级甲等综合性中医医院——丽水市中医医院，所长刘忠达。致力于本市特色中药材的发展与研究，在食凉茶的研究方面成果突出，目前已获得国家发明专利 2 项，分别是柳叶蜡梅提取物作为制备治疗胃癌药物的应用、柳叶蜡梅油作为制备消化系统疾病药的应用，并成功进行了发明专利的转化，生产研发了脾胃舒胶囊、研发食凉茶袋泡茶，并将食凉茶饮片和袋泡茶在本地区范围内进行了推广应用。

（三）丽水市食品药品检验所

在李水福所长的带领下，丽水市食品药品检验所针对食凉茶的药材性状、理化性质、含量测定、功能主治等方面进行了研究，通过大量数据考证，最终促使食凉茶等畲药进入了 2005 年版与 2015 年版《浙江省中药炮制规范》，为食凉茶的临床应用和开发奠定了法定标准基础。此外，他们还与浙江丽水市众益医药有限公司合作，申报了多项发明专利（详见表 2-1），包括蜡梅属植物提取物在制药中的应用、蜡梅属植物抗致病菌感染的用途、山蜡梅提取物抗微生物的用途、浙江蜡梅抗微生物感染的用途、浙江蜡梅提取物增强免疫的应用、柳叶蜡梅提取物增强免疫的应用等。

（四）丽水市畲族医药研究所

丽水市于 2008 年 11 月成立了以雷后兴为所长的丽水市畲族医药研究所，2002 年，李水福、雷后兴等主持申报的丽水市科技计划项目，对食凉茶在畲民中的应用情况进行了调研和总结，发现食凉茶在畲民中的应用最为广泛，且民间对消化系统疾病和感冒效果显著，为食凉茶的推广应用奠定了良好的基础。

表 2-1　食凉茶专利申报情况汇总表

序号 内容 类别	名称	申请时间	申请号	发明人
ZY001	蜡梅属植物提取物在制药中的应用	2017-5-27	201710395642.X	王子厚、葛发欢、陈昌红、袁宙新、李水福、马领弟、范蕾
ZY002	蜡梅属植物抗致病菌感染的用途	2017-5-27	201710395733.3	王子厚、张淑华、马领弟、陈昌红、袁宙新、李水福、周益成、叶茂华、丁莉梅、范蕾、王伟影、刘忠达、朱菊红、毛菊华、朱晓龙、郑伟霞
ZY003	蜡梅属植物抗幽门螺旋杆菌的用途	2017-5-27	201710391982.5	王子厚、张姝、莫非、马领弟、陈昌红、丁莉梅、周益成
ZY004	蜡梅属植物抗结核杆菌的用途	2017-5-27	201710392913.6	王子厚、张天宇、马领弟、陈昌红
ZY005	蜡梅属植物抗流感病毒的用途	2017-5-27	201710392922.5	王子厚、雷永良、吴艳玲、马领弟、刘敏(市疾控中心)、陈秀英、陈昌红、叶茂华、周益成、丁莉梅、王晓光
ZY006	蜡梅属植物抗疱疹病毒的用途	2017-5-27	201710392912.1	王子厚、史训龙、吴艳玲、马领弟、陈昌红
ZY007	蜡梅属植物抗肠道病毒的用途	2017-5-27	201710393633.7	王子厚、史训龙、马领弟、陈昌红
ZY008	蜡梅属植物抗伪狂犬病毒的用途	2017-5-27	201710393638.X	王子厚、孙红祥、马领弟、陈昌红

（续表）

序号\内容\类别 名称	名称	申请时间	申请号	发明人
ZY009	山蜡梅提取物抗微生物的用途	2017-5-27	201710393637.5	王子厚、陈昌红、马领弟、李水福、范蕾、丁莉梅、周益成
ZY010	浙江蜡梅抗微生物感染的用途	2017-5-27	201710393635.6	王子厚、陈昌红、马领弟、李水福、丁莉梅、周益成、范蕾
ZY013	浙江蜡梅提取物增强免疫的应用	2018-3-20	201810230543.0	王子厚、马领弟、陈昌红、范蕾、李水福、毛菊华、叶茂华
ZY014	柳叶蜡梅提取物增强免疫的应用	2018-3-20	201810230544.5	王子厚、马领弟、陈昌红、范蕾、李水福、刘敏（市药检所）、叶茂华

四、产品开发前景

（一）医院制剂

目前，含食凉茶组方的医院制剂降脂轻身茶（浙药制字 ZJ-ZB-0091-2005）已经收载于《浙江省医疗机构制剂规范》，并在丽水市中医医院临床进行应用[60]。基于食凉茶有抗胃癌的功效，由丽水市中医医院牵头的"脾胃舒"胶囊的研制与开发已经完成前期药效学实验研究，并取得 2 项发明专利：柳叶蜡梅提取物作为制备治疗胃癌药物的应用（专利号：CN102805756 A）、柳叶蜡梅油作为制备消化系统疾病药的应用（专利号：CN1478519），有望成为本市第一个治疗消化道肿瘤的医院制剂。

（二）配方颗粒

山蜡梅叶颗粒剂（国药准字 Z20027113），原料主要为山蜡梅叶。本品为棕黄色至棕褐色颗粒，气香，味甜，微苦。用于防治感冒、流行性感冒、咽痛、恶寒、抗菌、抗病毒、解热、镇痛、镇咳、祛痰、增加免疫力。

（三）袋泡茶

2014 年中华人民共和国国家卫生和计划生育委员会（现国家卫生健康委员会）批准柳叶蜡梅为新食品、新原料。丽水民间常以食凉茶作为家常茶叶引用，具有调理脾胃、清热解暑、防治腹泻等作用。丽水市中医医院牵头的食凉茶袋泡茶成品已经在临床开始应用等。还有根据畲药传人献方，多加单位共同研发袋泡茶（传统秘方组合而成）也研发成功即将上市。

（四）压片糖果等食字号产品

丽水畲医药研究会与多加单位共同研发畲药食字号产品，如压片糖果等。取食凉茶药材，在提取罐中水煮 4 小时，同时收集挥发油，水提取物浓缩，喷雾干燥，收集粉末。喷雾干燥后的粉末可与红曲、青钱柳共同制成压片糖果。现已经制备了较大量的提取物（喷雾干燥粉与挥发油），供后续系列产品开发用。

（五）观赏价值

食凉茶四季常青，株丛紧密，在冬季呈藤本状的灌木丛，枝条弯曲，树形美丽，盛开淡黄色的小花，挂满枝条，并具浓郁的芳香，为我国南方地区冬季名花，观赏价值极高。柳叶蜡梅植株较矮，分枝低，枝叶浓密，冠形丰满，花期长，可作为园林观赏植物开发，尤宜成片植于园内坡地，叶表绿色而叶背绿白色，在微风中闪烁多姿，相映成趣。亦可孤植或丛栽于墙隅、窗下、庭院等处。

第九节　总结与展望

食凉茶是丽水最具特色的畲药，也是最早有法定标准的畲药之一。丽水中药材资源丰富，种植历史悠久，丽水景宁县是全国唯一的畲族自治县，拥有丰富的畲药资源。食凉茶是畲族人民在长期与疾病做斗争过程中，积累的典型民族特色畲药，具有消食化积、预防感冒、抗胃癌、抗氧化等多种作用。随着食凉茶栽培技术的进步，大面积的栽培基地逐步发展起来，为食凉茶的资源开发和临床应用提供了良好的基础。

食凉茶含有较大部分黄酮类成分，具有较好的抗氧化作用，且含有丰富的挥发油。因此，食凉可作为精油或香水的原料，还可用以抗衰老化妆品的研发中。目前，《畲药配方颗粒研发及产业化》科技项目获得丽水市科技局重点研发项目立项，为柳叶蜡梅颗配方颗粒的深入研发打开了良好的开端。另外，食凉茶在常温下，长期保存，不容易出现虫蛀或霉变等现象，这可能与食凉茶中所含芳香类化学成分有关。因此，可以将食凉茶开发成樟脑丸类除虫剂，还可以借其香味用来熏衣。多加单位共同研发畲药食凉茶系列产品，包括各种食字号产品，还有消杀剂、防腐剂与香料等。综上，食凉茶具有较大的开发应用前景。

对食凉茶的研究和开发，从侧面也是对我国民族医药宝贵资源畲药的推动，对于畲药的传承和保护具有重要的意义。

参考文献

[1] 赵天榜.中国蜡梅[M].郑州：河南科学技术出版社，1993：193-194.

[2] 张若蕙，沈湘林.蜡梅科的分类及地理分布与演化[J].北京林业大学学报，1999，21（2）：9.

[3] 胡根长.浙江蜡梅大苗移栽技术研究[J].浙江林业科技，2001，21（1）：31-33.

[4] 程文亮，刘南祥.柳叶蜡梅药材规范化生产标准操作规程（SOP）的初步研究[J].现代中药研究与实践，2007，21（5）：3-6.

[5] 程科军，李水福.整合畲药学研究[M].北京：科学出版社，2017：

7-15.

[6] 华金渭，朱波，吉庆勇，等.畲药食凉茶野生变家种抚育技术[J].现代中药研究与实践，2014，28（3）：3-4.

[7] WANG W Y，MAO J H，YU H L，et al.Improvement of quality standard of traditional She Medicine Shiliangcha[J].Chin Arch Tradit Chin Med，2016，34（1）：204-207.

[8] 王丽，鄢连和，杨婷婷，等.HPLC同时测定畲药食凉茶中芦丁、槲皮素的含量[J].中华中医药学刊，2014，32（12）：2916-2918.

[9] 梁现蕊，肖钦钦.静态顶空-气相色谱法用于柳叶蜡梅挥发油指纹图谱研究[J].浙江工业大学学报，2015，43（5）：567-572.

[10] 王伟影，毛菊华，张维波，等.畲药食凉茶HPLC特征图谱和4种成分含量测定[J].中国现代应用药学，2017，34（4）：557-562.

[11] 胡长玉，唐欣昀.野生柳叶蜡梅叶营养成分分析[J].黄山学院学报，2007，9（3）：91-93.

[12] 潘心禾，史小娟，张新凤，等.柳叶蜡梅化学成分及其抗氧化活性研究[J].中国实验方剂学杂志，2012，18（1）：99-102.

[13] 孙丽仁，何明珍，冯育林，等.山蜡梅叶的化学成分研究[J].中草药，2009，40（8）：1214-1216.

[14] 史小娟，潘心禾，张新凤，等.柳叶蜡梅叶挥发性成分的提取及GC-MS分析[J].中国实验方剂学杂志，2011，17（9）：129-132.

[15] 欧阳婷，麦曦.浙江蜡梅叶挥发油化学成分GC-MS分析[J].中药材，2010，33（3）：385-387.

[16] 孙丽仁，何明珍，冯育林，等.山蜡梅叶的化学成分研究[J].中草药，2009，40（8）：1214-1216.

[17] 竺叶青，黄泌.中国蜡梅属植物开花期与营养期叶挥发油化学成分的比较[J].中成药研究，1987（7）：31.

[18] 刘力，张若蕙，刘洪谔.蜡梅科7树种的叶精油成分及其分类意义[J].植物分类学报，1995，33（2）：171-174.

[19] 竺叶青，黄泌，郭济贤.民间药山蜡梅与其同属植物柳叶蜡梅的鉴别[J].上海第一医学院学报，1985，12（5）：331-336.

[20] 贺建云，王斌，杨天鸣.食凉茶中挥发油成分分析[J].化学与生物工程，2010，27（4）：85-88.

[21] 刘洪涛，曹明盼，张新凤，等.蜡梅属植物叶化学成分HPLC指纹图谱的构建[J].中国中药杂志，2013，38（10）：1560-1563.

[22] 史小娟，潘心禾，张新凤，等.柳叶蜡梅叶挥发性成分的提取及GC-MS分析[J].中国实验方剂学杂志，2011，17（9）：129.

[23] OUYANGT，MAIX，XIAHY，et al.Analysis of chemical constituents of volatile oil from Chimonathus salicif olius S.Y.Huby GC-MS[J].JNanchangUniv（NatSci）（南昌大学学报），2010，34（1）：77-80.

[24] OUYANGT，MAIX.Analysis of chemical constituents of essential oil from Chimonanthus zhejiang ensisby GC-MS[J].JChin Med Mater（中药材），2010，33（3）：385-387.

[25] PANX H，SHIX J，ZHANGXF，et al.Constituents of Chimonanthussalicifoliusandtheirantioxidantactivity[J].Chin JExper Tradit Med Form（中国实验方剂学杂志），2012，18（1）：99-102.

[26] 贺建云.食凉茶的化学成分研究[D].武汉：中南民族大学，2010.

[27] 张昕欣，芦建国，李广彬，等.蜡梅研究进展及趋势展望[J].河北林业科技，2008，8（4）：42.

[28] 孙丽仁，何明珍，冯育林，等.山蜡梅叶的化学成分研究[J].中草药，2009，40（8）：1214-1216.

[29] WU M，CHENH M，GANH N，et al.Simultaneously determination of the content of three kinds of flavonoidsin Chimonanthus Zhejiangensis M.C.LiubyHPLC[J].Chin J Mod Appl Pharm（中国现代应用药学），2015，32（7）：863-866.

[30] 肖炳坤，刘耀明，冯淑香，等.山蜡梅叶的化学成分研究（I）[J].中草药，2005（2）：187-189.

[31] 舒任庚，李莎莎，胡浩武，等.山蜡梅化学成分研究[J].中国药学杂

志，2010（15）：1134-1135.

[32] 陈亮，张润民，王玉全，等.超声波辅助法提取柳叶蜡梅叶总黄酮工艺的优化[J].江苏农业科学，2012，40（7）：258-259.

[33] 章瑶，华金渭，王秀艳，等.柳叶蜡梅叶氯仿部位化学成分的研究[J].中国中药杂志，2013，38（16）：2661-2664.

[34] WANGK-W，LID，WUB，et al.New cytotoxic dimericand trimeric counmarins from Chimonanthus salicif olius[J].Phytochem Lett，2016，16：115-120.

[35] LID，JIANGY-Y，JINZ-M，et al.Isolation and absolute configurations of diastereomers of 8α-hydroxy-T-muurololand（1α，6β，7β）-cadinane-4-en-8α，10α-diol from Chimonanthus salicif olius[J].Phytochemistry，2016，122：294-300.

[36] 钟宇婷，舒任庚.山蜡梅药材黄酮及生物碱成分TLC鉴别[J].中国民族民间医药，2017，26（17）：9-11.

[37] 黄坚钦，张若蕙.蜡梅科9种叶的解剖[J].浙江林学院学报，1995，12（3）：237-241.

[38] 欧阳婷，麦曦.浙江蜡梅叶挥发油化学成分GC-MS分析[J].中药材，2010，33（3）：385-387.

[39] 李阳春，孙静芸，盛春，等.柳叶蜡梅挥发油GC指纹图谱研究[J].中成药，2008，30（8）：1190-1192.

[40] 巴东娇.柳叶蜡梅灌肠剂对慢性盆腔炎模型鼠免疫调节影响研究[J].实用中医药杂志，2012，28（3）：174-175.

[41] 温慧萍，雷伟敏，吴宇锋，等.柳叶蜡梅茎叶水提物的"消导止泻"研究[J].中国现代中药，2013，15（11）：943-946.

[42] 温慧萍，肖建中，雷伟敏，等.HPLC结合响应面法优化柳叶蜡梅总黄酮提取工艺及其抑菌活性研究[J].浙江农业学报，2018，30（2）：298-306.

[43] 李清华，汪丽燕，韩传环，等.香风茶化学成分的分离及其药理作用[J].中草药通讯，1979，10（1）：1-4.

[44] 陈鹭颖，刘锡钧.山蜡梅对小鼠的减肥作用[J].海峡药学，2002，14
（5）：30-33.

[45] 陈斐.柳叶蜡梅提取物抑制HeLa细胞生长及诱导细胞凋亡的研究[D].
杭州：浙江大学硕士学位论文，2010.

[46] 陈向阳，毕淑峰，姚瑶，等.柳叶蜡梅叶挥发油体外抗氧化活性[J].光
谱实验室，2013（3）：1484-1487.

[47] 刘丽，蒋志宏，褚婕.中药蜡梅花对正常小鼠免疫系统作用的研究[J].
天津药学，2000，12（2）：29-33.

[48] 宋燕华，吴惠岭，夏勇，等.柳叶蜡梅对大鼠的亚慢性毒性研究[J].浙
江预防医学，2013，25（10）：8-12.

[49] 郑云燕，严峻，朱周靓，等.柳叶蜡梅对SD大鼠致畸作用研究[J].浙
江预防医学，2017，29（6）：562-565.

[50] 浙江省食品药品监督管理局.浙江省中药炮制规范[M].北京：中国医
药科技出版社，2015.

[51] 王伟影，毛菊华，王发英，等.基于一测多评法研究畲药食凉茶黄酮
类物质动态变化规律[J].中草药，2017，48（12）：2532-2537.

[52] 王伟影，毛菊华，余华丽，等.畲药"食凉茶"质量标准改进[J].中华
中医药学刊，2016，34（1）：204-207.

[53] 郭孝成，王伟，戴毅，等.柳叶蜡梅不同部位提取物总多酚含量及体
外抗氧化、抑菌特性比较研究[J].黄山学院学报，2018，20（5）：
66-70.

[54] 雷后兴，李建良.中国畲药学[M].北京：人民军医出版社，2014：
100-101.

[55] 叶益平，郑勇飞，叶智.畲药食凉茶的临床应用体会[J].江西中医药，
2016，47（1）：26-27.

[56] 李清记.畲药食凉茶组方治疗痰湿壅盛型原发性高血压的临床观察[J].
中医临床研究，2015，7（28）：73-74.

[57] 林祖辉，丁晓媚，鄢连和，等.畲药干预脂代谢影响颈动脉斑块临床

观察[J].中华中医药学刊，2014，32（12）：2892-2894.

[58] 潘铨，刘忠达，陈礼平，等.畲药食凉茶组方结合西药治疗痰湿壅盛型原发性高血压30例[J].上海中医药杂志，2012，46（3）：49-50.

[59] 朱文佩，刘丽华.浅谈畲药食凉茶[J].中国民族民间医药，2011，20（7）：40.

[60] 刘帅英，张晓芹，王慧玉，等.畲药降脂轻身茶的HPLC特征图谱及4个成分含量测定[J].中国现代应用药学，2019，36（1）：77-80.

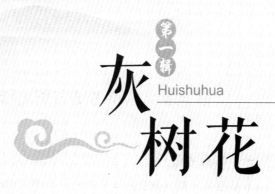

第一辑

灰树花

Huishuhua

灰树花 | Huishuhua
GRIFOLA

本品为多孔菌科真菌灰树花（贝叶多孔菌）*Grifola frondosa*（Dicks.）S.F.Gray（*Polyporus fondosus*（Dicks.）Fr）的干燥子实体。春、秋二季子实体成熟时采收，除去柄蒂部及杂物、干燥[1]。别名：贝叶多孔菌、舞茸、栗子蘑（河北）、莲花菇（福建）、千佛菌（四川）、叶子状奇果菌（日本）、千佛菌、云蕈等。

第一节　本草考证与历史沿革

一、本草考证 [2]

本品近代才被发掘食药用，在此仅追溯药用历史。1955 年日本科学家首次研究该菌，从此灰树花的食药用价值开始受到人们关注。1984 年日本学者 Ohno 等首次报道次报道灰树花多糖具有抗肿瘤活性，并在日本人工栽培成功。1990 年，舞茸 -D 组分成为美国多所著名肿瘤研究机构和大学医院研究对象。1992 年，经美国国家癌症研究院证实，灰树花的萃取物确有抵抗艾滋病病毒的功效。1998 年，美国 FDA 打破惯例，允许灰树花 -D 组分作为特殊膳食补充品进入晚期乳腺癌和前列腺癌的二期临床研究，同年获得美国国家专利。2005 年，世界抗肿瘤领域权威，美国纽约纪念斯隆 - 凯特琳癌症中心正式将灰树花 -D 组分纳入协助治疗晚期乳腺癌药物名单。1996 年，我国抗癌药物麦特消胶囊研制成功，2002 年被原国家食品药品监督管理局（SFDA）正式批准国药准字号，是我国首个获批的灰树花药品。

二、历史沿革

最早进行灰树花人工栽培研究的，是日本人伊藤一雄（1940年）和广江勇（1941年），他们分别就灰树花特性孢子萌发，菌丝体生长所需的环境条件、树种与腐朽关系进行了系统研究。灰树花的相关研究，由于种种原因而被耽搁，直到 20 世纪 70 年代初期，灰树花才被重新认识，20 世纪 80 年代初，日本开始人工栽培灰树花，群马、福冈等地是主要栽培产区，日本庄司当著有《まいたけ自然栽培と施设》一书，大贯敬二在《图解家庭きのこの栽培法》中也有比较详细的栽培技术叙述[2, 3]。

第二节　植物形态与分布

一、植物形态

灰树花子实体覆瓦状丛生，近无柄或有柄，柄可多次分枝。菌盖扇形或匙形，宽 2 ~ 7 厘米，厚 1 ~ 2 毫米。表面灰色至灰褐色，初有短茸毛，后渐变光滑；孔面白色至淡黄色，密生延生的菌管，管口多角形，平均每平方毫米 1 ~ 3 个。体轻，质脆，断面类白色，不平坦。

二、分布

野生灰树花分布于亚热带至温带森林中[2]，常见于夏秋之季，生长在栎树及其他阔叶树的树干或根部周围地上，肉质或半肉质，有柄或近有柄，形成一丛覆瓦状菌盖，菌盖匙形至扇形，喜潮湿且含腐殖质较多的沙壤土[5]。《中华本草》[6]记载："生于阔叶树的树干上或木桩周围。"分布于日本、芬兰、丹麦、挪威、德国、加拿大、意大利美国等国，以及我国浙江、北京、河北、山东、四川、福建、云南、广西、西藏、黑龙江、吉林等地区。

第三节　栽培

20 世纪 80 年代开始人工驯化栽培。我国灰树花栽培始于 20 世纪 80 年代初，1980 年四川农科院土肥所刘芳秀、张丹从四川蒙顶山野生灰树花分离得到菌种，并且栽培成功，但没有进一步推广[3]。1982 年起浙江省丽水市庆元县食用菌科研中心、福建省三明真菌研究所等单位进行灰树花生态调查、生物学特性研究，通过利用国内野生菌株和从日本引进的菌株进行栽培实验等大量工作，筛选出了优质高产菌株和适合我国国情的栽培工艺，为我国的灰树花推广工作奠定了良好的技术基础[7]。由此，灰树花得到规模化栽培。30 多年来，浙江、福建、河北、四川、云南等地区相继进行了引种驯化和试验栽培。

根据灰树花栽培模式和产业发展特点，我国灰树花产区可划分为浙江省丽水市庆元县主产区、河北省迁西县主产区 2 个产区（目前，仅该两个主产区形成规模化栽培格局），其他产区，如福建、河南、四川、云南、贵州、上海等省市进行小规模栽培。浙江省丽水市庆元县栽培模式是菌棒式两茬出菇，河北省迁西县栽培模式是仿野生覆土栽培。

一、浙江省丽水市庆元县栽培种植变迁发展情况

浙江省丽水市庆元县于 1982 年开始对灰树花进行驯化和栽培研究，大致历经 3 个阶段：一是引进、驯化试验阶段（1982 ~ 1984年），庆元县食用菌科研中心开展引进灰树花菌株和驯化野生灰树花菌株并进行栽培试验。二是菌包式栽培阶段（1985 ~ 1994 年），

1985 年开始推广菌包式栽培（发菌包长 18 ～ 20 厘米），同年吴克甸、周永昌发表了《灰树花栽培技术初报》[7]，这是我国最早的灰树花大面积栽培成功的文献。1988 年，丽水地区科委组织专家对《灰树花进行包栽灰树花高产栽培技术研究》项目进行鉴定，其研究水平已达到国内领先。1990 年，庆元出口盐渍灰树花 50 余吨[8]。三是菌棒式栽培阶段（1994 年至今），庆元县食用菌科研中心 1994 年研究成功灰树花菌棒式栽培技术（菌棒长 40 ～ 45 厘米）并大面积推广。1995 年栽培量达到 1400 万袋，成为庆元仅次于香菇的第二大菌类产业[6-8]。2000 年，灰树花菌棒二茬覆土栽培获得成功，灰树花实现两茬出菇，大大提高了灰树花栽培的经济效益[9, 10]。2012 年，灰树花菌棒二茬出菇无土栽培技术研究成功，解决了灰树花二茬菇带土问题，提高了灰树花产品质量[11, 12]。河北省迁西县 1985 年开始人工驯化栽培野生灰树花。1992 年研究成功"灰树花仿野生栽培法"，菌棒覆土仿野生条件出菇[13]。

二、浙江省丽水市庆元县主产区情况

浙江省丽水市庆元县主产区的灰树花主要集中在黄田镇、岭头乡等，是我国灰树花人工栽培最早、栽培规模最大的产区，生产规模约 1800 万袋，年产鲜菇 8000 吨以上。栽培主要品种为"庆灰 151""庆灰 152"，栽培模式为菌棒式两茬出菇，菌棒割口式生产的灰树花菇体不沾土，含水量较低，质量安全性好，朵型大小较为一致，商品性好，且菌棒式出菇可人工调控，适合室内或大棚栽培。2012 年庆元县食用菌科研中心对灰树花菌棒二茬出菇栽培技术进行重大技术改进，灰树花菌棒二茬非土覆盖出菇技术研究成功，非土覆盖二次出菇产出子实体不带泥沙杂质、易操作、产品优质高效等特点，避免了重金属及农药残留问题困扰，彻底解决了灰树花二茬菇带土问题。种植制度为一年两季栽培，分春季栽培和秋季栽培，春季栽培 2 ～ 3 月接种，5 ～ 6 月出菇；秋季栽培 6 ～ 7 月接种，9 ～ 11 月出菇；覆土栽培 6 ～ 7 月覆土，9 ～ 11 月出菇。

产业主攻方向：一是选育、繁育和推广高产、优质灰树花品种，加强灰树花良种繁育体系建设，提高统一供种水平；二是集成灰树花菌棒式高效栽培技术，重点推广菌棒工厂化生产、二茬非土覆盖出菇技术，研究熟化灰树花工厂化栽培技术；三是建设一批核心示范基地，以"公司＋基地""公司＋基地＋农户""合作社＋基地＋农户"为主要模式，提高灰树花产业化水平，推行标准化生产；四是培育龙头企业，延长产业链，发展深加工产业，实现产品转化增值，引导和扶持方格药业、绿园食品等龙头企业，提升产业化开发水平，增强灰树花产品市场竞争力。

三、庆元种植的品种

（一）庆灰 151[14]

庆元县食用菌科研中心育成品种，是目前灰树花主栽品种，属中温型品种，通过浙江省品种审定。其子实体丛生，菇形大或特大，多分枝，重叠成覆瓦片状，一般朵大 10 ~ 20 厘米，最大可达 40 ~ 60 厘米，末端生扇形或匙形菌盖；菌盖直径 2 ~ 8 厘米，盖面灰褐色，表面有细绒毛，干后硬，老后光滑，有放射状条纹，边缘薄呈波状，菌盖背面布满白色管孔，管口呈多角形无规则排列；菌柄白色，粗短充实，不正圆柱形，柄长 4 ~ 7 厘米；菌肉白色，厚 2 ~ 5 毫米。孢子无色，光滑，卵圆形至椭圆形。菌丝生长温度 5 ~ 32 ℃、最适温度 20 ~ 25 ℃；原基形成温度 18 ~ 22 ℃，子实体生长温度 12 ~ 27 ℃，最适温度 15 ~ 20 ℃；适宜菌棒式和覆土栽培，可进行春秋两季栽培，庆元县春季栽培 2 ~ 3 月接种，5 ~ 6 月出菇；秋季栽培 7 ~ 8 月接种，10 ~ 11 月出菇。

（二）庆灰 152[15]

庆元县食用菌科研中心育成品种，属中温型品种，通过浙江省品种审定。子实体盖面灰白色，朵大肉厚柄短、分枝多、重叠成丛，原基分化快。菌丝体生长温度范围 5 ~ 32 ℃，最适温度为 20 ~ 25 ℃；原基分化温度 18 ~ 22 ℃；子实体发育温度为

12 ～ 27 ℃，最适温度为 17 ～ 22 ℃。菌丝耐高温能力较强，在
32 ℃时也可缓慢生长。适宜菌菌棒式和覆土栽培，可春秋两季栽
培。庆元县春季栽培 2 ～ 3 月接种，5 ～ 6 月出菇；秋季栽培 6 ～ 7
月接种，9 ～ 10 月出菇。

四、庆元产区栽培技术与要求 [14~16]

（一）环境条件

栽培环境（指生产用水、土地质量和空气质量）达到无公害
标准。发菌场所要求弱光、通风、调温排湿性好。农户小规模分
散式生产时，可利用空闲房屋、院落发菌，也可在菇棚就地发菌
就地出菇；大规模生产则需要建造专门的发菌荫棚。出菇场所必
须具备子实体生长适宜的环境条件，清洁，有散射光线，能保湿、
保温，空气流通，保湿性能好、通风性优良的房间也可作为出菇
栽培场地。

菇棚由遮阴高棚（外棚）和拱形塑料大棚（内棚）组成，外棚
由水泥柱、竹木等原料搭成，其大小可视栽培量而定，遮阴棚高
2.4 ～ 2.8 米（柱长 3.2 米），竖柱间距 3 ～ 4 米，菇棚形状一般为
方形，顶部遮阴物以竹尾、芒萁、树枝、杂草混合使用，四周可
用草帘、野草或遮阳网围好。内层架由木柱、竹条、木条等搭成，
顶部为拱形，离地面高 2.0 ～ 2.2 米，一般为单体式菇棚。

（二）栽培季节

灰树花子实体的适宜生长温度 15 ～ 20 ℃，每年可进行春
秋两季栽培，其栽培接种期因海拔高度的不同而存在着较大差
异。海拔越高春栽接种期越迟，秋栽则接种期越早（见表3-1）。

表 3-1　不同海拔栽培接种期和出菇期汇总表

日期 海拔	春季栽培		秋季栽培	
	最适接种期	出菇期	最适接种期	出菇期
500 米以下	1 月中旬 ~ 2 月中旬	4 月下旬 ~ 5 月下旬	8 月中旬 ~ 8 月下旬	10 月上旬 ~ 11 月下旬
500 ~ 800 米	2 月中旬 ~ 3 月中旬	4 月下旬 ~ 6 月上旬	7 月中旬 ~ 7 月下旬	10 月上旬 ~ 11 月上旬
800 米以上	3 月中旬 ~ 4 月中旬	5 月上旬 ~ 6 月中旬	7 月上旬 ~ 7 月下旬	9 月中旬 ~ 10 月下旬

（三）原料选择

1. 培养料配方：杂木屑 34%、棉籽壳 34%、山表土 10%、麦麸 10%、玉米粉 10%、红糖 1%、石膏 1%，含水量 60% ~ 65%。pH 为 6 ~ 6.5。

2. 杂木屑要求：用优质阔叶树粉碎而成，细度在 2 ~ 5 毫米，新鲜，无霉烂，无结块，无异味，无油污；棉籽壳、玉米粉、麦麸等要求优质、新鲜、干燥，没有结块、霉变、虫蛀、掺假现象；石膏粉要求选用优质、纯度高的，没有掺假的石膏粉，不能用碳酸钙或硫酸镁等替代。

（四）菌棒生产

棉籽壳必须在拌料的头天晚上进行预湿。拌料时按照从小到大的原则，先将石膏粉与麦麸混合拌匀，然后顺次拌入玉米粉、泥土和木屑，最后拌入经预湿的棉籽壳，加入适量的水充分拌匀。培养料配制完成后，应及时装袋，采用装袋机装袋，要求紧实基本一致，不宜太紧，栽培筒袋一般采用 15 厘米 × 45 厘米 × 0.005 厘米的聚乙烯折角筒袋，每袋装湿料重 1.4 ~ 1.6 千克。长度为 35 厘米。袋口要清理干净并扎紧。采用常压蒸气灭菌，在料温达 97 ~ 100 ℃的状态下保持 12 ~ 16 小时，即可彻底灭菌。灭菌结束后，待锅内温度自然降至 60 ~ 70 ℃时，趁热把菌棒搬到冷却室冷却。菌棒搬运过程中要轻拿轻放，搬运工具要垫布或麻袋，防止刺破菌棒造成发菌感染。

　　灭菌后的菌棒在清洁卫生场所进行自然散热冷却。菌棒最好按柴堆式堆叠，若用"井"字形叠堆，则堆高不要超过 5 层。冷却 24 ~ 48 小时后，料温降到 30 ℃，用手摸无热感时即可接种。接种过程都必须严格按照无菌操作要求进行。接种室、接种箱的空间消毒选用气雾消毒盒，消毒时间为 20 ~ 30 分钟。接种用具、菌种外表处理、接种用具及接种者双手的消毒则多采用 75% 的酒精或 0.2% 高锰酸钾溶液擦洗消毒，然后点燃酒精灯对接种工具镊子、打孔棒进行干热灭菌。在菌棒上用接种打孔棒均匀地打三个接种穴，直径 1.5 厘米左右，深 2 ~ 2.5 厘米，打穴要与接种相配合，打一穴，接一穴。接种穴采用纸胶封、套袋方式封口。

　　（五）培菌管理

　　接种后的菌棒要移至适温、通风、避光的培养场所进行培菌管理。菌棒按"井"字形堆放，接种孔朝向需留空隙，不直压着。灰树花早期的菌丝较为稀疏、纤细，菌丝末端不整齐，在较适的温度条件下培养 10 天左右，菌丝会逐渐变浓白。菌丝生长的最适温度为 20 ~ 26 ℃，温度偏高或偏低均应进行人工调节。灰树花菌丝生长无须光照，在黑暗条件下菌丝生长良好，光照充足反而易诱发黄水，因此，培养室应遮光，保持较弱的散射光线最宜。待菌丝长到直径 6 ~ 8 厘米大小再进行翻堆。接种后 20 天左右进行第二次翻堆，翻堆后的菌棒堆高由原来的十几层降低为 4 ~ 6 层，堆间要留空隙，每两行堆间留一条操作道，以利散热降温和操作管理。培菌房每天通风 1 ~ 2 次，气温在 25 ℃以上时，则必须昼夜打开门窗通风降温，有必要时，还要进行强制通风。在培菌管理阶段，用套袋封口的菌棒要及时除去套袋；用纸脱胶封口的菌棒，根据发菌情况需进行一次刺孔通气，刺孔一般采用半寸铁钉，所刺的孔较细小。

（六）出菇管理

1.出菇管理：菌丝布满全袋后，在适宜灰树花子实体生长的温度条件下（温度为20℃左右）将长满菌丝的菌棒搬入出菇场。进行割口出菇。割口的方法是：选择菌丝生长浓密之处；用锋利的小刀片割两刀，长分别为1.5厘米，形成一个"V"形，后刮去割口处的菌皮及少许培养料，深2～3毫米。一般每棒均匀割口1～3个，将割口朝侧，平行排放于地面或层架上。菌棒割口后应及时放下大棚四周的塑料薄膜或在菌棒上盖膜，以尽快提高出菇场地的空气相对湿度达到85%～90%，湿度过低将影响原基的形成，应保持温度20℃左右。在适宜条件下，培养7天左右，在割口处即可长出白色的突起物，此时应相对增加光照强度，促使原基逐步转为灰色、黑色，直至原基表面形成蜂窝状，并分泌许多小水珠挂在原基上面（即子实体将进入分化生长阶段）。子实体进入生长分化阶段后，应控制温度15～20℃，相对湿度80%以上（可向空间喷雾状水，要求少量多次，一般视情况每天喷水3～5次），加强通风，以保持空气清新，同时逐步增加光照强度。一般经20～25天的出菇管理，子实体达八分成熟即可采收。

2.覆土出菇管理：出菇棚场地要求阴效果良好、地面平坦、土质疏松，下雨不结水，晴天不结块的新田块。一般畦宽0.5～0.7米，长4米左右，深0.2～0.3米，畦间距以0.8～1.0米为宜。在排放菌棒前，先在畦面撒上薄薄的一层石灰粉，再撒下一层约1厘米厚的沙土，用锋利的刀片剥掉塑料袋，每4～6段菌棒一段紧靠一段的摆满畦，在摆菌棒时将杂菌块去掉。畦内菌棒排好后，立即覆土，厚度2～3厘米，填土时先填周边，后填中间，先细土填隙，后粗土填平，畦面呈龟背状。排好菌棒后，棚内空气相对湿度控制在80%左右。温度控制在15～25℃，最适宜18～20℃，一般经30～45天的培养即能形成原基，灰白色的小菇蕾会长出地面，成团如蜂窝状，分泌黄色小水珠。此时空气相对湿度应增至 90%，增加通风次数，严格掌握好温、湿、气条件。随着子实体生长，扇形菌盖分化，形似覆瓦状重叠，当扇形菌盖由上翘逐渐展平时，子实体已成熟，即可采收。

（七）病虫害防治

遵循"预防为主，综合防治"的原则，优先使用农业防治和物理防治措施，必要时采用化学防治。

1. 农业防治

（1）菌种选育方面：选育时要保证其不带病毒、杂菌和螨虫等有害生物，避免使用受污染菌种和已老化菌种。

（2）生产环境净化方面：菌种保藏室、接种室、菌袋培养室应进行严格消毒，周围环境要经常性卫生扫和定期消毒，减少和控制污染源。出菇场地要保持清洁卫生，及时清理杂菌感染的菌棒，及时进行菇场地表消毒和除虫处理。老菇棚要进行翻新重建，土地条件允许时实行稻菇水旱轮作可以极大降低病虫密度指数，减轻病虫害发生程度。

（3）生育条件方面：菌丝体培养阶段环境温度以 24 ~ 26 ℃为宜，不得超过 30 ℃，室温超过 28 ℃时要密切关注菌温（堆温）的变化，及时做好散堆降温工作；空气相对湿度保持在 70% 以下，宁干勿湿；光照宜弱不宜强；保持培养室空气清新。子实体生长阶段菌棒处于较适的发育环境，以增强菌丝自身的生理活性，延长菌棒出菇寿命，促进菇体正常发育，从而提高对病虫害的抗性。

（4）生产操作程序方面：培养料配方要科学合理，选用优质、无霉变、无掺假的原辅材料，拌料均匀，含水量适中，干湿一致。装袋时松紧适中一致，袋口要扎紧并保持清洁，装袋后要及时灭菌。灭菌时必须要有足够的灭菌有效温度和保温时间，灭菌时容器内菌袋盛装不可过多过挤，要保留一定空间便于湿热气体流通。无菌接种时，接种箱、接种室等环境要严格净化处理，菌种及镊子、打孔锥等接种用具、操作者的衣物和手要严格消毒。接种操作时要求动作敏捷快速，接种口紧而平。

2. 物理防治：利用防虫网、遮阳网等功能网隔离培菌室、菇棚等场所，阻隔害虫侵入。用黑光灯、频振式杀虫灯、粘虫板等诱杀害虫。利用空气过滤、紫外线、臭氧等装置进行接种器具和栽培场所的消毒处理。

3. 化学防治：只有在十分必要的情况下才可考虑化学防治，而且必须有选择地使用一些低毒低残留的药剂，杜绝使用国家明令禁止的农药。通常采用拒避、毒饵诱杀等措施防治虫害。使用农药应遵照《农药安全使用标准》（GB4285）《绿色食品——农药使用准则》（NY/T393），在出菇期间和仓储期间严禁让菇体接触任何药物。

（八）采收与加工

1. 采收：当叶片充分分化，呈不规则的半圆形，以半重叠形式向上和四周伸展形似花朵，叶片边缘已无灰白色的生长环，并稍内卷时采摘。由于灰树花一般制成干品，所以采前要求停止喷水，采收时用刀从子实体基部割下，立即用小刀切除根部泥沙，并清除菇体上的其他杂物。灰树花脆嫩易碎，应小心摆放。采收时间宜在早晚，切忌中午高温时采收，利于提高商品菇的品质。

2. 加工：除去杂质，分成小片。60～80℃烘干或晒干。

第四节　化学成分

根据相关文献报道[17]，截至目前已从灰树花中分离鉴定出主要的化学物质主要有多糖、甾类化合物、酚类化合物，以及醇类、酯类、酮类等其他多种化合物。

一、多糖组分 [18~28]

多糖组分主要有 11 个，多糖类物质是灰树花中最早被研究的化学成分，也是目前灰树花中研究最多的成分，被认为是灰树花中的最主要药效成分。灰树花多糖主要为杂多糖，其单糖种类有葡萄糖、甘露糖、半乳糖、木糖等，其中以 D- 葡萄糖为主；灰树花多糖结构多为富含 β-1，6 及 β-1，3 糖苷键的葡聚糖。具体见表 3-2。

表 3-2　灰树花多糖汇总表

序号	名称		分子质量 /ku	单糖的类型和组成方式
1	D- 组分		1400	β-1，3 支链的 β-1，6- 葡聚糖 β-1，6 支链的 β-1，3- 葡聚糖
2	Grifolan		500	β-1，6 支链的 β-1，3- 葡聚糖
3	MT-2 组分		2000	β-1，3 支链的 β-1，6- 葡聚糖
4	MD- 组分		1000	含 β-1，3 和 β-1，6 糖苷键 β- 葡聚糖
5	LELFD- 组分		—	β-1，3- 葡聚糖
6	X- 组分		500	α-1，4 支的 β-1，6- 葡聚糖
7	PGF	PGF-1	117.262	β- 葡聚糖
		PGF-2	118.8034	α 糖苷键连接而成，蛋白由 16 种氨基酸组成
8	MZ- 组分		2065	β-1，3 及 β-1，6 支链的 β-D- 葡聚糖
9	SX- 组分		20	β-1，3 分支或 α-1，4 分支的 β-1，6- 葡聚糖
10	GFPS1 b		20	α-1，4-D 半乳糖残基和 α-1，3- 葡萄糖残基组成
11	GRN-LE		—	主链 β-1，3-D- 葡萄糖每隔 3 个残基连有 1 个支链的 β-1，6-D- 葡萄糖

二、甾类化合物 [17, 29~39]

甾类化合物主要有 21 个，从灰树花的子实体、菌丝体及菌丝体发酵液中得到，以麦角甾醇及其衍生物为主。相关研究人员根据化学结构差异将该 21 种甾类化合物分为 8 种类型：①麦角甾醇；②5，6 环氧麦角甾 -8（14），22- 二烯醇型甾类；③麦角甾 -8，22- 二烯醇型甾类；④麦角甾 -7，9，22- 三烯醇型甾类；⑤三羟基麦角甾烯酮型甾类；⑥羟基麦角甾烯酮型甾类；⑦麦角甾 -7，22- 二烯型甾类；⑧过氧麦角甾烯型甾体。

三、酚类

酚类主要 7 个。吕旭聪等 [40] 通过使用动态吸附和解吸、高效液相色谱等方法检测出灰树花中含有 7 个多酚类成分，分别为 2- 羟基丁二酸、香豆酸、3- 羟基白藜芦醇、白藜芦醇、二羟基苯乙酸、咖啡酸、4- 羟基苯甲酸。

四、其他成分

灰树花除以上成分外，还含有钙、铁、钾、锌、硒、钠等多种无机元素 [41]，天门冬氨酸、苏氨酸、丝氨酸、谷氨酸等 18 种氨基酸 [42]。刘存芳等 [43] 采用乙醚 Soxhelt 回流提取灰树花脂溶性成分，采用薄层色谱法和理化法等鉴定，发现其脂溶性物质中有 5 种萜类物质，此外还有少量黄酮类物质。马迪等 [44] 从灰树花子实体中分离纯化到 12 种物质，除已报道过的麦角甾醇、葡萄糖以外，还分离纯化到脑苷脂、1- 十七醇、正二十八烷、烟酸、琥珀酸、甘露醇、烟酰胺、尿嘧啶、腺苷以及尿苷。杨生兵等 [45] 对灰树花子实体和发酵菌丝体成分进行了比较研究，从子实体中鉴定出 62 种挥发性化合物，以醇类、酮类和醛类为主，从发酵菌丝体中鉴定出 94 种挥发性成分，以醛类、酮类和酯类为主。

第五节　药理与毒理

一、药理作用

灰树花具有多种药理作用，在抗肿瘤、免疫调节、抗病毒等方面都表现出良好的功效，其中以灰树花多糖的药理作用尤为明显。早在 1998 年，美国 FDA 就批准灰树花 -D 组分治疗晚期乳腺癌和前列腺的临床研究 [46]。

（一）抗肿瘤作用

抗肿瘤作用是灰树花多糖最重要的药理作用，也是目前研究最多的药理作用。1984 年日本学者 Ohno 等[19, 47]首次报道灰树花多糖具有抗肿瘤活性。从灰树花子实体提取得到 Grifolan-N，通过对小鼠进行腹腔注射给药，结果显示小鼠 S-180 实体肿瘤的抑制率达到 98%，证明了其具有很强的抗肿瘤活性。Nanba 等[18, 48]认为灰树花多糖对肿瘤抑制率高达 86.3%，是所有真菌生物活性物质中抗肿瘤活性最强的。孙震等[49]第一次对国内灰树花多糖的体内抗肿瘤作用进行了检测与评价，发现灰树花发酵菌丝体和发酵液多糖均有抑制肿瘤的作用。赵霏[50]通过系统评价与 Meta 分析对灰树花多糖抑瘤作用的分子机制进行分析，结果显示，多糖抑瘤效应主要的分子机制为诱导肿瘤细胞凋亡。试验进一步证明了多糖联合维生素 C 对肝癌细胞具有显著的抗肿瘤活性，二者具有协同增效作用。

（二）免疫调节作用

灰树花多糖是一种有效的免疫调节剂，能同时提高机体的非特异性免疫和特异性免疫，从而增强机体抵抗病原体和抗癌的能力[51]。Kodama 等[52]研究发现灰树花 -D 组分能同时提高 C3H/HeJ 小鼠机体的非特异性免疫和特异性免疫。Nanba[53]研究表明，实验小鼠注射或口服灰树花多糖，小鼠细胞毒 T 细胞、迟敏 T 细胞和自然杀死细胞水平均显示提高。白细胞介素 -1、包细胞介素 -2 和超氧负离子的量也都得到了明显提高。韩丽蓉等[54]对灰树花多糖 A 组分（EXGFP-A）进行结构分析和免疫活性的研究时发现，灰树花多糖 A 组分可以提高 RAW264.7 细胞分泌 NO 的能力，并提升了肿瘤坏死因子 -α（tumor necrosisfactor-α，TNF-α）、白细胞介素 -6（interleukin-6，IL-6）、IL-1β 和干扰素 -γ（interferon-γ，IFN-γ）等细胞因子的分泌以及细胞中 iNOS 的 mRNA 的表达水平，表明灰树花多糖具有免疫调节活性。

（三）抗病毒作用

通过体内、体外试验表明灰树花对多种病毒，如肝炎病毒、流感病毒、单纯疱疹病毒（HSV）、艾滋病病毒（HIV）等有抑制作用。Gu 等[55]的研究显示，灰树花 D- 组分联合干扰素对抑制乙型肝炎病毒 DNA 的复制有协同作用。项哨等[56]的研究表明，灰树花多糖口服给药对流行性感冒病毒和 I 型单纯疱疹病毒有明显的治疗效果。Gu 等[57]对灰树花提取物对 HSV-1 病毒作用的研究结果表明，从灰树花中提取的一种蛋白质（GFAHP）在体外可直接杀灭 HSV-1 病毒以及减轻病毒感染引起的严重症状，而对阻止病毒的吸附和复制则无作用。日本的稚波宏彰教授[58]把灰树花多糖加入到盛有感染 HIV 病毒的 T 淋巴细胞的试管中，结果 HIV 病毒的活性得到抑制。

（四）调节血糖、血脂、血压作用

高血糖、高血脂和高血压已成为危害现代人健康的重大隐患，大量研究表明灰树花具有明显的调节血糖、血脂的作用。Kubo 等[59]研究表明，从灰树花获得的乙醚溶性组分具有抑制血糖升高的作用，口服灰树花子实体能够降低遗传型糖尿病小鼠的血糖，可降低小鼠血浆中胰岛素的水平。葛健康等[60]对灰树花子实体多糖提取物采用灌胃给药的方法对雌性 Kkay II 型糖尿病小鼠进行了治疗研究，结果表明随着给药剂量的增加，降血糖作用逐渐增强，因此灰树花多糖具有一定的调节血糖作用。袁德云等[61]研究了不同浓度的灰树花发酵液 GFL 和不同浓度的灰树花胞内多糖纯化物 GIP 对高血脂小鼠的调节作用，结果表明，灰树花的发酵液和胞内多糖在一定的浓度下对小鼠的血脂具有调节作用。吴锦文[62]的研究证明灰树花子实体对大鼠血压升高具有抑制作用。

（五）抗氧化作用

Zhang 等[63]从灰树花菌丝中分离提纯出 1 种脂肪酸和 3 种化合物，它们在体外试验中都显示出抗氧化和抑制环氧合酶的作用。孙欣怡[64]初步分离出灰树花胞外多糖（GEPS）和胞内锌多糖（GIZPS）并测定其体外抗氧化活性，结果表明，GEPS 与 GIZPS 能有效增强小鼠总抗氧化能力与提高超氧化物歧化酶含量，降低了 MDA 含量，具有提高机体抗活性氧损伤的能力，且 GIZPS 具有补锌与增强体内抗衰老 2 种潜力。

（六）抗辐射作用

随着放射性污染程度的不断提高，抗辐射药物收到广泛关注，灰树花多糖是目前已发现具有良好抗辐射效果的多糖类物质之一。汪维云[65]研究了灰树花多糖不同浓度下对受 8 Gy^{60}Co- γ 射线照射的小鼠的防护作用，结果表明，灰树花多糖对受辐射的小鼠有一定的防护作用，可以提高小鼠的存活率。金国虔等[66]研究发现，灰树花胞内多糖具有明显促进辐射小鼠白细胞数目恢复以及提高存活率和存活时间的作用，说明灰树花胞内多糖具有一定的抗辐射作用。

二、毒理

有研究表明[67~69]，灰树花发酵液多糖、灰树花菌丝体 β - 葡聚糖、灰树花 β - 葡聚糖经小鼠急性毒性试验、遗传毒性试验，结果均为阴性，即无毒性、无遗传毒性。

第六节　质量体系

一、标准收载情况

（一）药材标准

《浙江省中药材标准》2017 年版第一册（地方标准，浙江省食品药品监督管理局颁布实施，《浙江省中药材标准》2000 年版已收载灰树花，后延续收载）。

（二）农产品标准

NY/T446-2001 灰树花（农业行业标准，国家农业部）。

（三）灰树花提取物

标准 GH/T1134-2017 灰树花提取物（行业标准，中华全国供销合作总社）。

二、性状 / 感官

（一）灰树花药材性状

子实体覆瓦状丛生，近无柄或有柄，柄可多次分枝。菌盖扇形或匙形，宽 2 ~ 7 厘米，厚 1 ~ 2 毫米。表面灰色至灰褐色，初有短茸毛，后渐变光滑；孔面白色至淡黄色，密生延生的菌管，管口多角形，平均每平方毫米 1 ~ 3 个。体轻，质脆，断面类白色，不平坦。气腥，味微甘。

（二）农产品干灰树花感官

有灰树花特有香味，无异味；无杂质；无虫蛀菇、霉变菇、畸形菇、褐变菇。

1. 一级灰树花：菌管长度 ≤ 0.5 毫米；菌盖深灰色，菌管、菌肉白色；菇形完整，较均匀，菌管规则，管口未散开；残菇率 ≤ 3%。

2. 二级灰树花：菌管长度 ≤ 1.0 厘米；菌盖乳白色色，菌管、菌肉淡黄色；菇形较完整，不均匀，菌管较规则，有少量管口散开；残菇率 ≤ 5%。

（三）灰树花提取物感官

粉状，无肉眼可见杂质；浅棕色至棕色；具本品特有的滋味、气味，无异味。

三、炮制

除去杂质，分成小片。60 ~ 80 ℃烘干或晒干。

四、有效性、安全性的质量控制（表3-3）

表3-3　有效性、安全性质量控制项目汇总表

标准名称	鉴别	检查	含量测定
《浙江省中药材标准》2017年版第一册	显微鉴别（粉末）	水分：不得过11.0%；总灰分：不得过10.0%；酸不溶性灰分：不得过5.0%	多糖用紫外分光光度法则，以葡萄糖计，不得少于8.0%（紫外分光光度法）
NY/T446-2001 灰树花	//	水分：≤13%；总灰分：≤8%；膳食纤维：≤36%；重金属：铅（以Pb计）≤1.0mg/kg、总汞（以Hg计）≤0.1 mg/kg、砷（以As计）≤0.5 mg/kg；农药残留：滴滴涕≤0.05 mg/kg、六六六≤0.05 mg/kg	//
GH/T1134-2017 灰树花提取物	//	水分 g/100 g：≤9.0；灰分 g/100 g：≤6.0；微生物指标：菌落总数（CFU/g）≤30000、大肠菌群（MPN/g）≤0.92、霉菌和酵母菌（CFU/g）≤50、金黄色葡萄球菌≤0/25 g、沙门氏菌≤0/25 g；重金属：铅（以Pb计）≤2.0 mg/kg、总汞（以Hg计）≤0.3 mg/kg、砷（以As计）≤1.0 mg/kg	粗多糖（以无水葡萄糖计）g/100 g：≥20；蛋白质 g/100 g：≥20

五、质量评价

灰树花药材标准中以多糖为质量指标，采用分光光度法测定[1]，现有的灰树花质量评价方面的研究也主要集中在紫外分光光度法测定多糖含量[70~74]，蛋白质、氨基酸、元素、次生代谢物（agaricoglyceride A）等也有研究报道[75~78]。

（一）灰树花的质量优势

宁慧青[74]的研究结果显示，灰树花的多糖含量远远高于灵芝、

香菇、虫草和羊肚菌，是其他几种食用菌的 1.8 ~ 4 倍。张翼等[78]研究发现灰树花中钾、铁、铬、硒的含量较高，尤其是硒的含量很突出，达 19.93 毫克 / 千克。真菌次生代谢物（agaricoglyceride A）能够选择性地抑制溶神经素的活性，而该溶神经素对一些生物学上具有特殊活性（如镇痛）的肽类物质具有一定的灭活作用，因此 agaricoglyceride A 对溶神经素的选择性抑制能够增强这些肽类物质的镇痛活性，王伟[77]建立 HPLC-ELSD 法对灵芝、姬松茸、灰树花、鸡腿菇和猴头菇这 5 种食用菌中的 agaricoglyceride A 进行测定，通过比较发现，灰树花中 agaricoglyceride A 的含量最高。

（二）丽水（庆元）产灰树花的优势

丽水（庆元）产的灰树花品质优良，具有市场优势。隆毅等[72]对不同产地不同大小灰树花的多糖含量进行了研究，结果显示，小花总糖含量高于大花和中花、人工栽培灰树花总糖含量相对大于野生灰树花、丽水产的小花灰树花为 18 个样品中总糖含量最高的。人工栽培灰树花与野生灰树花相比，栽培品的麦角甾醇含量整体相对质量较好，其中 6 个不同产地的小花灰树花中，以丽水（庆元）的小花灰树花的麦角甾醇含量最高。灰树花的水溶性明显高于醇溶性浸出物，说明灰树花中水溶性糖类等物质含量较高，丽水（庆元）3 个规格的灰树花（小花、中花、大花）的水溶性浸出物均高于 18 个样品中的平均水平。

（三）庆元产灰树花自身质量比较

庆元灰树花栽培采用庆元灰树花栽培采用菌棒式一次投料两茬出菇的模式，第一茬是菌棒割口出菇，第二茬是菌棒覆土栽培出菇。庆元灰树花栽培集中在黄田镇、岭头乡 2 个乡镇，黄田镇灰树花基地处于低海拔（304 米），岭头乡灰树花基地处于高海拔（1093 米），两地海拔落差大，温度等气候条件差异较大，低海拔栽培灰树花其子实体发生较快，高海拔栽培灰树花其子实体发生较慢。吴应淼等[76]对高低海拔的一茬二茬共 12 个灰树花样品中的氨基酸含量进行了测定，研究发现 12 个灰树花样品氨基酸总量平均值为 20.56%，高海拔一茬氨基酸总量（26.16%）极显著高于高海拔二茬（21.99%）、低海拔二茬（20.45%）、低海拔一茬（13.62%），高海拔二茬高于低海拔二茬，但差异不显著，却极显著高于低海拔一茬。

庆元的灰树花研究人员们在灰树花第二茬栽培中进行了无土栽培的探索，徐丽红等[79]基于有害重金属、农药残留和硒含量，对不同栽培方式下灰树花进行了比较研究，发现通过对秋季灰树花第二茬覆土改用无土栽培技术，有效阻断了土壤中铅通过菌棒富集于灰树花中，使灰树花中铅含量≤ 1.0 毫克 / 千克（第二茬覆土栽培的灰树花铅含量为 2.81 毫克 / 千克），达到 GB2762 的规定。镉、多菌灵、呋喃丹、溴氰菊酯、联苯菊酯、甲氰菊酯、高效氯氰菊酯残留量也均符合国家标准的规定。硒含量第二茬覆土栽培灰树花中高达 0.200 毫克 / 千克，第二茬无土栽培的灰树花中也高达 0.133 毫克 / 千克，说明灰树花富含硒。第二茬采用无土栽培的灰树花和覆土栽培的产量基本持平，收入却能增加 1 倍多（无土栽培的灰树花售价在 90 ~ 100 元 / 千克，覆土栽培的灰树花售价仅 36 ~ 40 元 / 千克）。灰树花第二茬改用无土栽培技术有较大的发展潜力。

第七节　性味归经与临床应用

一、性味

《中华本草》：灰树花，甘，平。

二、功能主治

《中华本草》：灰树花，益气健脾，补虚扶正。主脾虚气弱，体倦乏力，神疲懒言，饮食减少，食后腹胀，肿瘤患者放疗或化疗后有上述症状者。

《浙江省中药材标准》：灰树花，益气健脾，补虚扶正。用于脾虚引起的体倦乏力，神疲懒言，饮食减少，食后腹胀及肿瘤患者放化疗后有上述症状者。

三、用法用量

《中华本草》：内服，煎汤，10～20克。

《浙江省中药材标准》：10～20克。

四、适宜人群

一般人都适用，尤其适合儿童、女性以及癌症、免疫力低下、肝病、糖尿病、高血压、动脉粥样硬化、脑血栓、肥胖、水肿、脚气病、小便不利等患者食用。

第八节　丽水资源利用与开发

一、资源蕴藏量

目前，我国灰树花有两个规模化栽培产区，浙江省丽水市庆元县和河北省迁西县。浙江省丽水市庆元县是我国灰树花人工栽培最早、栽培规模最大的产区，主要集中在黄田镇和岭头乡。2003年，庆元县灰树花产业列入省优势农产品区域布局规划。2009年，庆元县黄田镇被中国食用菌协会授予"中国灰树花之乡"称号。2014年，庆元灰树花经农业部批准获得地理标志登记保护的农产品。

目前，庆元县有灰树花出口备案基地6个，有机认证产品5个。灰树花生产规模在1800万袋左右，鲜品产量达8000多吨，产业总产值达3亿元以上。灰树花专业合作社及灰树花精深加工企业 20 余家。经过 30 多年探索实践，庆元灰树花的生产、加工和流通已形成体系，灰树花盐渍加工、干制、保鲜及深加工技术都已相对成熟并应用，安全性很高的菌棒割口式栽培生产的灰树花菇体适合作为深加工原料。

二、产品开发

（一）药品

目前，我国以灰树花为原料的获批药物仅 1 个，适用于脾虚引起的体倦乏力，神疲懒言，饮食减少，食后腹胀等症；亦可用于见上述脾虚症的肿瘤患者。此外，从国家药品注册与受理数据库中检索到 4 条灰树花相关的新药信息。

（二）保健食品

以灰树花为主要原料或原料之一的获国家批准的保健食品有 23 种（其中国食健字 18 种，卫食健字 5 种），保健功效为"增强免疫力""免疫调节、抗辐射""调节血糖、抗疲劳"等，如灰树花猴头菇灵芝茯苓胶囊、红景天灵芝灰树花片、莎克来复合多糖胶囊等，生产企业遍布浙江、北京、天津、山东、江苏、深圳、山西等地。

（三）食品（含农副产品）

灰树花是一种很好烹饪食材，市场上供应的可供食用的农副产品规格有鲜品灰树花、干灰树花和盐渍灰树花。以灰树花为原料的预包装食品主要有灰树花茶、灰树花糖、灰树花片（压片糖果）、富硒灰树花（固体饮料）、桦褐孔菌灰树花粉（固体饮料）等。

（四）化妆品与日用品

因灰树花有抗辐射、抗氧化等作用，灰树花已成为化妆品可用的原料。可在化妆品中使用的灰树花相关提取物有 3 种，分别为灰树花子实体提取物、灰树花提取物和灰树花菌丝体发酵产物滤液提取物。灰树花子实体提取物，为原国家食品药品监督管理总局（现国家市场监督管理总局）批准的化妆品可使用原料。灰树花提取物和灰树花菌丝体发酵产物滤液提取物均被《国际化妆品原料字典和手册（第十二版）》所收录。这3种灰树花提取物可用于生产润肤露、爽肤水等护肤产品和香皂、牙膏等日用品，打造天然绿色生态环保的化妆品和日用品。

（五）其他产品

灰树花可制成供其他产品生产用的原材料或中间材料，如灰树花多糖提取物、β-葡聚糖提取物、灰树花细粉等。目前，国内多家企业有进行灰树花多糖提取物的生产。

第九节　总结与展望

灰树花具有多种药理作用，在抗肿瘤、免疫调节、抗病毒等方面都表现出良好的功效，其中以灰树花多糖的药理作用尤为明显，对肝硬化、糖尿病、水肿、脚气病、小便不利等症有显著疗效，其多糖含量远远高于灵芝、香菇、虫草和羊肚菌，是其他几种食用菌的1.8～4倍。不仅如此，灰树花鲜品具有独特清香味，滋味鲜美；干品具有浓郁的芳香味，肉质嫩脆，味如鸡丝，脆似玉兰，营养丰富，蛋白质、氨基酸含量高出香菇一倍，是珍贵的药材和野蔬。庆元作为全国灰树花最重要的主产区，灰树花资源蕴藏丰富（据不完全统计，庆元灰树花产量在全国占比90%以上）、品质优良，灰树花胶囊是全国唯一获批的灰树花中成药。经过30多年探索实践，庆元灰树花的生产、加工和流通已形成体系，灰树花盐渍加工、干制、保鲜及深加工技术都已相对成熟并应用，安全性很高的菌棒割口式栽培生产的灰树花菇体已成为深加工原料载体。科学成熟的技术也造就了庆产灰树花的优质品质，庆元灰树花的多糖含量、硒含量远高于市场上同类产品，丽水庆元是名副其实的灰树花道地产区。

鉴于灰树花已有制剂品种单一、剂型单一，可开发前景广阔。庆元完全可以打响庆元灰树花品牌，开发灰树花各种产品，如药膳、保健食品、特医食品，还可开发不同剂型的灰树花制剂，如糖浆剂、颗粒剂、片剂及超细粉等药用产品，还可加入庆元其他食用菌，如香菇、黑木耳等，制成复合食品或保健食品。

我们深信：以灰树花为主要原料的产品会为丽水经济的绿色发展做出更大贡献。

参考文献

[1] 浙江省食品药品监督管理局.2017年版第一册[S].2017：10-11.

[2] 隆毅.灰树花质量控制关键技术与质量评价体系研究[D].山东中医药大学硕士学位论文，2013.

[3] 韩省华.食药两用真菌——灰树花[J].新农业，2010（8）：7-8.

[4] 戴玉成，杨祝良.中国药用真菌名录及部分名称的修订[J].菌物学报，2008，27（6）：801-824.

[5] 赵继鼎.中国真菌志第三卷：多孔菌科[M].北京：科学出版社，1998：176-177.

[6] 国家中医药管理局《中华本草》编委会.中华本草第三卷[M].上海：科学技术出版社，2005：548-549.

[7] 周永昌，吴克甸.灰树花栽培初探[J].食用菌，1985（6）：28.

[8] 吴传绪.庆元开始大规模人工栽培灰树花[J].浙江食用菌，1995（4）：8.

[9] 鲍文辉，鲍震海.袋栽灰树花2季出菇栽培技术[J].现代农业科技，2012（24）：119-120.

[10] 周知群，叶长文，毛可荣，等.灰树花菌棒式栽培及覆土二次出菇技术[J].食用菌，2007（3）：43-44，47.

[11] 胡建平，吴银华，毛可荣.灰树花覆土栽培工艺改良[J].食用菌，2013（1）：36，45.

[12] 胡建平，吴银华，吴应淼，等.灰树花二潮非土覆盖栽培技术初报[J].

食用菌，2015（4）：43-44.

[13] 纪天保.九个灰树花品种比较试验[J].浙江食用菌，1996（2）：14-15.

[14] 吴应淼，吴银华，姚庭永.灰树花"庆灰151"的品种特性及栽培要点[J].食药用菌，2015（6）：386-387.

[15] 吴应淼，吴银华，姚庭永，等.灰树花新菌株"庆灰152"的特性及栽培技术[J].食药用菌，2012（1）：36-38.

[16] 庆元县质量技术监督局.灰树花标准化生产技术规程：DB331126/T18-2007.

[17] 刘佳，包海鹰，图力古尔.灰树花化学成分及药理活性研究进展[J].菌物研究，2018，16（3）：150-157.

[18] NANBA H, HISHIDA I, KURODA H.Antitumor activity exhibited by orally administered extract from fruit body of Grifola frondosa（maitake）[J].Chemical & Pharmaceutical Bulletin，1988，36（5）：1819-1827.

[19] OHNO N, SUZUKI I, OIKAWA S, et al.Antitumor activity and structural characterization of glucans extracted from cultured fruit bodies of Grifola frondosa [J].Chemical & Pharmaceutical Bulletin，1984，32（3）：1142-1151.

[20] NANBA H, HAMAGUCHI A, KURODA H.The chemical structure of an antitumor Pharmaceutical Bulletin，1987，35（3）：1162-1168.

[21] KUBO K, NANBA H.Antitumor substance extracted from grifola：US，US 5854404 A[P]1998.

[22] ZHUANG C, MIZUNO T, ITO H, et al.Chemical modification and antitumor activity of polysaccharides from the mycelium of liquid-cultured Grifola frondosa [J].Journal of the Japanese Society for Food Science & Technology，1994，41（1）：733-740.

[23] KUBO K, AOKI H, NANBA H.Anti-diabetic activity present in the fruit body of Grifola frondosa（Maitake）.I[J].Biological & Pharmaceutical Bulletin，1994，17（8）：1106-1110.

[24] YANG B K, GU Y A, JEONG Y T, et al.Chemical characteristics and immuno-modulating activities of exo-biopolymers produced by Grifola frondosa, during submerged fermentation process[J] International Journal of Biological Macromolecules, 2007, 41（3）: 227-233.

[25] MASUDA Y, KODAMA N, NANBA H.Macrophage J774.1 cell is activated by MZ-Fraction（Klasma-MZ）polysaccharide in Grifola frondosa [J].Mycoscience, 2006, 47（6）: 360-366.

[26] ZHUANG C, KAWAGISHI H, PREUSSHG.Glycoprotein with antidiabetic, antihypertensive, antiobesity and antihyperlipidemic effects from Grifola frondosa, and a method for preparing same: US, US 7214778 B2 [P].2007.

[27] CUI F J, TAO W Y, XU Z H, et al.Structural analysis of antitumor heteropolysaccharide GFPS1 b from the cultured mycelia of Grifola frondosa, GF9801[J].Bioresource Technology, 2007, 98（2）: 395-401.

[28] RUI T, ADACHI Y, ISHIBASHI K I, et al. An unambiguous structural elucidation of a 1, 3-β-d -glucan obtained from liquid-cultured Grifola frondosa, by solution NMR experiments [J]. Carbohydrate Research, 2009, 344（3）: 400-404.

[29] 庞菲.灰树花化学成分及抗肿瘤细胞增殖作用研究[D].武汉：华东师范大学, 2010.

[30] ISHIZUKA T, YAOITA Y, KIKUCHI M.Sterol Constituents from the Fruit Bodies of Grifola frondosa（FR.）S.F.GRAY.[J].Cheminform, 2010, 29（18）: 1756-1760.

[31] MARINA DELLA GRECA, ANTONIO FIORENTINO, ANTONIO MOLINARO, et al.Steroidal 5, 6-Epoxides from Arum italicum[J].NaturalProduct Letters, 1993, 2（1）: 27-32.

[32] KINJO J, KISHIDA F, WATANABE K, et al.Five new triterpene glycosides from Russell lupine [J].Chemical & Pharmaceutical Bulletin,

1994，42（9）：1874-1878.

[33] CHEN R，WANG Y，YU D.Studies on the chemical constituents of the spores from Ganoderma lucidum [J].Acta Botanica Sinica，1991，33（1）：65-68.

[34] NOTARO G，PICCIALLI V，SICA D，et al.ChemInform Abstract：studies towards the synthesis of polyoxygenated steroids.Part3.R eaction of 7，9（11）-Diene Steroids with RuO4.[J/OL].Cheminform，1994，25（34）［2018-05-30］.http：//doi.org/10.1002/chin.199434209.

[35] TAKAISHI Y，UDA M，OHASHI T，et al.Glycosides of ergosterol derivatives from Hericum erinacens [J].Phytochemistry，1991，30（12）：4117-4120.

[36] OHTA K，YAOITA Y，MATSUDA N，et al.Sterol constituents from the sclerotium of Polyporus umbellatus fries [J].Natural Medicines，1996，50：179-181.

[37] KAWAGISHI H，KATSUMI R，SAZAWA T，et al.Cytotoxic steroids from the mushroom Agaricus blazei [J].Phytochemistry，1988，27（27）：2777-2779.

[38] OHTA K，YAOITA Y，KIKUCHI M.Sterols from Sclerotium of Polyporus umbellatus Fries（Natural Medicine Note）[J].Natural Medicines，1996，50（5）：366.

[39] SHEFFER M，FRIED A，GOTTLIEB H E，et al.Lipid composition of the plasma-membrane of the halotolerant alga，Dunaliella salina [J].Biochimica et Biophysica Acta（BBA）-Biomembranes，1986，857（2）：165-17.

[40] 吕旭聪，贾瑞博，李燕，等.灰树花抗氧化活性多酚的提取纯化及其鉴定[J].中国酿造，2016，35（3）：74-79.

[41] 张翼，徐子刚，唐弥娆.药食两用中药材中元素含量的测定[J].中国食用菌，2008，35（5）：551-552，556.

[42] 吴应淼，徐丽红，吴银华，等.不同海拔高度对灰树花氨基酸含量的

影响[J].浙江农业科学，2015，56（7）：1004-1007.

[43] 刘存芳，危冲，辜天琪，等.3种野生真菌子实体脂溶性成分的研究[J].安徽农业科学，2008，36（21）：9126-9127.

[44] 马迪.灰树花子实体次生代谢产物的分离纯化及生物活性研究[D].上海：华东理工大学，2015.

[45] 杨生兵.灰树花子实体和发酵菌丝体成分及多糖比较研究[D].无锡：江南大学，2012.

[46] 林志彬.食用菌潜在的药用价值研究进展[C].福建：第九届全国药用真菌学术会议暨药用真菌专业组织成立三十周年庆，2009.

[47] OHNO N，SUZUKI I，SATO K，et al.Purification and structural characterization of an antitumor β-1，3-glucan isolated from hot water extract of the fruit body of cultured Grifola frondosa [J].Chemical-& Pharmaceutical Bulletin，1985，33（10）：4522-4527.

[48] NANABA H.Antiumor activity of oral administered 'D-Fraction' from maitake mushroom（Grifola frondosa）[J].Nat Med，1993，1（4）：10-15.

[49] 孙震，陈石良，谷文英，等.灰树花多糖体内抗肿瘤作用的比较研究[J].药物生物技术，2001，8（5）：279-283.

[50] 赵霏.灰树花多糖联合维生素C诱导肝癌细胞SMMC-7721凋亡与自噬的研究[D].兰州：兰州大学，2016.

[51] 边杉，叶波平，奚涛，等.灰树花多糖的研究进展[J].药物生物技术，2004，11（1）：60-63.

[52] KODAMA N，MURATA Y，NANBA H. Administration of a polysaccharide from Grifola frondosa stimulates immune function of normal mice [J]. J Med Food，2004，7（2）：141-145.

[53] NABA H.Maitake mushroom immune therapy to prevent from cancer growth and metastasis [J].Explore，1995，6（1）：74-78.

[54] 韩丽荣，程代，王莉蕊，等.灰树花胞外多糖的结构及免疫调节活性[J].生物工程学报，2016，32（5）：648-656.

[55] GU C Q, LI J W, CHAO F H. Inhibition of hepatitis B virus by D-fraction from Grifola frondosa: Synergistic effect of combination with interferon-α in HepG 22.2.15 [J].Antiviral Res, 2006, 72（2）: 162-165.

[56] 项哨, 朱圣禾, 朱永平, 等.灰树花多糖在小鼠体内抗病毒作用的研究[J].浙江大学学报, 1995, 60（5）: 203-205.

[57] GU C Q, LI J W, CHAO F, et al. Isolation, identification and function of a novel anti-HSV-1 protein from Grifola frondosa [J]. Antiviral Res, 2007, 75（3）: 250-257.

[58] 赵铭.灰树花的抗艾滋病功效—日本药学会第113次年会报告[J].中国食用菌, 1994, 13（6）: 40.

[59] KUBO K, NANBA H.Anti-hyperlipiosis effect of Maitake fruit body （Grifola frondosa）[J].Biological and Pharmaceutical Bulletin, 1994, 17（8）: 1106-1110.

[60] 葛健康, 张佰鹏, 吴梧桐, 等.灰树花子实体多糖提取物对Ⅱ型糖尿病小鼠的治疗作用[J].西北药学杂志, 2008, 23（6）: 372-374.

[61] 袁德云, 章克昌.灰树花发酵液及其胞内纯化物的降血脂作用[J].中国药学杂志, 2003, 38（7）: 507-508.

[62] 吴锦文.贝叶多孔菌对自发性高血压症大鼠的血压升高具有抑制作用[J].食用菌, 2007, 29（5）: 51-52.

[63] ZHANG Y J, MILLS G L, NAIR M G. Cyclooxygenase inhibitory and antioxidant compounds from the mycelia of the edible mushroom Grifola frondosa [J]. J Agric Food Chem, 2002, 50（26）: 7581-7585.

[64] 孙欣怡.灰树花胞外多糖和胞内锌多糖的提取优化及抗氧化研究[D].泰安: 山东农业大学, 2014.

[65] 汪维云.灰树花多糖的抗辐射作用研究[J].安徽农业大学学报, 2003, 30（2）: 210-212.

[66] 金国虔, 叶波平, 奚涛.灰树花胞内多糖抗辐射作用的初步研究[J].药物生物技术, 2003, 10（1）: 40-42.

[67] 徐丽丽，郭立忠，宋爱荣.灰树花发酵液多糖毒理学评价[J].中国公共卫生，2007，23（10）：1265-1266.

[68] 王宝琴，徐泽平，杨传伦.灰树花菌丝体β-葡聚糖的毒理学实验[J].食品科学，2010，31（17）：368-372.

[69] 王宝琴，张彬彬，徐泽平，等.灰树花β-葡聚糖的遗传毒性试验[J].毒理学杂志，2008，22（5）：407-408.

[70] 宋玉良，陈建真.灰树花中多糖含量的测定[J].浙江中医药大学学报，2000，24（6）：67.

[71] 樊懿娜，赵婷，周叶，等.苯酚-硫酸法测定灰树花中多糖含量的研究[J].安徽农业科学，2011，39（25）：15256-15257.

[72] 隆毅，李万芳，石俊英.不同产地灰树花多糖含量测定[J].食品与药品，2012，14（9）：331-333.

[73] 杨晓华，于广利，赵峡，等.灰树花糖蛋白中总糖含量的测定[J].中国海洋大学学报，2006，36（6）：929-931.

[74] 宁慧青.不同食用菌多糖含量的比较研究[J].山西化工，2007，27（3）：44-45.

[75] 王卫国，吴强，胡宝坤，等.几种测定灰树花多糖中蛋白质含量方法的比较研究[J].中国食用菌，2003，22（1）：27-30.

[76] 吴应淼，徐丽红，吴银华，等.不同海拔高度对灰树花氨基酸含量的影响[J].浙江农业科学，2015，56（7）：1004-1007.

[77] 王伟.HPLC-ELSD法测定5种食用菌中agaricoglyceride A的含量[J].中南药学，2015，13（7）：757-759.

[78] 张翼，徐子刚，唐弥娆.药食两用中药材中元素含量的测定[J].浙江大学学报，2008，35（5）：550-552.

[79] 徐丽红，吴应淼，蔡铮，等.不同栽培方式下灰树花有害重金属、农药残留及硒含量比较[J].浙江农业学报，2016，28（1）：79-83.

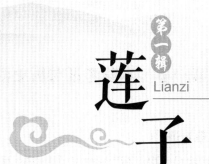

第一辑

莲子

Lianzi

莲 子 | Lianzi
NELUMBINIS SEMEN

本品为睡莲科植物莲 *Nelumbo nucifera* Gaertn. 的干燥成熟种子。别名：藕实、水芝丹（《神农本草经》），莲实（《尔雅》郭璞注），泽芝（《本草纲目》），莲蓬子（《山西中药志》）。

第一节　本草考证与历史沿革

一、本草考证 [1]

莲子原植物最早以"荷"记载于《诗经》，最早的药用记载于《神农本草经》，有"藕实""水芝丹"之名，魏晋时期增加了"莲实"这一名称，并一直沿用至唐宋时期，明代开始多以"莲子"为名，到了清代，人们广泛接受了"莲子"这一名称并沿用至今。

《诗经》中描述"隰有荷华""彼泽之陂，有蒲有荷"。隰、泽为水塘、洼地的古称，可见在当时我国有水泽的地方，便有莲的生长，生于水泽这一重要生物学特征，这与现今莲的生境一致。秦汉时期《神农本草经》中所载："藕实茎，所在池泽皆有，生豫章汝南者良，苗高五、六尺，叶团青大如扇，其花赤名莲荷，子黑状如羊屎。"《本草纲目》亦云："诸处湖泽陂池皆有之，节生二茎，为藕荷，其叶贴水，其下旁行生藕也；一为茎荷，其叶出水，其旁茎生花也。其叶清明后生。六七月开花，花有红、白、粉红三色，花心有黄须，蕊长寸余，须内即莲也。"与《中国植物志》中记载："莲，多年生水生草本……自生或栽培在池塘或水田内。"的植物形态特征和生境的描述相符，早在秦汉时期人们对于莲子的基原已经相当明确。

莲子，长于补脾止泻、养心安神，用于治疗脾虚失眠等症，自古以来都作为药食两用的佳品，其功效古今基本一致。南北朝《本草经集注》记载："主补中、养神、益气力，久服轻身，耐老，不饥，延年。"唐代《新修本草》在此基础上增加了一个"除百疾"的功效。《日华子本草》中记载："益气，止渴，助心，止痢。治腰痛，泄精，安心。"《本草纲目》中记载："莲之味甘，气温而性涩，禀清芳之气，得稼穑之味，乃脾之果也。"《本草蒙筌》中记载："蒸食能养神。"《滇南本草》中记载："莲子，开胃健脾，养心安神。"清代《本草备要》中记载："清心除烦，开胃进食。"历代医家均认为莲子具有益气、补脾、养胃的功效，如今莲子也可治疗脾胃虚弱。

二、历史沿革

莲子在丽水市莲都区种植有悠久的历史，《处州府志》中载："自萧梁詹司马疏导水利，有濠河二处……其濠阔处，半植荷芰，名荷塘……"丽水古称处州，城因莲形，故谓莲城。"萧梁詹司马"，是南朝修筑丽水大型水利工程通济堰的朝廷命官，那时的"濠阔"处就"半植荷芰"了，足见植莲是农家很普遍的农活。早在南宋，著名诗人范成大在处州任郡守时，因爱处州白莲而在府内构筑"莲城堂"赏荷品莲。大戏剧家汤显祖任处州府遂昌县令时，因莲亦多诗涉"莲城"。时光更迭，处州白莲的影响日益四扩，至清嘉庆六年（1802 年），处州白莲终于成了皇家贡品，被称"贡莲"，每年进贡十二担。从此，这块土地上种植的白莲，更是成了一道特别的风景。

"荷叶罗裙一色裁，芙蓉向脸两边开。乱入池中看不见，闻歌始觉有人来。"在莲都当地，人们因为喜爱处州白莲，传说其为仙女赐予的宝物。相传，天上一个名为玉姬的仙女，向往人间生活，偷偷乘坐宝莲的莲花，飞到莲都风光旖旎的东西岩，与一畲家小伙雷大结为夫妻，生下一对儿女，后被观音娘娘发现后，被迫回到天宫。因为思念丈夫和两个孩子，仙女将宝莲作为情物，撒向当地田间，于是处州各地就到处开满了莲花，结满了莲子。当地百姓非常喜欢处州白莲这个"仙家物"，于是就世代传承种植。

第二节　植物形态与分布

一、植物形态

莲为多年生水生草本。根状茎横生，肥厚，节间膨大，内有多数纵行通气孔道，节部缢缩，上生黑色鳞叶，下生须状不定根。叶圆形，盾状，直径 25 ～ 90 厘米，全缘稍呈波状，上面光滑，具白粉，下面叶脉从中央射出，有 1 ～ 2 次叉状分枝；叶柄粗壮，圆柱形，长 1 ～ 2 米，中空，外面散生小刺。花梗和叶柄等长或稍长，也散生小刺；花直径 10 ～ 20 厘米，美丽，芳香；花瓣红色、粉红色或白色，矩圆状椭圆形至倒卵形，长 5 ～ 10 厘米，宽 3 ～ 5 厘米，由外向内渐小，有时变成雄蕊，先端圆钝或微尖；花药条形，花丝细长，着生在花托之下；花柱极短，柱头顶生；花托（莲房）直径 5 ～ 10 厘米。坚果椭圆形或卵形，长 1.8 ～ 2.5 厘米，果皮革质，坚硬，熟时黑褐色；种子（莲子）卵形或椭圆形，长 1.2 ～ 1.7 厘米，种皮红色或白色。花期 6 ～ 8 月，果期 8 ～ 10 月 [2]。

处州白莲为红花白莲，其特点为藕细小而硬，叶片深绿色茂盛，花色鲜艳，密布田间，亭亭玉立，莲蓬饱满，籽多粒大，是一种收获莲籽和观赏兼用的优良莲种 [3]。

二、分布

莲生于水泽、池塘、湖沼或水田内,产于我国南北各省。处州白莲是产于浙江省丽水市莲都区和丽水经济开发区所辖区行政区域内,因原产地丽水市,古称处州,荷塘环城,故有"莲城"之称,所产莲子称"处州白莲",处州白莲具有粒大而圆、饱满、色白、肉绵、味甘五大特点,为莲中之珍品,其性湿、味甘、有补中之益气、安心养神、活络润肺、延年益寿等功效,是名贵的药材和高级营养滋补品。处州白莲为地理标志证明商标。

第三节 栽培

丽水市质量技术监督局于 2014 年 1 月 15 日发布丽水市地方标准规范 DB3311/T18-2014《处州白莲生产技术规范》,于 2014 年 2 月 15 日开始实施。《处州白莲生产技术规范》规定了处州白莲产品定义、地理标志证明商标适用范围、术语定义、种植与加工、质量要求、检验规则、包装、标志、标签、运输和储存等相关技术规程。标准的发布实施对规范相关处州白莲生产加工技术、质量标准,规范"中国地理标志"证明商标管理使用,促进白莲产业健康、快速、可持续发展具有重要作用。

一、生态环境条件

种植环境符合 NY5331《无公害食品 水生蔬菜产地环境条件》,产地要求海拔 300 米以下,临近水源,远离污染,阳光充足,但应避免在风口区域。莲田选择疏松肥沃,田底平整,排灌方便,保水性好的有机质丰富水田。土质以壤土、黏壤土、黏土为宜,灌溉便利的沙壤土也可,土壤 pH 为 5.5 ~ 7.5。

二、种植技术

藕田要求 2 年以上应进行轮换，提倡水旱轮作、换茬。从育种单位购买种藕，采用改良混合选择方法，选择生长强势、无退化现象、并符合原种典型特性植株，去杂去劣，选留种藕。莲田整理要求精耕细作，做到深度适当，土壤疏松，田面平坦，施足基肥。选择上年单产量高、无病害、品质纯正、藕种粗壮、节间短、顶牙完整、无病斑、无损害、具有 3 个节以上的主藕作种藕。做到边挖、边运、边栽。每亩种植 120 ~ 150 支健壮种藕为宜。栽种时挖穴 15 ~ 20 厘米，将藕种斜放穴中，顶牙朝下复土，尾部露出水面，以防灌水烂藕。移栽时间一般掌握在当地气温稳定通过 15 ℃以上、以清明前后移栽为宜。栽后或翻犁后 15 ~ 20 天，结合追肥开始中耕除草，拨出莲株间杂草，踩入泥中，并翻动表土。至莲子封行后停止中耕除草。管水原则为"浅水长苗，深水开花结实，浅水结藕越冬"。定植后至 6 月中旬莲田灌水 5 ~ 10 厘米，静水保温，促藕节早发苗。6 月下旬至 8 月下旬，莲田灌水 20 ~ 25 厘米，9 月至翌年 3 月，灌水护藕越冬。

三、栽培管理

1. 施肥：以有机肥为主。冬闲田或宿根莲田宜在犁田前亩施腐熟的猪、牛、鸡粪 1500 千克，或菜籽饼肥 100 千克。移栽前一天亩施碳铵 20 ~ 25 千克，过磷酸钙 25 千克作面肥。大田追肥因地制宜，一般亩用肥量折尿素 45 千克、氯化钾 25 千克、硼砂 2.5 千克左右，宜掌握"苗肥轻、花肥重、子肥全"的原则分次施用。

2. 病虫害防治：预防为主，综合防治。优先使用农业防治、物理防治、生物防治，按照病虫害的发生规律和经济阈值，科学使用化学防治技术，有效控制病虫危害，农药使用应执行《农药安全使用标准》（GB4285）和《农药合理使用准则》（GB/T8321 所有部分）的规定。

四、采收加工

处州白莲从大暑开始到立冬为止陆续成熟。大暑前后采收的称为伏莲，也称夏莲，其养分足、颗粒饱满、肉厚质佳；立秋以后采收的称秋莲，颗粒细长，膨胀性略差，入口粳硬。

1. 采收：宜在 7 月上旬～10 月中旬采收。当莲蓬约八成熟，莲子与莲蓬孔格稍分离采收。

2. 加工：

（1）脱粒、去壳、去膜：当天采摘后将莲子从莲蓬孔格内剥出，用手工活机械剥净果皮和种皮。

（2）通芯：用莲芯同粗的竹签或铁丝捅去莲子中间的莲芯（胚芽）。

（3）清洗：用干净的饮用水洗净残余莲膜、胚芽等沾粘物。莲子清洗后宜沥水 10～20 分钟。

（4）烘干：当天采的莲子要当天干燥。将清洗沥干后的莲子置于莲筛内，单层摆放于薪柴碳火炉或电烘箱上烘烤。初烤温度为 80～90 ℃；烘烤至莲子发软时，转入急烤，烘烤温度为 40～50 ℃，烘烤期间应常翻动莲子。

（5）将烘烤后的莲子冷却 30～60 分钟，及时分装。

第四节　化学成分

莲子不仅含有丰富的蛋白质，碳水化合物，维生素，钙、铁、锌微量元素等营养保健成分，还含有莲子多糖、酚类物质和超氧化物歧化酶等成分 [4, 5]。

一、保健成分

（一）蛋白质

鲜莲子具有较高的营养价值，其中蛋白质与氨基酸含量较高，蛋白质平均含量达 7.8%，远高于同是亚热带农业研究硬果类的新鲜板栗、菱角等。莲子中谷蛋白、清蛋白、球蛋白和醇溶蛋白的组成及含量均基本符合联合国粮食和农业组织（FAO/WHO）氨基酸的推荐值，故莲子可补充谷类中赖氨酸的不足，提高蛋白质的生物效价。莲子中含有 18 种氨基酸，其中 7 种是人体必需氨基酸（色氨酸除外）。对干莲子中的营养成分测定，其中组氨酸、精氨酸、酪氨酸含量最为丰富，这是一般食物中所缺乏的。同时，组氨酸和精氨酸也是儿童生长发育所必不可少的氨基酸。

（二）碳水化合物

莲子中碳水化合物含量较高，平均含量为 24.3%，主要的可利用碳水化合物是淀粉类多糖。天然莲子淀粉由直链淀粉和支链淀粉组成，其直链淀粉含量高达 42%，属于高直链淀粉食品。高直链淀粉食品被称为"功能性食品"，是糖尿病、胆结石和高血压人群的理想食品，具有防止胆结石形成及降低血液胆固醇的作用。

（三）维生素

莲子维生素含量测定表明，平均每千克莲子中含维生素 B_1 2.24 毫克、维生素 B_2 0.13 毫克、维生素 B_6 3.03 毫克、维生素 E 4.60 毫克，维生素 C 含量差异较大，最高可达 134.50 毫克。维生素 C 具有提高人体免疫力和机体应急能力等生理功能。

（四）矿物质

矿物质与人体健康有着密切的关系。莲子矿物质含量丰富，每千克干莲子中含有钙 5.8 毫克、铁 36.5 毫克、锌 164.7 毫克、铜 21.8 毫克、钠 1319.33 毫克、钾 657.9 毫克和锰 134.3 毫克。其中，钙、钾、钠为人体必需矿物质，铜、铁为人体必需微量元素。莲子中硒含量较低，硒含量均在 0.01 毫克 / 千克以下。

二、功效成分

（一）多糖

莲子多糖为睡莲科植物莲的干燥成熟种子的提取物，多糖类成分在莲子中含量较高，约在 3% 以上。组成多糖的单糖包括鼠李糖、夫糖、核糖、阿拉伯糖、木糖、甘露糖、半乳糖和葡萄糖等，不同品种新鲜莲子的可溶性多糖含量为 5.16 ～ 13.32 毫克 / 克。

（二）酚类成分

莲子中的酚酸包括咖啡酸、绿原酸、对羟基苯甲酸、没食子酸和大量的其他酚类物质，是莲子水提取物中主要起抗氧化作用的成分。

（三）超氧化物歧化酶（SOD）

SOD 在植物中普遍存在，具有清除自由基，维持活性氧代谢平衡，保护膜结构，延缓器官衰老的作用，莲子中高水平的 SOD 活性，为长久保存其细胞活力创造了条件，从而使莲子能长久保持其生命力。

第五节　药理与毒理

一、药理作用 [6]

1. 微量元素药理作用：莲子中钙、磷和钾含量非常高，除是构成骨骼的牙齿成分外，还有促进凝血，使某些酶活化，维持神经传导性，镇静神经，维持肌肉的伸缩性和心跳的节律等作用。丰富的磷还是细胞核蛋白的主要组成部分，帮助机体进行蛋白质、脂肪、糖类代谢，并维持酸碱平衡，对精子的形成也有重要作用。特别是人体必需的常量矿物质钾、钠、钙、镁、磷含量远高于一般蔬菜、水果、肉类、蛋类和水产类食物。微量矿物质锌、硒对提高人体免疫功能、促进生长发育、维持正常生育功能和抗肿瘤抗艾滋病具有重要意义，莲子锌、硒含量也显著高于一般食物。

2. 抗氧化和抗衰老作用：莲子多糖提取液具有清除自由基的功效，最高清除率可达 29.1%。也有抗衰老的作用，莲子多糖可显著提高衰老小鼠血超氧化物歧化酶、过氧化氢酶和谷胱甘肽的活力，可显著降低血浆、脑及肝匀浆过氧化脂的水平，说明莲子多糖有较好的抗衰老作用。

3. 对胃肠的调节作用：促进益生菌增殖、抑制致病菌和抗束缚应激，莲子发酵乳对胃肠蠕动具有调节作用，可缓解便秘，促进肠道吸收。

4. 保肝护肝功能：可有效减少磷脂和游离胆固醇。

5. 增强免疫功能：能显降低 Ⅱ 型糖尿病患者的血糖水平。

二、毒理

莲子是国家卫生健康委员会公布的药食两用产品，无毒性报道。

第六节　质量体系

一、标准收载情况

（一）药材标准

《中国药典》2015 年版一部。

（二）饮片标准

《中国药典》2015 年版一部《浙江省中药炮制规范》2015 年版。

（三）行业标准

《中华人民共和国农业行业标准》NY/T1504-2007、《处州白莲生产技术规范》DB3311/T18-2014。

二、药材性状

（一）莲子的商品规格

《处州白莲生产技术规范》按加工方法分为通心白莲、实心白莲、圆粒莲 3 种：通心白莲是指去掉外皮、种皮和莲芯的干莲子；实心白莲是指去掉外皮、种皮，保留莲芯的干莲子；圆粒莲是指去掉外壳，保留种皮、莲芯的干莲子。

按感官指标分为一级、二级、三级。一级为颗粒形状一致，均匀饱满，圆形或卵圆形；二级为颗粒形状较一致，较均匀饱满，圆形或卵圆形；三级级为颗粒表面允许轻度皱缩，圆形或卵圆形。

（二）《中国药典》2015 年版一部 [7]

本品略呈椭圆形或类球形，长 1.2 ~ 1.8 厘米，直径 0.8 ~ 1.4 厘米。表面红棕色，有细纵纹和较宽的脉纹。一端中心呈乳头状突起，深棕色，多有裂口，其周边略下陷。质硬，种皮薄，不易剥离。子叶 2，黄白色，肥厚，中有空隙，具绿色莲子心。气微，味甘、微涩；莲子心味苦。

三、炮制

（一）《中国药典》2015 年版一部

秋季果实成熟时采割莲房，取出果实，除去果皮，干燥。取原药材略浸，润透，切开，去芯，干燥。

（二）《浙江省中药炮制规范》2015 年版 [8]

取原药材，投入沸水中略烫，取出，润软，破开，去心，干燥。用时捣碎。

（三）《中药大辞典》 [9]

1. 莲肉：取原药材，用清水略浸，润透，切开去心，干燥。

2. 炒莲肉：取净莲肉置锅内，用文火加热，炒至肉仁微黄色并有香气时，取出放凉。

3. 麸炒莲肉：取麸皮，撒入热锅内，用中火加热，炒至肉仁微黄色时，取出，筛去麸皮，放凉。莲肉每100千克，用麸皮10千克。

（四）传统炮制方法

唐代有蒸法（《食疗本草》），宋代有麸炒法（《圣济总录》），元代有炒法（《瑞竹堂经验方》），明代除用炒法外，还有酒煮、猪肚制（《普济方》），焙制（《仁术便览》），葱盐炒（《寿世保元》）等炮制方法。清代除沿用炒法、蒸法、葱盐炒外，还有酒浸法（《本草述》）。清代对炮制作用的记述也较详细。莲子肉虽然唐代就有炮制记载，但历代炮制方法都不多，只有单炒和麸炒保留至近代，而现在较常用的方法也仅炒黄一种。

（五）莲子炮制的意义

莲子生品性平偏凉，长于养心安神，用于虚烦、惊悸、失眠，亦能补脾止泻，益肾涩精，但作用不如炒莲子肉强。炒后气味甘香，性平偏温，长于健脾止泻，补肾涩精，用于脾虚泄泻，肾虚遗精，妇女带下。生品与炒品基本功用一致，凡用炒品的病证生品亦有效而力稍逊，但清心安神则只宜用生品，若用炒品则效果欠佳，故目前临床上仍以生用为主。

四、饮片性状

（一）《中国药典》2015年版一部

莲子略成类半球形。表面红棕色，有细纵纹和较宽的脉纹。一端中心呈乳头状突起，棕褐色，多有裂口，其周边略下陷。质硬，种皮薄，不易剥离。子叶黄白色，肥厚，中有空隙，气微，味微甘、微涩。

（二）《浙江省中药炮制规范》2015年版

莲子呈椭圆形或类球形，长1.2～1.8厘米，直径0.8～1.4厘米。表面淡黄棕色至红棕色，有细纵纹和较宽的脉纹。一端呈乳头状突起，色较深，多有裂口。种皮薄，不易剥离。子叶2，黄白色，腹面具一纵凹槽。质硬，气微，味甘、微涩。

五、有效性、安全性的质量控制（表4-1～表4-5）

表4-1　有效性、安全性质量控制项目汇总表

标准名称	鉴别	检查	浸出物	含量测定
《中国药典》2015年版一部	药材：显微鉴别（粉末）；化学反应（①直链淀粉化学反应②糖及苷类化合物的化学反应）；薄层色谱鉴别（以莲子为对照）；饮片：同药材	药材：水分（不得过14.0%）、总灰分（不得过5.0%）、黄曲霉毒素（本品每100 g含黄曲霉毒 B_1 应不得过5μg；黄曲霉毒 G_2、黄曲霉毒 G_1、黄曲霉毒 B_2 和黄曲霉毒 B_1 总量不得过5μg）；饮片：同药材	//	//
《浙江省中药炮制规范》2015年版	//	同《中国药典》2015年版莲子饮片	//	//
《处州白莲生产技术》DB3311/T18-2014	//	蛋白质≥18%淀粉≥40%含水量≤12%	//	//

表4-2　通芯白莲的感官指标

项目	等级		
	一级	二级	三级
形状	颗粒形状一致，均匀饱满，圆形或卵圆形	颗粒形状较一致，较均匀饱满，圆形或卵圆形	颗粒表面允许有轻度皱缩，圆形或卵圆形
色泽	乳白色，微黄，光泽度好	乳白色，微黄，光泽度较好	淡黄白色，光泽度一般
气味	清香，无异味		
缺陷	无霉变、虫蛀、焦粒等缺陷		
粒数 /500 g	≤ 510	≤ 550	≤ 600
通芯率 %	≥ 98	≥ 95	≥ 90
净度 %	100	≥ 99	≥ 98
完好率 %	≥ 98	≥ 96	≥ 93

表 4-3 实芯白莲的感官指标

项目	等级		
	一级	二级	三级
形状	颗粒形状一致，均匀饱满，圆形或卵圆形	颗粒形状较一致，较均匀饱满，圆形或卵圆形	颗粒表面允许有轻度皱缩，圆形或卵圆形
色泽	乳白色，微黄，光泽度好	乳白色，微黄，光泽度较好	淡黄白色，光泽度一般
气味	清香，无异味		
缺陷	无霉变、虫蛀、焦粒等缺陷		
粒数 /500 g	≤ 500	≤ 550	≤ 600
净度 %	100	≥ 99	≥ 98
完好率 %	≥ 98	≥ 96	≥ 93

表 4-4 圆粒白莲的感官指标

项目	等级		
	一级	二级	三级
形状	颗粒形状一致，均匀饱满，圆形或卵圆形	颗粒形状较一致，较均匀饱满，圆形或卵圆形	颗粒表面允许有轻度皱缩，圆形或卵圆形
色泽	表皮粉红透白，色泽一致	表皮粉红或红色，色泽较一致	表皮红或暗红色
气味	清香，无异味		
缺陷	无霉变、虫蛀、焦粒等缺陷		
粒数 /500 g	≤ 480	≤ 530	≤ 560
净度 %	100	≥ 99	≥ 98
完好率 %	≥ 98	≥ 96	≥ 93

表 4-5 卫生指标

毒害物质	单位（mg/kg）
砷（以 As 计）	≤ 0.5
铅（以 Pb 计）	≤ 0.2
镉（以 Cd 计）	≤ 0.05
汞（以 Hg 计）	≤ 0.01

（续表）

毒害物质	单位（mg/kg）
敌敌畏	≤ 0.1
乐果	≤ 1
敌百虫	≤ 0.1
黄曲霉毒素 B_1	≤ 0.01
亚硫酸盐	≤ 50
多菌灵	≤ 0.5
氯氰菊酯	≤ 0.5
溴氰菊酯	≤ 0.2

六、质量评价

丽水被誉为"浙江绿谷"，生态环境质量浙江省第一、中国前列，莲都区介于东经 119° 06′ ~ 120° 08′ 和北纬 28° 06′ ~ 28° 44′，四季分明，温热湿润，雨量充沛，光照充足，莲都区有 2 个特别适合种植白莲的河谷平原——碧湖平原和城郊平原，土壤肥沃，有机质丰富，富含磷、钾、钙等微量元素，其水质非常好，一类水质 98% 以上，特有的水质、土壤和良好的生态气候种植的莲子品质卓越，处州白莲具有粒大而圆、饱满、色白、肉绵、味甘五大特点，为莲中之珍品，其性湿、味甘、有补中之益气、安心养神、活络润肺、延年益寿等功效，是名贵的药材和高级营养滋补品。处州白莲每 100 克含有蛋白质 15.9%，脂肪 2.8%，矿物质 3.9%，碳水化合物 70.1%，富含维生素 C，含钙 89 毫克，含磷量可达 285 毫克，钾元素虽然不足 2.1 毫克，但在所有动、植物食品中却位居榜首。2009 年，"处州白莲"获国家地理标志证明商标，2010 年，"处州白莲"产品通过无公害农产品认证；同年，"处州白莲"被列入浙江省第一批农作物种质资源保护名录，并通过"全国无公害农产品"认证。2010 年和 2011 年，"处州白莲"连续两年获"浙江省农业博览会金奖"。2011 年，"处州白莲"获"中国农博会（衢州）

粮交会金奖"，并被评为"丽水市处州十珍"农产品和莲都十大养生产品之一。2013 年处州白莲获丽水市著名商标。处州莲蕊曾获得第二届中国农业博览会金奖 [10, 11]。

第七节 性味归经与临床应用

一、性味

《中国药典》2015 年版一部：莲子，甘、涩，平。

《神农本草经》：莲子，味甘，平。

《本草蒙筌》：莲子，味甘涩，气平寒，无毒。

《本草再新》：莲子，味甘，性微凉，无毒。

《随息居饮食谱》：莲子，鲜者甘平，干者甘温。

二、归经

《中国药典》2015 年版一部：莲子，归脾、肾、心经。

《雷公炮制药性解》：莲子，入心、胃、膀胱三经。

《本草经疏》：莲子，入足太阴、阳明，兼入手少阴经。

《本草新编》：莲子，入心、脾、肝、肾四脏。

三、功能主治

《中国药典》2015 年版一部：莲子，补脾止泻，止带，益肾涩精，养心安神。用于脾虚泄泻，带下，遗精，心悸失眠。

《神农本草经》：莲子，主补中、养神、益气力。

孟诜：莲子，主五脏不足，伤中气绝，利益十二经脉血气。

《本草拾遗》：莲子，令发黑，不老。

《食医心镜》：莲子，止渴，去热。

《日华子本草》：莲子，益气，止渴，助心，止痢。治腰痛，泄精。

《日用本草》：莲子，止烦渴，治泻痢，止白浊。

《滇南本草》：莲子，清心解热。

《本草纲目》：莲子，交心肾，厚肠胃，固精气，强筋骨，补虚损，利耳目，除寒湿，止脾泄久痢，赤白浊，女人带下崩中诸血病。

《本草备要》：莲子，清心除烦，开胃进食，专治噤口痢、淋浊诸证。

《随息居饮食谱》：莲子，镇逆止呕，固下焦，愈二便不禁。

四、用法用量

6 ~ 15 克。

五、注意事项

中满痞胀及大便燥结者，忌服。

《本草拾遗》：生则胀人腹，中薏令人吐，食当去之。

《本草纲目》：得茯苓、山药、白术、枸杞子良。

《本草备要》：大便燥者勿服。

《随息居饮食谱》：凡外感前后，疟、疸、疳、痔，气郁痞胀，溺赤便秘，食不运化，及新产后皆忌之 [12]。

六、附方

《太平惠民和剂局方》中载有的中医经典古方参苓白术散，莲子是参苓白术散方中具有健脾渗湿止泻之效。在治疗泄泻方面成效显著，临床常用于小儿秋季腹泻，还有治疗肿瘤患者化疗后腹泻疗效显著。以石莲子为君药的清心莲子饮同样出自《太平惠民和剂局方》，功用为益气阴、清心火、止淋浊，莲子在其中起清心火而交心肾、凉血润燥之效。《本草纲目》记载："昔人治心肾不交，劳伤白浊，有清心莲子饮。"清心莲子饮现代可用于治疗慢性肾炎综合征、肾病综合征、泌尿道感染 [13]。

（一）主要经典方[9]

1. 治久痢不止：老莲子二两（去心），为末，每服一钱，陈米汤调下。源于《世医得效方》。

2. 治下痢饮食不入，俗名噤口痢：鲜莲肉一两，黄连五钱，人参五钱。水煎浓，细细与呷。源于《本草经疏》。

3. 治噤口痢：石莲不以多少，不炒，剥去壳，将肉并心，碾为细末。铡艮二钱，米饮调下。源于《百一选方》。

4. 治心火上炎，湿热下盛，小便涩赤，淋浊崩带，遗精等证：黄芩、麦门冬（去心）、地骨皮、车前子、甘草（炙）各半两，石莲肉（去心）、白茯苓、黄芪（蜜炙）、人参各七钱半。上锉散。每三钱，麦门冬十粒，水一盏半，煎取八分，空心食前服。源于《太平惠民和剂局方》清心莲子饮。

5. 治心经虚热，小便亦浊：石莲肉（连心）六两，炙甘草一两。细末。每服二钱，灯心煎汤调下。源于《仁斋直指方》莲子六一汤。

6. 治小便白浊，梦遗泄精：莲肉、益智仁、龙骨（五色者）各等分。上为细末。每服二钱，空心用清米饮调下。源于《奇效良方》莲肉散。

7. 补虚益损：莲实（去皮）不以多少，用好酒浸一宿，入大猪肚内，用水煮熟，取出焙干。上为极细末，酒糊为丸，如鸡头大。每服五、七十丸，食前温酒送下。源于《医学发明》水芝丸。

8. 治病后胃弱，不消水谷：莲肉、粳米各炒四两，茯苓二两。共为末，砂糖调和。每用两许，白汤送下。源于《士材三书》莲肉糕。

9. 治翻胃：石莲肉，为末，入些豆蔻末，米汤趁热调服。源于《仁斋直指方》莲子散。

10. 治产后胃寒咳逆，呕吐不食，或腹作胀：石莲肉两半，白茯苓一两，丁香五钱。上为末。每服二钱，不拘时，用姜汤或米饮调下，日三服。源于《妇人良方》石莲散。

（二）莲子的药膳方[14]

莲子自古以来是公认的老少皆宜的鲜美滋补佳品，其吃法很多，可用来配菜、做羹、炖汤、制饯、做糕点等。比较常用的药膳方有：

1. 莲子粥

（1）莲子 30 克加清水在火上煮烂，再加粳米 100 克，煮粥，功能：健脾益气，宁神益智，用于心脾气虚，心神不宁。源于《饮膳正要》。

（2）莲子 30 克，芡实 15 克，茯苓 50 克，海松子 10 克，粳米 30 克，煮粥，功能：健脾益肾固精，适用于脾虚泄泻。源于《济众新编》。

2. 莲子蛋：莲子 90 克，鸡蛋 2 个，冰糖适量。鸡蛋煮熟去壳。莲子浸后加水煮熟，入鸡蛋、冰糖，煮 10 分钟。每日分 2 次服用，功能：养心益肾健脾。用于失眠多梦。源于《强身食制》。

3. 莲肉糕：莲子肉、糯米各 200 克，炒香；茯苓 100 克，共研为细末，白糖适量，加水使之成泥状，蒸熟，待冷后压平切块即成。用于脾胃虚弱、饮食不化、大便稀溏等。源于《士材三书》。

4. 脾益胃散：莲子肉、芡实、扁豆、薏苡仁、山药、白术、茯苓各 120 克，人参 15 克（或党参 60 克）。共炒研末。临用时可加适量白糖。每次用 15 ~ 30 克，以温开水冲调服。用于脾虚少食，腹泻；小儿疳积消瘦；肺结核患者肺脾两虚，咳嗽少气等。源于《方脉正宗》。

5. 莲子百合麦冬汤：莲子 15 克，百合 30 克，麦冬 12 克。加水煎服。用于病后余热未尽，心阴不足，心烦口干，心悸不眠等。

6. 莲子红枣汤：莲藕两大截，红枣四两、莲子二两用水浸泡至软后捞起；将藕块和红枣、莲子加冰糖适量水煮一个半小时，至食材软透。可补血润肤，是长期疲劳过度，消耗精神的药补食品。

7. 红枣银耳莲子汤：红枣 100 克，白木耳 50 克，莲子 100 克，红糖适量。将红枣、白木耳、莲子洗净后泡水。锅中加适量的水，放入3种材料，煮熟后，加糖调味。

8. 银耳莲子羹：莲子100克、干银耳15克、鲜百合120克、香蕉2根、枸杞5克。冰糖100克。干银耳泡水2小时，将所有材料放入炖盅中，炖半个小时即可。

9. 蜜汁红莲：将莲子与红枣先用文火炖1小时，再加入白糖、猪板油，文火焖至汁干食用。配上银耳可调制成莲子银耳汤；配上人参和适量冰糖隔水蒸炖，为莲肉人参汤；配上桂圆再加红枣、糯米共煮，可熬成莲子桂圆汤。

10. 木瓜莲子百合汤：原料为木瓜、莲子、百合、红枣、银耳、牛奶、冰糖。将原料洗净切小块，莲子泡发蒸熟，银耳泡发撕小块。将原料放入开水中煮半小时，放入牛奶和木瓜最后放入百合即可，装入汤盘用薄荷叶点缀。

无论哪种莲馔，无不清香可口。历代达官贵人常食的"大补三元汤"，其中一元即为莲子。古今丰盛的宴席上，无不备有莲馔，如宋代《武林旧事》描写宋高宗的御宴《西游记》中的"天厨"御宴、《红楼梦》中描写的贾府盛宴，均有"莲子肉""干蒸莲子"，而"莲子汤"则是最后的压席菜，尚有"无莲不成席"之势。

第八节 丽水资源利用与开发

一、资源蕴藏量

截至2018年年底，全市处州白莲种植总面积4935亩，已建成处州白莲种质资源繁殖保存圃20亩。处州白莲一般每三年栽种一次，栽种当年亩产35～50公斤；第二年生长旺盛，亩产60～75公斤；第三年亩产50～60公斤；第四年亩产降至50公斤以下；最高亩产可达 91.6 公斤。目前市场价每 500 克 50 元左右，平均每亩年产值 3000 ~ 10000 元。

二、基地建设情况

处州白莲是莲都区传统特色农业产业，具有较深的历史文化底蕴和较强的市场竞争力。自 2008 年以来，区委区政府高度重视，把发展处州白莲产业作为培育地方特色的高效农业、促进农民增收致富的一项重要举措，着力发展一批布局区域化、生产标准化、加工机械化、营销品牌化、功能社会化的处州白莲产业精品园，取得了较好成效。莲都区种植处州白莲面积 4635 亩，主要分布在莲都区老竹、丽新、富岭等地，老竹镇 1800 亩、富岭街道 1200 亩、丽新乡 250 亩、碧湖镇 350 亩、大港头镇 51 亩、雅溪镇 30 亩。基本形成处州白莲产业链，共有种莲农业龙头企业、专业合作社和家庭农场 26 家，莲产品加工企业 5 家，营销企业 20 多家。主要的专业合作社有丽水百味农产品专业合作社、丽水正欣处州白莲专业合作社等。已建成处州白莲休闲养生观光园"莲都园" 1 个、精品园 7 个，主要分布在老竹、丽新、碧湖、大港头等白莲基地。其中，"莲都园"位于老竹镇老竹村老竹畈。7 个精品园分别是：六江源处州白莲精品园、后坑处州白莲精品园、沙溪处州白莲精品园、周坦处州白莲精品园、马村处州白莲精品园、蒲塘处州白莲精品园、利山村处州白莲基地。

三、产品开发

（一）中成药

据统计，以莲子为组方的中成药处方有 102 种：其中《中国药典》2015 年版一部收载的有参苓白术散、启脾丸、女珍颗粒、心脑静片、心速宁胶囊、调经促孕丸、锁阳固精丸等；卫生部药品标准收载《中药成方制剂》收载的有人参健脾片、养心安神丸、健儿疳积散、健脾八珍糕等；国家中成药汇编收载的有健脾化滞锭，固肾补气散、和胃疗疳颗粒等。

（二）食品

莲子营养丰富，历来被人们称为食疗佳品，李时珍评价莲子"享清芳之气，得稼穑之味，乃脾之果"。莲子是一种多功能食品，目前市场上，根据其性能价值已开发出了多种类型的食用产品，如饮料、酸奶、罐头、果酱、果冻、酒、糕点、月饼等，琳琅满目，应用广泛。如通过对莲子进行去蕊、蒸、磨、打浆等工序，并采用糯米搭窝、联合多步发酵等工艺，研发了莲子淀粉转换酿造白莲酒的技术，酿制的莲子酒有黄酒（白莲红）和白酒（处州白莲醇）两种，具有强肾固涩、安神益智的功效，由于大米中缺乏赖氨酸而莲子中赖氨酸含量较高，将大米与莲子混合发酵，从而使酒中赖氨酸的含量显著提高，莲子中其他功能性成分溶于酒中来提高酒的营养价值和保健功能，深受顾客喜爱。另有白莲醋的酿制，将处州白莲的养生保健功能与醋结合，集调味与饮品功能于一身，更具营养价值。此外，还有"荷叶荷花茶""莲芯茶""纯藕淀粉"等系列养生莲产品，处州白莲甜品组合（早生贵子产品），处州白莲罐头等。随着处州白莲整个产业的不断发展，以处州白莲为原料的系列产品得到了不断开发。

（三）莲子宴

莲子宴中有一道菜叫白莲煨鸡。相传，清嘉庆年间，一京城官亲路过处州，店家拿出莲子煨鸡饷客。客人食之，问是何山珍海味。店家说是处州白莲煨鸡。客人说，全国闻名者为湘莲，可也无此鲜香，店家奉献剩余莲子，官亲回京又奉献皇帝。皇帝赞赏宣莲，下诏官府每年进贡十二担。从此，处州白莲身价百倍，一斤竟值一担谷。于是，各地竞相种莲，但色香味皆不及处州莲子，于是清嘉庆六年（1802年）宣平（即原丽水县宣慈乡）产的处州白莲被列为贡品，因而也称"宣莲"。"早生贵子"这道菜是丽水结婚酒席上有寓意的一道甜品，由红枣、花生、桂圆、莲子组成，寓意"早生贵子"。莲子宴养生又好吃，丽水莲都区百姓喜欢用莲子、莲藕、荷叶等食材做莲子宴，一些农家乐业主对莲子宴进行了创新，老竹千荷农庄推出了荷塘秋色、糖醋荷花鱼、养生荷梗等30余道菜肴的"全莲宴特色菜"。莲都区选送的"莲都养生宴"农家菜肴在浙江省第四届农家乐特色菜大赛上，包揽了山区类项目的4项金奖。

（四）保健品

据统计，含莲子的卫食健字号的保健食品有55种之多：有的具有增强免疫力的功能；具有改善睡眠的功能；具有促进消化功能；具有清咽润喉的功能；具美容（祛黄褐斑）的功能。

（五）化妆品

莲子不仅含有丰富的碳水化合物、蛋白质、维生素，以及钙、铁、锌等微量元素，还含有黄酮类、水溶性多糖等物质、生物碱和超氧化物歧化酶等功效成分。莲子中的维生素种类相对齐全且含量较高，其中维生素 C 含量最高，维生素 C 具有较强的抗氧化性，是胶原脯氨酸羟化酶和胶原赖氨酸羟化酶维持活性所必需的辅助因子，已证实有较好的光保护作用和去色素沉着作用。针对崇尚自然、回归传统已成为世界化妆品的发展潮流趋势，现如今护肤品市场流行敷食同源，很多护肤品厂家把平时在餐桌上的美容养颜食物搬到了护肤品中。莲子是一种富含酚类与糖蛋白的物质，具有较强的抗氧化与抗衰老作用。有研究表明，莲子多糖有较好的清除体内自由基的作用。自由基是一种可损害机体细胞和组织的，具有强氧化性的物质，在人体内过多或者机体清除能力下降时均会加速衰老。基于此，若在日化用品中大力开发推广莲子护肤系列产品，将会大力推动国货产品的发展，提高国货的知名度[15]。

（六）新技术的应用

丽水推广三新技术 4 项，分别是处州白莲莲壳栽培香菇综合利用试验示范、白莲－泽泻轮作高效种植技术示范推广、莲田套养野生中华鳖防治福寿螺试验以及莲子－泥鳅－鲤鱼立体生态高效混养模式示范。

（七）观赏价值

《西洲曲》中写道："采莲南塘秋，莲花过人头。低头弄莲子，莲子清如水。"唐朝大诗人杨万里曾有诗云："接天莲叶无穷碧，映日荷花别样红。""小荷才露尖尖角，早有蜻蜓立上头。"宋代大学者、理学创始人周敦颐《爱莲说》中写道："予独爱莲之出淤泥面不染，濯清涟而不妖，中通外直，不蔓不枝，香远益清，亭亭净植，可远观而不可亵玩焉！""莲，花之君子者也。噫！菊之爱，陶后鲜有闻。莲之爱，同予者何人？"。荷花为莲科多年生水生草本，又名莲花、芙蓉、芙蕖、菡萏等。在中国，荷花有着丰富的含义：荷花一向被人们视为圣洁的象征，也被佛教寺院定为"五树六花"之一而被广泛种植。荷花被人们当作美丽的化身，唐朝大诗人白居易就曾用"芙蓉如面柳如眉，对此如何不泪垂。"来形容中国古代四大美女之一杨玉环的容貌，"出水芙蓉"一词则直到今天都还被人们用来形容国色天香、倾国倾城的绝代佳人。荷花还被人们用来比拟品行高洁，正直谦虚的君子，所以荷花也有"花中君子"的别名。每到荷花盛开的季节，在老竹东西岩景区沿线的处州白莲基地里，朵朵荷花在绿色的海洋中竞相开放，娇艳的粉色、幽雅的白色，随着碧绿的荷叶、莲蓬迎风摇曳，美不胜收。荷花盛开吸引了大量的游客和摄影爱好者。

（八）莲其他药用部位的产品研发

莲的叶（荷叶）、叶柄（荷梗）、花托（莲房）、花、雄蕊（莲须）、果实（石莲子）、种子（莲子）、种子中的幼叶与胚根（莲子心）及根状茎的节部（藕节）均作药用：叶（荷叶）及叶柄（荷梗）煎水喝可清暑热，藕节、荷叶、荷梗、莲房、雄蕊及莲子都富有鞣质，作收敛止血药；藕及莲子为营养品，根状茎（藕）作蔬菜或提制淀粉（藕粉）；种子供食用；叶为茶的代用品，又作包装材料。

第九节　总结与展望

　　莲子是丽水古城的标志药材，据《处州府志》记载，早在一千四百多年前，处州已开始种植荷莲，早在八百年前丽水就有"莲城"之美誉。处州白莲为浙江省著名特产，因原产丽水市，古称处州而得名。处州白莲具有粒大而圆、饱满、色白、肉绵、味甘五大特点，每 100 克干物质含有蛋白质 15.9%，脂肪 2.8%，矿物质 3.9%，碳水化合物 70.1%，富含维生素 C、钙、磷、钾元素，为莲中之珍品，其性湿、味甘，有补中之益气、安心养神、活络润肺、延年益寿等功效，是名贵的药材和高级营养滋补品。

　　丽水发展白莲产业，除了得天独厚的气候环境和悠久的种植历史，还有非常有利的条件，首先是党委、政府高度重视，2012年，莲都区在农业产业方面的新增投入资金为 1000 万元左右，其中 800 万元就用在了白莲产业上。其次是产业布局注重与旅游景区相结合。按照规划，大量的白莲基地将坐落于当地著名的国家 4A 级景区——东西岩景区周边乡镇，赏荷花、逛景区、吃莲宴将成为当地的特色旅游线路。丽水素有中国摄影之乡的美誉，摄影爱好者们在赏荷摄影之余，也会积极宣传处州白莲，拉动产业发展。目前，白莲种植面积近 5000 多亩，已建成处州白莲种质资源繁殖保存圃 20 亩。初步形成了老竹——丽新盆地、丽武公路沿线十里荷花基地，使老竹镇成为处州白莲种植第一镇，并辐射带动碧湖、大港头等乡镇发展。到荷花盛开的季节，莲都呈现朱自清笔下那"荷叶田田"的景象。同时，在打造处州白莲区域公用品牌方面，安排了专项资金用于公共品牌包装设计、证明商标推广应用、市场营销策划、会展活动等区域品牌创建和管理工作。同时注重与旅游、休闲观光、摄影文化等相结合，提升白莲相关产业。

莲子是中国传统药食两用的特色食品，种植面积广，资源丰富，莲子不仅广泛应用于医药、保健品领域，也可加工成系列传统食品、药膳等多种形式的食品。随着生活水平的不断提高，人们对养生、保健日益重视，莲子将越来越受消费者的认可和青睐。通过对莲子功能学特性的不断深入研究，开发高档次的莲子营养保健系列产品，具有较好的经济效益和社会效益。可以预见，随之带动的莲子精深加工产业将具有广阔的发展前景。

附：莲具有广泛的用途，具有药用、食用、观赏价值，莲的6个部位：莲子、莲子心、莲房、莲须、荷叶、藕节均已载入《中国药典》2015年版一部。石莲子、荷花、荷花瓣、荷梗均被地方标准收载。下面，将对莲的其他药用部位作一简单介绍：

莲子心

※ **来源** 睡莲科植物莲 *Nelumbo nucifera* Gaertn. 的成熟种子中的干燥幼叶及胚根。取出，晒干。

※ **性状** 本品略呈细圆柱形，长 1 ~ 1.4 厘米，直径约 0.2 厘米。幼叶绿色，一长一短，卷成箭形，先端向下反折，两幼叶间可见细小胚芽。胚根圆柱形，长约 3 毫米，黄白色。质脆，易折断，断面有数个小孔。气微，味苦。

※ **化学成分** 莲子心的化学成分主要为生物碱类和黄酮类，目前已从莲子心中分离得到生物碱类成分约 14 个，黄酮类成分约 30 个[16]。

1. 生物碱类：生物碱类成分是莲子心的主要活性成分，具有抗菌和抗肿瘤等生物活性，目前已从莲子心中分离鉴定了约 14 个生物碱类化合物，主要为单苄基异喹啉类、双苄基异喹啉类、阿朴啡类和异喹啉类。其中单苄基异喹啉类有（O-）去甲基衡州乌药碱、（杏黄）亚美罂粟碱、4'- 甲氧基 -N- 甲基衡州乌药碱和莲心季铵碱；双苄基异喹啉类有莲心碱、甲基莲心碱和异莲心碱；阿朴啡类有荷叶碱、（原）前荷叶碱、观音莲明碱和头花千金藤二酮 B；异喹啉类有 N- 甲基紫堇定、甲基可里帕林和唐松福林碱。

2. 黄酮类：黄酮类具有降脂、降血压、抗菌、抗氧化等作用。目前已从植物莲子心中分离鉴定了约 30 个黄酮类化合物，主要为黄酮及其苷类和黄酮醇及其苷类，其中苷类有黄酮氧苷和碳苷黄酮及其苷类，主要有木犀草素、芹菜素、大波斯菊苷、香叶木素 -7-O- 芸香糖苷、异牡荆苷、异夏佛托苷、夏佛托苷、芹菜素 -6-C-8-C- 二葡萄糖苷、芹菜素 -6-C- 木糖 -8-C- 葡萄糖苷、芹菜素 -6-C- 葡萄糖 -8-C- 木糖苷、芹菜素 -6-C- 葡萄糖 -8-C- 鼠李糖苷、芹菜素 -6-C- 鼠李糖 -8-C- 葡萄糖苷、荭草苷和异荭草苷等。黄酮醇及其苷类主要有槲皮素、山奈酚、槲皮素 -3- 甲醚、槲皮素 -3-O- 阿拉伯糖苷、山奈酚 -7-O- 葡萄糖苷、山奈酚 -3-O- 刺槐双糖苷、槲皮素 -3-O- 新橙皮糖苷、异鼠李素 -3-O- 新橙皮糖苷、5,7- 二羟基 -4'- 甲氧基黄酮 -3-O-（鼠李糖基）- 葡萄糖苷。其他类型的黄酮类化合物有柚皮素、异鼠李素 -3-O- 鼠李糖 -（1→6）- 葡萄糖苷。

※ **药理作用**　　目前关于莲子心药理作用的研究，主要集中在生物碱（包括莲心碱、异莲心碱、甲基莲心碱、荷叶碱和前荷叶碱等）和黄酮类物质（包括木犀草苷、金丝桃苷、芦丁等）。对于莲子心药理作用的研究已经比较深入和全面，莲子心常用于改善睡眠，治疗心悸失眠，与中医的养心安神之功效相符。莲子心具有降压、抗心律失常、降血糖、免疫抑制及促进脂肪分解、抵制肺成纤维细胞增殖和抑菌、协同抗肿瘤、正性肌力、抑制增生性斑痕、皮保护等作用或功效[17, 18]。

1. 降压作用：莲子心中的生物碱类成分是其降压作用的物质基础。莲子心中提取的莲心碱，通过结构修饰成季铵盐，其降压作用强而持久。异莲心碱本身不经结构改造也具有降压作用，其机制主要与干扰 α1 受体和阻滞钙通道的效应以及与抑制心肌收缩力、减慢心率有关。而且多种动物实验结果证明莲子心中的生物碱类成分的降压机制主要是外周作用而非中枢作用。

2.抗心律失常作用：莲心碱有较好的抗心律失常作用；甲基莲心碱能抑制窦房结细胞的自律性及延缓房室传导；莲心季铵碱可剂量依赖性地增加离体心肌的收缩力，且作用强于氨力农和罂粟碱；异莲心碱静注可剂量依赖地轻度降低麻醉大鼠心率、收缩动脉压、平均动脉压、舒张动脉压、左室收缩压、左室压力变化速率，而对左室舒张末压力无显著影响。

3.降血糖作用：莲子心总黄酮对高脂喂养联合链脲佐菌素诱导的 II 型糖尿病小鼠模型的研究，结果表明，莲子心的总黄酮能够明显改善模型小鼠的血糖水平，提高小鼠的糖耐受量和胰岛素水平。莲子心提取物对 L6 肌管有强烈的增强葡萄糖摄取，由此发挥降血糖作用。

4.抗纤维化作用与抗氧化作用：莲子心的抗肝纤维化作用机制可能与其清除氧自由基、抗脂质过氧化作用有关。据报道，莲子心的混合提取物对超氧阴离子和轻基自由基具有良好的清除能力。此外，莲心碱也有显著的体外抗氧化作用，对红细胞和肝组织细胞及亚细胞膜性结构有保护作用。甲基莲心碱对氧自由基所致血管内皮细胞损伤具有保护作用，与其能清除氧自由基有关。

5.抗炎作用：莲子心富含的莲心碱、异莲心碱、甲基莲心碱等生物碱具有稳定大细胞、稳定细胞膜、合成 NO 和抑制白细胞分化抗原配体 80 等刺激因子活性、抑制炎性因子及抗炎症等作用。莲子心有助于提高 IL-10 的水平，从而起抗炎症的作用。

6.抗血栓作用：在三大生物碱（莲心碱、甲基莲心碱、异莲心碱）中，莲子心中甲基莲心碱含量最高，具有多种生物活性，如抗心肌缺血、降压作用、扩充血管、清除活性氧自由基、抗心律失常、抑制脂质过氧化作用，在医学上常用来治疗高血压、血栓、心律失常、有机磷中毒等慢性疾病，应用前景广阔。

※ **毒理**[19]　生物碱在具有丰富的生理和药理作用，部分生物碱具有毒性，应用受到限制。莲子心总生物碱的安全性研究表明，长期每天口服剂量 400 毫克 / 千克莲子心总生物碱不会导致血清生化指标异常，也不会引起内脏器官不正常的病理变化。一般从新鲜莲子心中提取总生物碱为 2.67%。莲子心的使用是安全的。

※ **质量控制（表 4-6）**

表 4-6　莲子心质量监控

标准名称	鉴别	检查	浸出物	含量测定
《中国药典》2015 年版一部	药材：显微鉴别（粉末）；薄层色谱（莲心碱高氯酸盐为对照）	药材：水分（不得过 10.0%）、总灰分（不得过 5.0%）	//	高效液相色谱法测定，按干燥品计算，含莲子碱（$C_{37}H_{42}N_2O_6$）不得少于 0.20%

※ **性味与归经**

1.《中国药典》2015 年版一部：苦，寒。归心、肾经。

2. 陆玑《诗疏》：味甚苦。

3.《本草纲目》：苦，寒，无毒。

※ **功能与主治**

1.《中国药典》2015 年版一部：清心安神，交通心肾，涩精止血。用于热入心包，神昏谵语，心肾不交，失眠遗精，血热吐血。

2.《食性本草》：生取为末，以米饮调下三钱，疗血渴疾、产后渴疾。

3.《大明一统志》：清心去热。

4.《本草再新》：清心火，平肝火，泻脾火，降肺火。消暑除烦，生津止渴，治目红肿。

5.《随息居饮食谱》：敛液止汗，靖热养神，止血固精。

※ **用法用量** 2 ~ 5 克。

※ **附方**

1. 治太阴温病，发汗过多，神昏谵语者：元参心三钱，莲子心五分，竹叶卷心二钱，连翘心二钱，犀角尖二钱（磨，冲），连心麦冬三钱。水煎服。源于《温病条辨》清宫汤。

2. 治劳心吐血：莲子心、糯米。上为细末，酒调服。源于《是斋百一选方》。

3. 治遗精：莲子心一撮，为末，八层砂一分。每服一钱，白汤下，日二次。源于《医林纂要》。

※ **产品开发**

1. 中成药：目前莲心胶囊和女珍颗粒均已有生产销售，莲心胶囊由莲子心组成，用于神经衰弱、心火偏盛者。女珍颗粒由莲子心、女贞子、墨旱莲等十味中药组方而成，用于肝肾阴虚、心肝火旺证者，且女珍颗粒在《中国药典》2015 年版有收载。此外还有，由莲子心、酸枣仁、陈皮和蜂蜜组成的具有清心安神的作用的复方莲芯口服液。莲子心生物碱栓剂的制备研究，是以莲子心中特定化学成分为目标提取出来而制成药物的 [18]。

2. 保健饮料：莲心菊花保健饮料不仅具有清香的气味还具有清心去火、消暑解渴功效，目前已有工业化的生产。而单用莲子心加水蒸煮制备的莲心饮料，操作安全简便，且投入少，效益高 [18]。

3. 保健品：莲子心为原料生产的保健品主要是改善睡眠，调节血压，清咽等功效。

※ **开发前景**

我国古代本草著作记载："莲心清心除热"，"莲心走肾，使心火下通于肾，肾水上潮于心"，"清心火、降肺火、泻脾火、消暑除烦、生津止渴"等；我国民间用莲子心泡茶可用于治疗便秘、肾虚等症，近年来临床主要用莲子心治疗高血压与心烦等病症。

莲子心在我国有长久而广泛的使用，是一味药食同源的中药，其安全性非常可靠。因此对其进行更深度地开发是可行的。莲子心在我国的产区丰富，产量较大，价格适宜，但目前市场上的流通量还不够，由此，并未带给当地很好的经济效益。莲子心作为一味传统中药，其所含成分的多样性、复杂性和作用机制的不确定性，都在一定程度上影响了对其开发应用，莲子心作为药物的开发还不够充分，有必要以其多种成分的作用为基础对其进一步的开发应用于预防或治疗疾病。

莲房

※ **来源**　本品为睡莲科植物莲 *Nelumbo nucifera* Gaertn. 的干燥花托。秋季果实成熟时采收，除去果实，晒干。

※ **性状**　本品呈倒圆锥状或漏斗状，多撕裂，直径 5 ～ 8 厘米，高 4.5 ～ 6 厘米。表面灰棕色至紫棕色，具细纵纹及皱纹，顶面有多数圆形孔穴，基部有花梗残基。质疏松，破碎面海绵样，棕色。气微，味微涩。

※ **化学成分**　莲房中的化学成分主要包括生物碱、蛋白质、脂肪、糖类、纤维、胡萝卜素、维生素 B_2、维生素 C、鞣质以及尼古酸等。近年来，研究较多的是莲房原花青素，是从莲房中提取的混合物，含有儿茶素、槲皮素葡萄糖苷等单体、二聚体等多聚体，对阿尔兹海默症有改善作用。

※ **药理作用**　莲房原花青素是莲房的主要活性成分之一，是一种氧自由基清除剂和脂质过氧化剂，具有降低毛细血管通透性、抗氧化、增强心血管活性，还具有抗氧化、肿瘤抑制、改善记忆、保护心脑血管系统、调节血脂、抗辐射等多方面的作用[20]。

※ **质量控制**（表 4-7）

表 4-7　莲房质量控制

标准名称	鉴别	检查	浸出物	含量测定
《中国药典》2015 年版一部	药材：显微鉴别（粉末）；化学反应（鉴别黄酮类成分）	药材：水分（不得过 14.0%）、总灰分（不得过 7.0%）	//	//

※ **炮制**　莲房炭：取净莲房，照煅炭法制炭。

※ **性味与归经**

1.《中国药典》2015 年版一部：苦、涩，温。归肝经。

2.《本草纲目》：苦涩，温。

3.《本草原始》：味涩，温，无毒。

※ **功能与主治**

1.《中国药典》2015 年版一部：化瘀止血。用于崩漏，尿血，痔疮出血，产后瘀阻，恶露不尽。

2.《本草拾遗》：主血胀腹痛，产后胎衣不下，酒煮服之；又主食野菌毒，水煮服之。

3.《本草纲目》：止血崩、下血、溺血。

※ **用法用量**　4.5 ～ 9 克。

※ **附方**

1. 治室女血崩，不以冷热皆可服：荆芥、莲蓬壳（烧灰存性）。上等分，为细末。每服三钱，食前，米饮汤调下。源于《太平圣惠方》。

2. 治血崩：棕皮（烧灰）、莲壳（烧存性）各半两，香附子三两（炒）。上为末。米饮调下三、四钱，食前。源于《儒门事亲》莲壳散。

3. 治经血不止：陈莲蓬壳，烧存性，研末。每服二钱，热酒下。源于《妇人经验方》瑞莲散。

4. 治漏胎下血：莲房，烧，研，面糊丸，梧子大。每服百丸，汤、酒任下，日二次。源于《朱氏集验医方》。

5. 治胎衣不下：莲房一个，甜酒煎服。源于《岭南采药录》。

6. 治小便血淋：莲房，烧存性，为末，入麝香少许。每服二钱半，米饮调下。源于《经验方》。

7. 治痔疮：干莲房、荆芥各一两，枳壳、薄荷、朴硝各五钱。为粗末。水三碗，煎二碗，半热熏洗。源于《高科选粹》莲房枳壳汤。

8. 治乳裂：莲房炒研为末，外敷。源于《岭南采药录》。

9. 治天泡湿疮：莲蓬壳，烧存性，研末，井泥调涂。源于《海上方》。

10. 治黄水疮：莲房烧成炭，研细末，香油调匀，敷患处，一日二次。源于徐州《单方验方新医疗法选编》。

※ **开发前景**　民间药用方面常将莲房制成莲房炭作为一种止血药使用，并借此增加其保存时限。在民间除作药用外，多将莲房丢弃，造成了资源的大量浪费。莲房中富含原花青素，原花青素药理作用的多样性，使其在多个领域都具有广阔的应用前景。

莲须

※ **来源**　本品为睡莲科植物莲 Nelumbo nucifera Gaertn. 的干燥雄蕊。夏季花开时选晴天采收，盖纸晒干或阴干。

※ **性状**　本品呈线形。花药扭转，纵裂，长 1.2 ～ 1.5 厘米，直径约 0.1 厘米，淡黄色或棕黄色。花丝纤细，稍弯曲，长1.5 ～ 1.8 厘米，淡紫色。气微香，味涩。

※ **化学成分** [21]　从莲须中分离得到 16 个化合物，分别为 1-癸醇、木蜡酸、棕榈酸、环阿尔廷醇、环阿尔屯烷 -23- 烯 -3β，25- 二醇、金色酰胺醇酯、β - 谷甾醇、胡萝卜苷、棕榈酸 -α，α′- 甘油二酯、二十六烷酸 -α - 甘油酯、对苯二酚、对羟基苯甲酸、丁二酸、山奈酚、山奈酚 -3-O-β -D- 吡喃半乳糖苷、异鼠李素。

※ **药理作用** [22]　抗血栓，镇痛，抗溃疡，抗乙肝病毒表面抗原，治腹泻，促子宫收缩、增长，美白等方面的药理作用。

※ **性味与归经**

1.《中国药典》2015年版一部：甘、涩，平。归心、肾经。

2.《本草从新》：甘，平而涩。

3.《医林纂要》：苦甘涩，平。

4.《本草再新》：味甘淡，性清凉，无毒。

※ **功能主治**

1.《中国药典》2015年版一部：固肾涩精。用于遗精滑精，带下，尿频。

2.《本草蒙筌》：益肾，涩精，固髓。

3.《本草纲目》：清心通肾，固精气，乌须发，悦颜色，益血，止血崩、吐血。

4.《本草通玄》：治男子肾泄，女子崩带。

※ **用法用量**　3～4.5克。

※ **注意**

1.《日华子本草》：忌地黄、葱、蒜。

2.《本草从新》：小便不利者勿服。

※ **附方**

1.治遗精梦泄：熟地八两，山茱萸二两，山药、茯苓各三两，丹皮、龙骨三钱（生研，水飞），莲须一两，芡实二两，线胶四两（同牡蛎炒热，去牡蛎）。为末，蜜丸梧子大。每服四钱，空心淡盐汤下。源于《经验广集》固精丸。

2.治精滑不禁：沙苑蒺藜（炒）、芡实（蒸）、莲须各二两，龙骨（酥炙）、牡蛎（盐水煮一日一夜，煅粉）各一两。莲子粉糊为丸，盐汤下。源于《医方集解》金锁固精丸。

3.治久近痔漏，三十年者：莲须、黑牵牛（头末）各一两半，当归五钱。为末。每空心酒服二钱。忌热物。源于《孙天仁集效方》。

4.治上消口渴，饮水不休：白莲须一钱，粉干葛一钱，白茯苓一钱，大生地一钱，真雅连五分，天花粉五分，官拣参五分，北五味五分，净知母五分，炙甘草五分，淡竹叶五分，灯心十茎。水煎热服。源于《幼幼集成》莲花饮。

荷叶

※ **来源** 本品为睡莲科植物莲 Nelumbo nucifera Gaertn. 的干燥叶。夏、秋二季采收，晒至七八成干时，除去叶柄，折成半圆形或折扇形，干燥。

※ **性状** 本品呈半圆形或折扇形，展开后呈类圆形，全缘或稍呈波状，直径20～50厘米。上表面深绿色或黄绿色，较粗糙；下表面淡灰棕色，较光滑，有粗脉21～22条，自中心向四周射出；中心有突起的叶柄残基。质脆，易破碎。稍有清香气，味微苦。

※ **化学成分** 现代化学和药理学研究表明，荷叶中主要含有黄酮、生物碱、挥发油等成分[23]。

1.生物碱类化合物：文献报道中，从荷叶中分离得到的生物碱其结构类型主要有4类，分别为：

（1）单苄基异喹啉类为原荷叶碱、亚美罂粟碱、N-去甲基亚美罂粟碱衡州乌药碱、去甲基衡州乌药碱、N-甲基衡州乌药碱、N-甲基异衡州乌药碱。

（2）双苄基异喹啉类莲心碱、甲基莲心碱、异莲心碱。

（3）阿朴啡类鹅掌楸碱、荷叶碱、降荷叶碱、莲碱N-降荷叶碱O-降荷叶碱、番荔枝碱。

（4）去氢阿朴啡类睡莲碱、去氢番茄枝碱、去氢荷叶碱去氢莲碱。

2.黄酮类化合物：从荷叶中分离到的黄酮类化合物其中大部分是以槲皮素为母核，糖链有葡萄糖、木糖、半乳糖、鼠李糖等，也有山奈酚和杨梅素衍生物。分别为槲皮素、异槲皮苷、槲

皮素 -3-O-β-D- 葡萄糖醛酸苷、槲皮素 -3- 丙酯、金丝桃苷、芦丁、槲皮素 -3-O-β-D- 吡喃木糖（1→2）-β-D- 吡喃葡萄糖苷、山奈酚、紫云英苷、异鼠李素、异鼠李素 -3-O-β-D葡萄糖苷、柯伊利素 -7-O-β-D- 葡萄糖苷、(+) - 儿茶素等。

3. 挥发油成分：对荷叶天然香气成分进行了研究，共分离鉴定了 87 种成分，其中单萜烯 2 种，倍半萜烯 11 种，烷烃和芳烃 33 种，含氧化合物 35 种，含氮、含硫化合物 6 种。挥发油成分中含氧化合物主要成分为顺 -3- 己烯醇和反 -2- 戊烯醇、1- 戊烯 -3-醇、反 -2- 己烯醛。超临界萃取得到的挥发油成分还包括棕榈酸、11，14- 二烯二十酸甲酯、3，7，11，15- 四甲基 -2- 十六烯一醇和 β - 法呢烯等，而水蒸气蒸馏所得挥发油的化学成分还有 1-菠醇、α - 葎草烯、4- 甲基 -1- 异丙基 -3- 环己烯 -1- 醇、环辛烯、樟脑和 2- 炔 -1- 醇等。

4. 其他成分：荷叶中还含有 β - 谷甾醇、胡萝卜苷、有机酸、荷叶多糖、脂肪酸、蛋白质和微量元素等成分。

※ **药理作用**[24]

1. 减肥降脂作用：《本草拾遗》中记载："荷叶久食令人瘦"。临床亦将荷叶广泛用于肥胖症和高脂血症，并取得了良好的疗效。在对荷叶降脂效果研究中发现，荷叶黄酮类成分对高脂血症大鼠有明显降低血清胆固醇（TC）、降低血清甘油三酯（TG）、降低体重和升高血清 HDL-C、HL 和 LPL 酶活力的作用。而荷叶提取物能降低肌体消化能力、减少脂质和碳水化合物的吸收和加强油脂代谢及能量损耗的调节，从而有效抵制肥胖症。

2. 抗氧化作用：荷叶黄酮对高脂血症大鼠有明显抗氧化作用，升高 SOD、GSH-Px，降低 MDA。荷叶总黄酮具有良好的 DPPH自由基清除能力，并能有效抑制亚油酸的氧化，且在浓度较低时就能达到半数清除。

3. 抑菌作用：荷叶乙醇提取物对青霉、酵母菌、黑曲霉和红酵母都有一定的抑菌作用，但对酵母菌和红酵母的抑菌效果好于对青霉和黑曲霉的抑菌效果，并且随着提取物浓度的增大，抑菌作用增强。

4.抗惊厥作用：荷叶碱对由氨基酸引起的神经兴奋无选择性抑制；荷叶碱对谷氨酸引起的神经兴奋具有抑制作用，但对由天冬氨酸引起的神经兴奋的抑制作用较弱，对乙酰胆碱诱导的兴奋作用没有抑制作用。

※ **毒理** 荷叶为药食两用品种，无毒副作用报道。

※ **质量控制**（表4-8）

表4-8 荷叶质量控制

标准名称	鉴别	检查	浸出物	含量测定
《中国药典》2015年版一部	药材：显微鉴别（粉末）	药材：水分（不得过15.0%）、总灰分（不得过12.0%）	热浸法，70%乙醇作溶剂，不得少于10.0%	高效液相色谱法测定，按干燥品计算，含荷叶碱（$C_{19}H_{21}NO_2$）不得少于0.10%

※ **炮制** 荷叶：喷水，稍润，切丝，干燥。荷叶炭：取净荷叶，照煅炭法（《中国药典》2015年版附录ⅡD）煅成炭。

※ **性味与归经** 苦，平。归肝、脾、胃经。

※ **功能与主治** 清热解暑，升发清阳，凉血止血。用于暑热烦渴，暑湿泄泻，脾虚泄泻，血热吐衄，便血崩漏。荷叶炭收涩化瘀止血。用于多种出血症及产后血晕。

※ **用法用量** 干品荷叶3～9克；鲜品荷叶15～30克；荷叶炭3～6克。

※ **产品开发** 据统计，组方中荷叶的中成药有50种，《中国药典》2015年版一部收载的有降脂灵胶囊，具有消食、降脂、通血脉、益气血的功效。用于淤浊内阻、气血不足所致的动脉硬化症；高脂血症。荷叶丸，以荷叶为君药，凉血止血功效，用于血热所致的咯血，尿血，崩漏。荷丹片，以荷叶为君药，具有化痰

降浊，活血化瘀，用于高脂血症属痰浊夹瘀症。枳术颗粒，具有健脾消食，行气化湿，用于脾胃虚弱，食少不化，脘腹痞满。

荷叶具清暑化湿、升发清阳、凉血止血之功效，作为药食同源植物，被广泛用作降脂、减肥食品，以荷叶为原料的国产保健食品具有批准文号的有 259 种，主要功能为减肥，辅助降血糖和降血脂。

荷叶膏，入肝经，具有平热、去湿、行气、去瘀血、保精、除妄热、平气血之功效。

※ **开发前景**　荷叶作为一种既是食品又是药品的中药，价格低廉，资源丰富，目前对其化学成分的研究主要集中在生物碱和黄酮类物质上，药理作用研究减肥降脂的功效显著，现代医家在治疗肥胖症和高脂血症的过程中广泛应用，取得了良好的治疗效果，目前，肥胖已经成为一种全球性的健康问题，与肥胖密切相关的骨关节病、脂肪肝、糖尿病、高血脂、高血压、心脑血管病的发病率及死亡率急剧上升，严重影响人的健康。安全有效的减肥类保健食品成为体重控制者的最佳选择，研发以荷叶为原料的减肥调脂产品，天然绿色，无毒副作用，市场应用广泛，具有广阔的前景。

藕节

※ **来源**　本品为睡莲科植物莲 *Nelumbo nucifera* Gaertn. 的干燥根茎节部。秋、冬二季采挖根茎（藕），切取节部，洗净，晒干，除去须根。

※ **性状**　本品呈短圆柱形，中部稍膨大，长 2 ~ 4 厘米，直径约 2 厘米。表面灰黄色至灰棕色，有残存的须根及须根痕，偶见暗红棕色的鳞叶残基。两端有残留的藕，表面皱缩有纵纹。质硬，断面有多数类圆形的孔。气微，味微甘、涩。

※ **炮制**　藕节：除去杂质，洗净，干燥。藕节炭：取净藕节，照炒炭法（《中国药典》2015 年版一部附录Ⅱ D）炒至表面焦黑色、内部黄褐色。

※ 化学成分　含鞣质、藕节含鞣质、3- 表白桦脂酸、总酚、天门冬素等[25]。

※ 药理作用　止血，抗氧化[26]。

※ 性味与归经

1.《中国药典》2015 年版一部：甘、涩，平。归肝、肺、胃经。

2.《日华子本草》：冷。

3.《本草纲目》：涩，平，无毒。

4.《本草汇言》：味苦涩，气平，无毒。

5.《纲目拾遗》：藕节粉，味甘微苦，性平。

※ 功能与主治

1.《中国药典》2015 年版一部：止血，消瘀。用于吐血，咯血，尿血，崩漏。

2.《药性论》：捣汁，主吐血不止，口鼻并皆治之。

3.《日华子本草》：解热毒，消瘀血、产后血闷。合地黄生研汁，（入）热酒并小便服。

4.《滇南本草》：治妇人血崩，冷浊。

5.《本草纲目》：能止咳血，唾血，血淋，溺血，下血，血痢，血崩。

6.《纲目拾遗》：藕节粉：开膈，补腰肾，和血脉，散瘀血，生新血；产后及吐血者食之尤佳。

※ 用法用量　9 ~ 15 克。

※ 附方

1. 治卒暴吐血：藕节 7 个，荷叶顶 7 个。上同蜜擂细，水二钟，煎八分，去滓温服。或研末，蜜调下。源于《太平圣惠方》双荷散。

2. 治坠马血瘀，积在胸腹，唾血无数者：用生藕节捣烂，和酒绞汁饮，随量用。源于《本草汇言》。

3. 治鼻衄不止：藕节捣汁饮，并滴鼻中。源于《本草纲目》。

4. 治大便下血：藕节晒干研末，人参、白蜜煎汤调服二钱，日二服。源于《全幼心鉴》。

石莲子

※ **来源**　为睡莲科植物莲 *Nelumbo nucifera* Gaertn. 的经霜老熟干燥果实。秋末冬初莲房干枯时采收，取出果实，择色黑质坚者，干燥。用时捣碎。

※ **性状**　呈卵圆形或椭圆形，两端略尖，长 1.5 ～ 2 厘米，直径 0.8 ～ 1.3 厘米。表面灰棕色或灰黑色，被白霜，顶端有圆孔状花柱基，基部有果柄痕。果皮极坚硬，内有种子 1 粒，种皮红棕色或黄棕色，子叶黄白色，肥厚，粉性，内有绿色胚芽。气微，味微甘，微涩。

※ **质量控制**　收载于《浙江省中药炮制规范》2015 年版。

※ **炮制**　石莲子：取原药材，除去杂质，洗净，干燥。用时捣碎。

石莲肉：取石莲子饮片，除去壳、心等杂质。石莲肉古代炮制法记载:《太平圣惠方》：去壳，微炒，炒令黄。《产育宝庆集方》：炒令熟。《普济本事方》：去心。《普济方》：捶碎和壳用。

※ **性味与归经**　甘，涩，平；归心，脾，胃经。

※ **功能主治**　清心开胃，健脾止泻。用于慢性痢疾，食欲不振，噤口痢。

※ **用法用量**　内服或煎汤，6 ～ 12 克。

※ **注意**　虚寒久痢禁服。

荷花

※ **来源**　本品为睡莲科植物莲 *Nelumbo nucifera* Gaertn. 的干燥花蕾。夏季采摘含苞未放的花蕾，阴干。

※ **性状**　本品呈圆锥形，长 2.5 ～ 4 厘米，直径约 2 厘米。

表面灰棕色。花瓣多层，呈螺旋状徘列。散落的花瓣呈卵圆形或椭圆形，皱缩或褶皱，表面有多数细筋脉，质光滑柔软。微有香气，味苦涩。

※ **质量控制**（表 4-9）

表 4-9　荷花质量控制

标准名称	鉴别	检查	浸出物	含量测定
《山东省中药材标准》2012 年版	药材：显微鉴别（粉末）；薄层色谱（荷花为对照药材，芦丁为对照品）	药材：水分（不得过 14.0%）、总灰分（不得过 14..0%）	热浸法，60% 乙醇作溶剂，不 得 少 于 10.0%	高效液相色谱法测定，按干燥品计算，含芦丁（$C_{27}H_{30}O_{16}$）不得少于 0.080%

※ **性味与归经**　苦、甘、温。归心、肝经。

※ **功能与主治**　活血止血，祛湿消风。用于跌损呕血，天泡湿疮。

※ **用法与用量**　3 ~ 5 克，研末内服，或敷贴患处。

荷花瓣

※ **来源**　本品为睡莲科植物莲 *Nelumbo nucifera* Gaertn. 的干燥花瓣。7 月采收开放的花，阴干。

※ **性状**　本品为离散的花瓣，皱缩或折叠，展开后呈椭圆形或长倒卵形，长 3 ~ 12 厘米，宽 1 ~ 5 厘米。表面灰黄色或淡黄褐色，基部略厚，灰红褐色，有多数平行细脉纹。质柔软光滑。气无，味微酸、涩。

※ **质量控制**　收载于《上海市中药材标准》1994 年版。

※ **性味**　甘，平。

※ **功能与主治**　清暑定喘，止血。用于暑热、烦渴、咳血、咯血。

※ **用法与用量**　3 ~ 6 克；外用适量，揉碎敷贴。

荷梗

※ **来源**　本品为睡莲科植物莲 *Nelumbo nucifera* Gaertn. 的干燥叶柄或花柄。秋季开花后采摘，干燥。

※ **性状**　本品近圆柱形，长 40 ~ 80 厘米，直径 8 ~ 15 厘米。表面淡黄棕色，具深浅不等的纵沟纹，并疏生短刺状突起，体轻，质脆，易折断，断面可见数个大小不等的孔道。气微，味淡。

※ **质量控制**　收载于《福建省中药饮片炮制规范》2012 年版。

※ **性味归经**　苦，涩，平。归肝、脾、胃经。

※ **功能主治**　清热解暑，通气行水。用于暑湿胸闷，泄泻，痢疾，淋证，带下。

※ **用法用量**　9 ~ 15 克。

参考文献

[1] 安昌，陈鸣.莲子的本草考证[J].中药材，2018，41（10）：2457-2460.

[2] 中国科学院中国植物志编辑委员会.中国植物志[M].第二十七卷.北京：科学出版社，1979：3.

[3] 丁潮洪，刘庭付.处州白莲的植物学特性及栽培关键技术[J].长江农业，2012（16）：78-79.

[4] 吴芳彤，肖贵平.莲子的营养保健价值及开发应用[J].亚太热带农业研究，2012，8（4）：274-277.

[5] 袁志鹰，黄辉勇，谢梦洲.莲的化学成分及药理研究进展[J].亚太传统医药，2018，14（11）：73-76.

[6] 曾绍校，陈秉彦，郭泽滨，等.莲子生理活性研究进展[J].热带作物学报，2012，33（11）：2110-2114.

[7] 国家药典委员会.中国药典[S].北京：中国医药科技出版社，2015（1）：273.

[8] 浙江省食品药品监督管理局.浙江省中药炮制规[S] .北京：中国医药

科技出版社，2015：154-155.

[9] 南京中药药大学编著.中药大辞典[M].上海：上海科学技术出版社，2006：2498-2499.

[10] 韩远彬.丽水市莲都区处州白莲特色主导产业示范区建设规划[J].浙江农业科学，2013（4）：381-383.

[11] 叶君勇.莲都区处州白莲产业发展的研究与探讨[J].农业科技，2016（2）.

[12] 国家中医药管理局编辑委员会.中华本草（第三册）[M].上海：上海科学技术出版社，1999：399-401.

[13] 周海丽，杜丽坤.清心莲子饮在肾脏相关疾病中的应用研究进展[J].世界最新医学信息文摘，2018，18（58）：68-69.

[14] 王者悦.中国药膳大词典[M].大连出版社，2002：558-559.

[15] 张文超，谢梦洲，王亚敏，等.药食同源莲子的应用研究进展[J].农产品加工，2019（2）：81-83.

[16] 施继尧，王蒙，吴彧.莲子心的化学成分及生物活性研究进展[J].中医药学报，2018，24（21）：105-108.

[17] 赵秀玲，党亚丽.莲子心化学成分及其提取、药理作用的研究进展[J].食品科技，2018，39（23）：329-334.

[18] 秦宁，闵清，胡文祥.莲子心化学成分及药理作用研究进展[J].微波化学，2018，2（3）：63-69.

[19] 杨小青，宋金春，谢顺岚.莲子心总生物碱的毒性试验研究[J].药学与临床研究，2015，23（4）：351-354.

[20] 陈超群，吴春艳，刘霞，等，莲房中原花青素的药理作用研究进展[J].中成药，2014，36（8）：1734-1738.

[21] 陈艳琰，唐于平.莲须化学成分的研究[J].中国药学杂志2010，45（20）：1535-1538.

[22] 高华娟，吴锦忠，黄泽豪，等.莲须药用研究进展[J].海峡药学，2006，18（4）：20-23.

[23] 周健鹏.荷叶化学成分和药理作用研究进展[J].天津药学，2014，26（2）：65-68.

[24] 邢峰丽，封小强，刘伟花，等.荷叶的药理作用研究概述[J].环球中医药，2016，1（9）：115-118.

[25] 关雄泰，周军平.藕节化学成分研究3-表白桦脂酸分离与鉴定[J].广东医学院学报，1998，16（2）：169-172.

[26] 谢君，周白雪，闵婷，等.莲藕不同极性酚类物质组成分析及抗氧化活性评价[J].江苏农业科学，2017，45（17）：189-192.

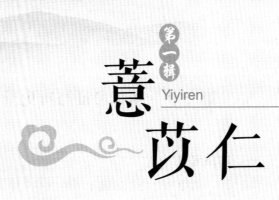

第一辑

薏苡仁
Yiyiren

薏苡仁 | Yiyiren
COICIS SEMEN

　　本品为禾本科植物薏苡 *Coix lacryma-jobi* L.var.ma-yuen（Roman.）Stapf 的干燥成熟种仁。别名：薏米（《药品化义》）、米仁（《本草崇原》）、薏仁（《本草新编》）、苡仁（《临证指南》）、苡米（《本草求原》）、药玉米（《东北药植志》）等。

第一节　本草考证与历史沿革

一、本草考证

　　"薏苡"一名颇为奇特，始载于《神农本草经》，列为上品[1]。李时珍《本草纲目》曰："名义未详。"以甲骨文、卜辞、金文中相关记载，结合植物形态学，甲骨文"以"字的繁体就是薏苡野生种的真实形象。"苡"应该是根据植物种子、种苗及成熟植株形态，不断演化而形成。陆玑《毛诗草木鸟兽虫鱼疏》谓"薏"为莲子的心之意，薏苡形似莲子外有壳内白心，故薏苡应为苡这种植物的果实[2]。"木禾"即薏苡，其籽粒像稻谷等谷物的结构，而茎秆在禾谷类作物中最强健，果实采收不像一般粮食一样收割，却像栗、榛等木本植物那样仰摘俯拾。薏苡仁在史料文献、本草记载中有较多的名称。

　　古人对薏苡仁的采食历史很早，浙江河姆渡遗址所出土的薏苡籽粒印证了我国先民采食野生薏苡仁的历史至少可以追溯到

6000 年前的新石器时代，东汉初年（建武十七年），汉光武帝刘秀派伏波将军马援南征岭南时，军士就常食薏米以避免瘴气；而在唐朝（公元 754 年）我国即把它列为宫廷膳食之一 [3]。薏苡仁药用地位相当高，《神农本草经》和《本草纲目》皆以上品录之。《神农本草经》云："薏苡仁，味甘，微寒，主筋急拘挛，不可屈伸，风湿痹，下气。"《名医别录》记载："除筋骨邪气不仁，利肠胃，消水肿，令人能食。"《药性论》曰："主肺痿肺气，吐脓血，咳嗽涕唾上气。煎服之破五溪毒肿。"《食疗本草》记载："性平，去干湿脚气。"《本草纲目》云："薏苡仁阳明药也，能健脾、益胃。虚则补其母，故肺痿肺痈用之。筋骨之病，以治阳明为本，故拘挛筋急，风痹者用之。"《本草经疏》曰："薏苡仁，性燥能除湿，味甘能入脾补脾，兼淡能渗泄，故主筋急拘挛不可屈伸及风湿痹，除筋骨邪气不仁，利肠胃，消水肿，令人能食。"《本草正义》曰："薏苡味甘淡，气微凉，性微降而渗，故能去湿利水，以其去湿，故能利关节，除脚气，治痿弱拘挛湿痹，效水肿疼痛，利小便热淋，亦杀蛔虫。以期微降，故亦治咳嗽唾脓，利膈开胃，以其性凉，故能清热，止烦渴，上气。但其功力甚缓，用为佐使宜倍。"正因为薏苡有如此功效，故有《后汉书·马援传》："马援在交趾，尝饵薏苡实，云能轻身省欲，以胜瘴气也。"然而，可能正是薏苡性燥、寒，而孕妇脾虚，故《本草经疏》曰："凡患者大便燥，小水短少，因寒转筋，脾虚无湿者忌之。妊娠禁用。"

二、历史沿革 [4]

缙云米仁栽培历史悠久。传说在黄帝轩辕氏炼丹的配药中就有缙云米仁。据元至正八年（公元 1348 年）《仙都志》记载：草木可药者有"芍药、白术、复盆子、薏苡仁"等 178 种，列为当地中药材资源，是当地每年重阳节黄帝祭祀大典上供奉的物礼之一。在轩辕黄帝丹药的配方中就有缙云米仁一味。多年来百姓们在以往的长期生活中，也积累了大量利用缙云米仁来养生保健的经验。

目前，在民间还普遍采用猪肚装苡米煮着吃，来"健脾益胃、补肺清热、祛风胜湿、炊饭食、利小便"或用苡米酿造的黄酒食用。民间小调唱道："苡米胜过灵芝草，药食营养价值高，常食可以延年益寿，返老还童功劳高。"改革开放后，缙云米仁产业有了长足发展，特别是进入 20 世纪后，缙云米仁被浙江省缙云县康莱特米仁发展有限公司生产的"注射液用薏苡仁油"指定为专用生产原料，目前已广泛用于癌症的治疗，缙云米仁有了稳定的销售渠道，近年来种植面积稳定在 4000 余亩。2014 年 4 月 17 日，农业部授予缙云米仁"农产品地理标志"称号。

第二节　植物形态与分布

一、植物形态 [4]

株高 1.3 ～ 1.6 米，茎直立多分枝，有 10 ～ 12 节，节间中空，基部节上生根；叶互生，呈纵向排列，叶鞘光滑，与叶片间具白色薄膜状的叶舌，叶片长披针形，长 10 ～ 40 厘米、宽 1.5 ～ 3 厘米，先端渐尖，基部稍鞘状包茎，中脉明显；总状花序，由上部叶鞘内成束腋生，小穗单性，花序上部为雄花穗，每节上有 2 ～ 3 个小穗，上有 2 个雄小花，雄花有雄蕊 3 枚（雌蕊在发育过程中退化）；颖果成熟时外面的总苞坚硬、呈椭圆形，外壳坚硬有黑褐色条纹，未成熟时外壳呈淡紫红色，成熟果实呈灰白色，有油润光泽；种皮呈红色或淡黄色，种仁为卵形，长约 6 毫米，直径为 4 ～ 5 毫米，背面为椭圆形，腹面中央有沟，内部胚和胚乳为白色、蜡性，有不粘牙之感。

二、分布

生于屋旁、荒野、河边、溪涧或阴湿山谷中，一般为栽培品。在中国、印度、越南、缅甸、泰国、菲律宾、马来西亚、日本等国家均有广泛种植。我国除青海、宁夏、甘肃等省区未见报道外，全国各省区均有分布种植，主要分布在浙江、湖南、河南、河北、江苏、贵州、福建等省，主产于浙江泰顺、缙云，福建浦城及贵州兴仁、锦屏等地[5]。浙江省常年种植面积约 1 万亩，浙江目前先后育成"浙薏 1 号""浙薏 2 号"2 个新品种，并推广种植。缙云米仁农产品地理标志的地域范围包括缙云县五云镇、壶镇镇、新建镇、东方镇、东渡镇、大源镇、舒洪镇、大洋镇、七里乡、双溪口乡、溶江乡、三溪乡、胡源乡、前路乡、方溪乡、石笕乡全部 16 个乡镇，地理坐标为东经 119° 52′ ~ 120° 25′，北纬 28° 25′ ~ 28° 57′。保护区范围总面积约 20 万亩[6]。

第三节　栽培

一、生态环境条件

薏苡仁喜欢温暖湿润气候，怕干旱，耐肥，生长期长，适生范围较广，各类土壤均可种植，对盐碱地的盐害和沼泽地的潮湿耐受性较强，但以向阳、肥沃的壤土或黏壤土栽培为宜。薏米忌连作，也不宜与禾本科作物轮作。近年来，在潮湿的水稻田中栽培，特别在抽穗扬花期给以浅水层，可显著增产[7]。

二、苗木繁育[4]

先对留种田进行去杂，及时割除黑穗病株和杂株，选留生长健壮、品种特征表现明显的种子用于翌年，收获的种子必须自然晒干，不可烘干。为预防黑穗病，播种前必须进行种子处理，常用方法：

（1）沸水浸种。用清水将种子浸泡一夜，装入箩箕，连箩箕在沸水中拖过，同时快速搅拌，以使种子全部受烫，入水时间在 5 ～ 8 秒，立即摊开，晾干水分后播种。每次处理种子不宜过多，以避免部分种子不能烫到，烫种时间不能超过 10 秒，以防种子被烫死不能发芽。

（2）生石灰浸种。将种子浸泡在 60 ～ 65 ℃的温水中 10 ～ 15分钟，然后捞出用布包好，用重物压沉入 5% 的生石灰水里浸泡 24 ～ 48 小时，取出以清水漂洗后播种。

（3）用波尔多液（硫酸铜∶生石灰∶水＝1∶1∶100）浸种 24 ～ 48 小时后播种。为避免种子播种后被鸟类啄食造成缺苗，播前要用毒饵拌种。

三、栽培管理 [4]

米仁对种植土地要求不严，一般土地均可种植，但以向阳、肥沃的壤土或黏土地块及低洼涝地种植为宜，也可在海滨、湖畔、河道和灌渠两侧等地种植，严重干旱的田块不宜种植。选好地后，翻耕 20 ～ 25 厘米，施入肥料 133.33 ～ 200 千克 /667 平方米，耙细整平，做成 1.3 ～ 1.5 米宽的畦。如在山坡种植一般不做畦，但要开好排水沟和栏山堰，防止雨季雨水冲刷。

4 ～ 5 月初、地温在 12 ℃以上时即可种植，可直播或育苗移植。直播提倡穴播，按行距 50 厘米、株距 30 厘米，开挖 3 ～ 5厘米深的穴，每穴种 3 ～ 4 粒，大田用种量 3 ～ 4 千克/667 平方米，将种子播入沟内，盖土 3 ～ 5 厘米，压实与地面相平，没有施入肥料的，种植时可加入高效复合肥 30 千克 /667 平方米做低肥，温湿度适宜时，7 ～ 10 天可出苗。育苗移植的，在苗高 15 ～ 20 厘米时或真叶 3 ～ 4 片时双株、株距 30 厘米移植大田。

四、田间管理[4]

（一）间苗定株

幼苗长有 3 ~ 4 片真叶时间苗，每穴留苗 2 ~ 3 株。大面积生产时，如能掌握种子用量且能保障出全苗，可不必间苗。拔节后摘除第一分枝以下的老叶和无效分蘖，以利通风透光。

（二）中耕除草

由于米仁幼苗与一些杂草相似，所以一定要及时除草，防止草、药齐长而影响产量。除草可先用阔锄等阔叶化学除草剂防除，然后进行 3 次人工除草：第一次结合间苗进行；第二次在苗高 30 厘米时浅锄，要注意勿伤根部；第三次在苗高 50 厘米、植株尚未封畦前进行，注意不要弄断苗茎，并适时培土，以免后期倒伏。

（三）肥水管理

生长前期为提苗，应着重施氮肥，后期为促壮秆孕穗，应多施磷钾肥。具体措施：第一次中耕除草时，施人畜粪尿 1500 ~ 2000 千克 /667 平方米或过磷酸钙 50 千克 /667 平方米加硫酸铵 10 千克 /667 平方米；第二次中耕除草前，用氮磷钾复合肥 30 ~ 50 千克 /667 平方米，在离植株 10 厘米处开穴施入，中耕时覆土；第三次在开花前，于根外喷施 1% ~ 2% 磷酸二氢钾溶液，磷酸二氢钾用量在 1 ~ 1.5 千克 /667 平方米。米仁播种后如遇春旱，应及时浇水灌溉，供其发芽；拔节、孕穗和扬花期如久晴不雨则要灌水，以防土壤水分不足导致果粒不满、出现空壳；雨季要注意清沟排水，避免长时间积水。

（四）人工辅助授粉

米仁是风媒花，且雄花少，在无风情况下，雌花如未全部授粉易出现秕粒，可由两人牵绳从茎顶横拖过，摇动植株，使花粉传播到雌花上，每 3 ~ 5 天人工辅助授粉 1 次，直至扬花结束为止。

五、病虫害防治 [4]

米仁的病害主要有叶枯病、黑穗病等，害虫主要有玉米螟、黏虫等，但由于米仁是药食两用，因此对病虫害的防治方法和用药有更高的要求。要坚持以防为主，特别要进行播前种子消毒，用药防治只是防止减产的补救措施，提倡使用生物源农药和矿物源农药及新型高效、低毒、低残留农药。

（一）病害

1.黑穗病，又名黑粉病，主要危害穗部，由染病种子附着的病菌孢子随植株生长到达穗部，使新结实的种粒肿大呈球形或扁球形的褐色瘤，破裂后散出大量黑粉（即病菌孢子），又继续浸染。危害严重时发病率可达 90% 以上，导致颗粒不收。防治方法：除注意选种和进行种子消毒处理外，还应实行轮作，避免连作，以与豆类、棉花、马铃薯等轮作为宜。

2.叶枯病，主要危害叶部，呈现淡黄色小病斑，叶片黄枯。防治方法：发病初期喷 1：1：100 波尔多液或 65% 可湿性代森锌 500 倍液防治。

（二）虫害

在玉米螟卵孵化期，田间喷施 100 亿个孢子 / 毫升的 Bt 乳剂 200 倍液防治，成虫期用糖醋毒液诱杀。为从根本上消灭黏虫，应挖土灭蛹。早春将玉米、米仁茎秆烧毁，消灭越冬幼虫。5 月和 8 月夜间点黑光灯诱杀。种植米仁的田块周围种植蓖麻诱杀等。

六、采收与加工 [4]

（一）收获和储藏

米仁采收期在霜降至立冬前（10 月下旬～11 月中旬），以植株下部叶片转黄、80% 果实成熟时为适宜收割期，不可过迟，避免成熟种子脱落减产。收割时选晴天割取全株或只割茎上部，割下打捆，然后堆放 3～5 天，可使未成熟粒后熟，用打谷机脱粒或晒干后脱粒。大面积种植时，可采用联合收割机作业，以提高采收效率。脱粒后晒干或烘干,扬去杂质进行储藏。出售时以米仁粒饱满、无杂质、干燥为佳品。

（二）加工

将净种子用碾米机碾去外壳和种皮,过筛或风净后即成商品食材或药材。用火钳或竹夹夹住置于大锅开水中,同时用瓢舀开水烫树皮,或用大木蒸笼蒸 3～4 小时,待树皮软化后取出用青草塞住两端,直立与大木桶内上盖湿草或棉絮让其"发汗";24 小时后内皮侧到口处变成紫褐色或棕褐色带有油润光泽时取出,用力把树皮卷成双筒,卷好后用稻草捆紧两端,把两端削齐后,在太阳下晒干,晚上收回,架成"井"字形,晾着,干后可按规格包装[8]。

第四节　化学成分

薏苡仁含有多种活性成分,其化学成分研究最早始于 20 世纪 60 年代,主要包括脂肪酸几酯类、薏苡素、糖类、黄酮类、蛋白类、甾醇类等化合物。薏苡仁为种子入药,其种子中还含有丰富的氨基酸（亮氨酸、赖氨酸、精氨酸、酪氨酸等）维生素等营养成分[8～11]。

（一）脂肪酸及酯

从薏苡仁脂肪油中通过薄层色谱、气相色谱及气相色谱－质谱联用分析测得其油中含有薏苡仁酯、薏苡内酯（薏苡素）、棕榈酸、硬脂酸、十八碳一烯酸、十八碳二烯酸、肉豆蔻酸及软脂酸酯、硬脂酸酯、棕榈酸酯等。薏苡仁酯是薏苡的抗癌活性成分,为黄色油状物,薏苡中另一脂肪酸甘油酯 α－单亚麻酯,为薏苡抗肿瘤活性成分之一。研究表明,薏苡仁抗肿瘤的活性成分为甘油三酯类，包括甘油三油酸酯、甘油三亚油酸酯、1，2-油酸-3亚油酸-甘油三酯、1，2亚油酸-3油酸-甘油三酯，其中亚油酸和油酸的含量分别达到 31.42% 和 47.38%。

（二）甾醇类化合物

薏苡中含有多个甾醇类化合物，目前报道的有阿魏酰豆甾醇、阿魏酰菜子甾醇、芸苔甾醇、α，β-谷甾醇及豆甾醇。

（三）茚类化合物

从薏苡甲醇室温冷浸提取物中，高效液相色谱法分离纯化得到一个新的具有抗菌活性的 indene 类化合物。

（四）三萜类化合物

从薏苡中得到的三萜类化合物有 2 个，它们是 friedelin 和 isoarborinol。

（五）生物碱类化合物

目前仅从薏苡仁的水浸提取物中分到一个生物碱类化合物，为四氢哈尔明碱的衍生物。

（六）多糖类化合物

目前从薏苡仁中得到的多糖类化合物有薏苡多糖 A，B，C，中性葡聚糖 1 ~ 7 及酸性多糖 CA-1 和 CA-2。用酸水解纸层析法测得的薏苡仁多糖含有鼠李糖、阿拉伯糖、甘露糖、半乳糖、葡萄糖。

（七）黄酮类

研究表明，薏苡仁含有具抗炎活性的黄烷酮、大豆异黄橙酮、查耳酮和二氢查耳酮等黄酮类化合物。

（八）内酰胺类

通过 IR、MS 和 NMR 法，从薏苡糠甲醇提取液中分离、鉴定出 5 种具有抗癌活性的内酰胺类化合物，并证实该类物质对直肠癌细胞 HT-29、COCO$_2$O$_5$ 细胞和肺癌细胞 A549 有较强的抗增殖作用。

（九）营养成分

薏苡仁营养丰富，每 100 克中含蛋白质 17.6 克，脂肪（主要是不饱和脂肪酸）5.8 克，碳水化合物 79 克，这 3 项指标均居谷类之首位。

1. 微量元素：薏苡仁含钙、磷、镁、锌、锰等人体必需的微量元素，含量为镁＞钙＞铁＞锌＞镁＞铜＞钴＞硅＞铬。其中镁为 2788.5 毫克 / 千克；铁为 87.5 毫克 / 千克，超出了谷物的 Fe 含量；锌的含量颇高，为 31.62 毫克 / 千克。

2. 氨基酸：薏苡仁含有丰富的精氨酸、赖氨酸、缬氨酸、亮氨酸等多种人体必需且体内又不能合成的氨基酸。其中缬氨酸 45%、亮氨酸 21%、谷氨酸 15%、胱氨酸 3.3%、脯氨酸 2%～3%、精氨酸 1.7%。赖氨酸是人体新陈代谢的重要物质，一般食物中比较缺乏，被称为第一氨基酸。它可防治贫血，提高钙的吸收，加速骨骼生长，还能控制肿瘤细胞的增生，抑制和减轻抗癌药物的毒副作用。

第五节　药理与毒理

一、药理作用 [12]

薏苡仁的药理作用主要表现在抗肿瘤、增强机体免疫、降血糖、抗炎镇痛等方面。

1. 抗肿瘤：薏苡仁中提取出的薏苡仁酯、薏苡仁油等具有抑制肝癌细胞增殖作用，被证实为有效抗癌活性物质。有文献报道薏苡仁注射液与超液化碘油有协同治疗改善原发性肝癌患者临床症状的作用。研究证明薏苡仁具有抑制 S180 肉瘤生长的作用，薏苡仁注射液对肿瘤血管形成有明显抑制作用；薏苡仁油能抑制人乳腺癌细胞增殖，诱导其凋亡，提示了该药在乳腺癌的临床应用前景。

2.增强机体免疫：薏苡仁中所含有的有效活性物质可增强自然杀伤细胞的活性，提高机体免疫功能。薏苡仁水提液对机体免疫功能具有较好的增强作用，可显著提高免疫低下小鼠腹腔巨噬细胞的吞噬百分率和吞噬指数；促进溶血素及溶血空斑形成，促进淋巴细胞转化。

3.降血糖：甘露糖、半乳糖和葡萄糖等是薏苡仁的主要成分，薏苡仁在口服状态下对正常小鼠的血糖无明显降低作用，但腹腔给药剂量在50毫克/千克和100毫克/千克时，可降低正常小鼠的血糖。通过临床实验研究发现，薏苡仁醇提物的疗效优于降糖消渴胶囊。

4.抗炎镇痛：现代药理研究发现，薏苡仁油低浓度可兴奋平滑肌，高浓度则对平滑肌具有抑制作用。在动物实验研究发现，薏苡仁可缓解癌性疼痛及炎症反应。薏苡仁汤对大鼠蛋清致关节炎及二甲苯致的小鼠耳壳肿胀等均有抑制作用。

二、毒理 [13~15]

研究表明，薏苡仁油灌胃给药小鼠无明显急性毒性，薏苡仁油对小鼠灌胃的最大给药量是40毫升/千克（或32.8克/千克），薏苡仁油对家兔破损皮肤或完整皮肤均无明显的刺激作用，并对家兔直肠无明显的刺激作用。用薏苡素给小鼠腹腔注射一次500毫克/千克，有短时镇静作用，但无死亡；静脉注射一次100毫克/千克无死亡，亦无明显异常表现；给小鼠每天每千克体重口服20、100与500毫克，连续30天，均未见毒性反应。做反映基因突变的Ames试验，显示薏苡仁油无致突变作用。因此，薏苡仁油对人体无毒，无致突变作用，作为药食两用品种具有进一步开发和推广的价值。

第六节　质量体系

一、标准收载情况

（一）药材标准

《中国药典》2015 年版一部。

（二）饮片标准

《中国药典》2015 年版一部、《浙江省中药炮制规范》2015 年版、《上海市中药饮片炮制规范》2008 年版、《湖南中药饮片炮制规范》2010 年版（薏苡仁超微配方颗粒）、《四川省中药饮片炮制规范》2015 年版、《天津市中药饮片炮制规范》2018 年版、《北京市中药饮片炮制规范》2008 年版、《山东省中药饮片炮制规范》2012 年版、《贵州省中药饮片炮制规范》2005 版、《福建省中药炮制规范》1998 年版等十多个地方标准，其中《湖南中药饮片炮制规范》2010 年版还收载了薏苡仁超微配方颗较质量标准。

二、药材性状

薏苡仁呈宽卵形或长椭圆形，长 4 ~ 8 毫米，宽 3 ~ 6 毫米。表面乳白色，光滑，偶有残存的黄褐色种皮；一端钝圆，另一端较宽而微凹，有一淡棕色点状种脐；背面圆凸，腹面有一条较宽而深的纵沟。质坚实，断面白色，粉性。气微，味微甜。

三、炮制

（一）《中国药典》2015 年版一部

秋季果实成熟时采割植株，晒干，打下果实，再晒干，除去外壳、黄褐色种皮和杂质，收集种仁。

1. 薏苡仁：药材去除杂质，即得。

2. 麸炒薏苡仁：取净薏苡仁，炒至微黄色。

（二）《浙江省中药炮制规范》2015 年版

炒薏苡仁：取薏苡仁饮片，照清炒法炒至表面黄色，微具焦斑，开裂时，取出，摊凉。

（三）《上海市中药饮片炮制规范》2008 年版

1. 薏苡仁：取原药除去带壳薏苡仁等杂质，淘洗，取出，干燥，筛去灰屑。

2. 炒薏苡仁：取薏苡仁，喷湿照清炒法炒至表面皱裂，微鼓起，外呈黄色，微具焦斑。

（四）《山东省中药饮片炮制规范》2012 年版

取净薏苡仁，置锅内，文火炒至呈微黄色，有香气逸出时，取出，放凉。

（五）《湖南省中药饮片炮制规范》2010 年版

炒薏苡仁：取净薏苡仁，照麸炒法炒至微黄色。

（六）《天津市中药饮片炮制规范》2018 年版

1. 炒薏苡仁：取薏苡仁置锅内，炒至显火色，取出，放凉。

2. 焦薏苡仁：炒至焦黄色。

（七）《贵州省中药饮片炮制规范》2005 年版

1. 净薏苡仁：取原药材，除去杂质及皮壳，淘净，晾干。

2. 炒薏苡仁：取净薏苡仁，浸泡润透，隔水蒸熟，取出，干燥；再照烫法用河砂烫至发泡。获取净薏苡仁照麸炒法炒至黄色、微有开裂。

（八）《福建省中药炮制规范》1998 年版

1. 净薏苡仁：除去杂质，用清水或加少量食盐，洗净，捞起，干燥。

2. 炒薏苡仁：取净薏苡仁，照炒黄法炒至表面黄色。

3. 麸炒薏苡仁：取净薏苡仁，照麸炒法炒至表面微黄色。

4. 土炒薏苡仁：取净薏苡仁，照土炒法炒至表面土黄色。

5. 砂烫薏苡仁：取薏苡仁，洗净，润透，蒸熟，干燥；照油砂烫法烫至呈泡松状。

（九）传统炮制方法

1.薏苡仁:《梅师集验方》:"杵碎。"《食医心镜》:"捣为散。"《小儿卫生总微论方》:"汤浸，洗净、去皮。"

2.炒薏苡仁:《奇效良方》:"炒焦。"《医宗粹言》:"微炒黄色。"《济阴纲目》:"去壳炒。"《医学广笔记》:"炒三次。"《本草备要》:"炒熟微研。"

3.土炒薏苡仁:《本草原始》:"用东壁黄土炒过，水煮为膏。"

4.蒸薏苡仁:《药性论》:"取仁甑中蒸，使气馏爆于日中，使干，㧟之得仁。"

（十）炮制的意义

生用清热、利水除湿，炒后增强健脾止泻作用。

四、饮片性状

（一）《中国药典》2015 版一部

1.净制:本品呈宽卵形或长椭圆形，长 4 ~ 8 毫米，宽 3 ~ 6 毫米。表面乳白色，光滑，偶有残存的黄褐色种皮；一端钝圆，另一端较宽而微凹，有一淡棕色点状种脐；背面圆凸，腹面有一条较宽而深的纵沟。质坚实，断面白色，粉性。气微，味微甜。

2.麸炒薏苡仁:本品形如薏苡仁，微鼓起，表面微黄色。

（二）《浙江省中药炮制规范》2015 年版

薏苡仁呈宽卵形或长椭圆形，长 4 ~ 8 毫米，宽 3 ~ 6 毫米。表面黄色，微具焦斑，多有裂隙。一端钝圆，另一端较宽而微凹，有一淡棕色点状种脐；背面圆凸，腹背有一条较宽而深的纵沟。质坚实，断面白色，富粉性。气微，味微甘。

（三）《山东省中药饮片炮制规范》2012 年版

薏苡仁呈宽卵形或长椭圆形，长 4 ~ 8 毫米，宽 3 ~ 6 毫米。表面浅黄色至黄色，光滑，偶有残存的黄褐色种皮；一端钝圆，另一端较宽而微凹，有一淡棕色点状种脐；背面圆凸，腹面有一条较宽而深的纵沟。质坚实，断面白色，粉性。有焦香气，味微甜。

（四）《湖南省中药饮片炮制规范》2010 年版

1.薏苡仁：呈宽卵形或长椭圆形，长 4 ~ 8 毫米，宽 3 ~ 6 毫米，表面乳白色，光滑，偶有残存的黄褐色种皮。一端钝圆，另一端较宽而微凹，有一淡棕色点状种脐，背面圆凸，腹面有一条较宽而深的纵沟。质坚实，断面白色，粉性。气微，味微甜。

2.炒薏苡仁：表面微黄色，如同薏苡仁。

（五）《天津市中药饮片炮制规范》2018 年版

1.炒薏苡仁：呈宽卵形或长椭圆形，质坚实，微鼓起，表面微黄色，有香气。

2.焦薏苡仁：呈宽卵形或长椭圆形，表面焦黄色，有焦斑。

（六）《贵州省中药饮片炮制规范》2005 年版

1.薏苡仁：呈宽卵形或长椭圆形，长 4 ~ 8 毫米，宽 3 ~ 6 毫米，表面乳白色，光滑，偶有残存的黄褐色种皮。一端钝圆，另一端较宽而微凹，有一淡棕色点状种脐，背面圆凸，腹面有一条较宽而深的纵沟。质坚实，断面白色，粉性。气微，味微甜。

2.炒薏苡仁：形同薏苡仁，表面黄白色，烫法所得超一亿有人可见疣状泡点。

（七）《福建省中药炮制规范》1998 年版

1.薏苡仁：呈宽卵形或长椭圆形，长 4 ~ 8 毫米，宽 3 ~ 6 毫米，表面乳白色，光滑，偶有残存的淡棕色种皮。一端钝圆，另一端较宽而微凹，有一淡棕色点状种脐，背面圆凸，腹面有一条较宽而深的纵沟。质坚实，断面白色，粉性。气微，味微甜。

2.炒薏苡仁：形同薏苡仁，表面色黄，偶有焦斑，具焦气，味微甜。

3.麸炒薏苡仁：形同薏苡仁，表面微黄色，气香，味微甜。

4.土炒薏苡仁：形同薏苡仁，表面土黄色，气香，味微甜。

5.砂烫薏苡仁：形同薏苡仁，呈泡松状。气香，味微甜。

五、有效性、安全性的质量控制（表5-1）

表5-1　有效性、安全性质量控制项目汇总表

标准名称	鉴别	检查	浸出物	含量测定
《中国药典》2015年版一部	显微鉴别：粉末；薄层色谱鉴别（以薏苡仁油对照提取物为对照；高效液相色谱（应呈现与对照品色谱峰保留时间一致的色谱峰；并呈现与对照提取物色谱峰保留时间一致的7个主要色谱峰）	药材：杂质（不多于2%）、水分（不得过15.0%）、总灰分（不得过3.0%）、黄曲霉毒素（每1000克中含黄曲霉毒素 B_1 不得过5μg，含黄曲霉毒素 G_2、黄曲霉毒素 G_1、黄曲霉毒素 B_2 和黄曲霉毒素 B_1 的总量不得过10μg）；饮片（净制）：杂质（不多于1%）、总灰分（不多于2.0%）、水分、黄曲霉毒素同药材；饮片（麸炒）：水分（不得过12.0%）、总灰分（不多于2.0%）	醇溶性浸出物（热浸法，不少于5.5%）	药材：高效液相色谱法（按干燥品计算，含甘油三油酸酯（ $C_{57}H_{10}O_6$），不得少于0.50%）饮片（净制）：同药材；饮片（麸炒）：同药材，含甘油三油酸酯不得少于0.40%
《湖南省中药饮片炮制规范》2010年版	薄层色谱鉴别（以薏苡仁对照药材为对照）	杂质（不多于2%）	//	//
《浙江省中药炮制规范》2015年版	同《中国药典》2015年版麸炒薏苡仁			
《上海市中药饮片炮制规范》2008年版	显微鉴别（粉末）；薄层色谱鉴别（以薏苡仁对照药材为对照）	杂质（不多于2%）、总灰分（不多于2.5%）	醇溶性浸出物（热浸法，不得少于5.5%）	高效液相色谱法：按干燥品计算，含甘油三油酸酯不得少于0.5%

（续表）

标准名称	鉴别	检查	浸出物	含量测定
《山东省中药饮片炮制规范》2012年版	显微鉴别（粉末）；薄层色谱鉴别（以薏苡仁对照药材为对照）	水分（不得过12.0%）、总灰分（不多于2.0%）	醇溶性浸出物（热浸法，不得少于5.5%）	//

六、质量评价

（一）质量情况

1. 薏苡仁的质量研究情况：薏苡仁的质量控制主要集中在脂肪酸、多糖等成分的含量测定及有毒有害物质的控制方面。郑利等[16]建立了 UPLC-MS 测定薏苡仁中甘油三油酸酯的方法，吴人杰等[17]采用一测多评法同时测定薏苡仁油中 4 种甘油三酯类成分含量，发现 1- 棕榈酸 -2- 油酸 -3 亚油酸甘油酯和甘油三油酸酯的含量相对较高，甘油三亚油酸酯和 1，2- 亚油酸 -3- 棕榈酸甘油酯的含量相对较低。杨志清等[18]通过测定 15 批薏苡仁中多糖含量，发现薏苡仁多糖含量基本高于 1%，且有资料显示，薏苡仁非众人部位，如根茎叶中也含有丰富的多糖。

赵丽沙等[19]通过比较麸炒炮制前后薏苡仁中甘油三油酸酯的含量变化，发现较净制、清炒、麸皮炒、蜜炙麸皮炒的炮制方法，1/3 蜜炙麸皮 +2/3 麸皮炒制后含量增加最为明显。

张令志等[20]针对炒焦后薏苡仁为研究对象，根据炒焦产生的黄色葡萄经热转化会产生具有毒副作用的 5- 羟甲基糠醛，通过高效液相色谱法，对炒制薏苡仁进行含量测定，发现炒薏苡仁、麸炒薏苡仁所含 5- 羟甲基糠醛含量分别为生薏苡仁的 7 倍、31 倍，糠醛含量分别为生薏苡仁的 2 倍、6 倍，为更好地评价和控制薏苡仁的质量提供了依据。

诸晨等[21]采用高效液相色谱 - 质谱联用法测定薏苡仁中药

饮片中黄曲霉毒素 B_1、B_2、G_1、G_2 含量，结果发现 20 批薏苡仁中黄曲霉毒素检出率为 85%，黄曲霉毒素总量最高为 206 微克 / 千克，说明薏苡仁储存条件不当及储存时间过长有感染黄曲霉毒素的可能。

郑成等 [22] 以凝胶渗透色谱液质联用法建立了薏苡仁中 108 种农药多残留的检测方法。李加林 [23] 等运用火焰原子吸收光谱法直接测定了薏苡仁中铁、铜、锌、锰、钙、镁 6 种微量元素的含量，薏苡仁中含有丰富的人体必需的微量元素锌、铜、锰、铁、钙、镁，特别是钙、镁含量较高，分别达到 852.375 微克 / 千克，1273.580 微克 / 千克。

2. 丽水薏苡仁的质量情况：丽水市食品药品检验所 2009 年组织开展市级课题，研究缙云产薏苡仁中重金属的含量，结果显示缙云米仁镉、铜等重金属含量较低 [24]。此外，范蕾等 [25] 采用高效液相色谱法研究丽水地区薏苡仁中主要成分的含量，发现缙云产薏苡仁质量优等，均达到《中国药典》"不低于 0.5%"的含量要求，且 14 批中 10 批高于标准限度 50%，且有 5 批高于标准限度 1 倍。

（二）混伪品

薏苡仁的常见伪品有草珠子、小麦、大麦、高粱、粳料等，可通过性状、显微、理化鉴别等方式进行鉴别。

1. 伪品

（1）草珠子：为禾科植物草珠子的干燥种仁。草珠子的药材性状与薏苡仁相似，不同的是种仁呈宽卵形，长度略短，表面略透明，偶有残存的红棕色的种皮；两端平截，一端有棕黑色点状种脐；断面白色或半透明角质样。种壳厚而坚硬 [26]。

（2）小麦 [27]：有研究显示薏苡仁腹面中央有一宽深的腹沟，宽度占横断面宽度的 1/3 ~ 1/2 以上，深度占横断面高度的 1/6 ~ 1/3。而小麦外观性状呈扁长椭圆形、长卵形直径 5 ~ 7.5 毫米。腹面中央有一黄棕色线状腹沟。表面有少量淡黄色残留果皮。

且腹沟窄而深，深度占横断面直径的 1/2 ~ 3/5。其显微特征淀粉粒直径较大，具果皮表皮碎片、横细胞、管细胞等。

（3）大麦：性状扁长椭圆形，长卵形，直径 3 ~ 7.5 毫米。腹面中央有一黄棕色线状腹沟，两侧各有一条不明显的黄棕色浅纵沟。表面少量淡棕黄色果皮残留。腹沟窄而浅，深度占横断面 1/7 ~ 1/5。其显微特征淀粉粒直径较大，具横细胞、表皮细胞、气孔及非腺毛等。

（4）高粱：性状扁心形或球形，直径 2 ~ 4 毫米。顶端钝圆偶有短喙状合点；基部稍宽，腹面有凹陷的长圆形种脐，背面基部有凹陷的胚。表面有少量淡红色的果皮残留。横断面有时在背、腹面的中部可见浅凹陷，深度不超过短径的 1/3。其显微特征淀粉粒大小悬殊，具果皮表皮细胞等。包玮鸳等 [28] 通过火试、薄层色谱的方法鉴别高粱与薏苡仁，加热后高粱米体积迅速膨胀 3 ~ 5 倍，而薏苡仁无此现象。

（5）粳米：粳米呈扁长椭圆形，直径 4 ~ 5.5 毫米。背面可见 3 条不明显的浅纵纹。显微特征淀粉粒多为复粒 [27]。

2. 混淆品：可从性状对混淆品川贝加以区别。川贝全体呈圆锥形或近心脏形，顶端尖或微尖，高 0.3 ~ 0.8 厘米，直径 0.4 ~ 1.2 厘米，颗粒最小者称"珍珠贝"。表面类白色，外层鳞叶 2 瓣，大小悬殊，大瓣略呈马蹄形，小瓣略呈披针形，大瓣紧抱小瓣，未抱部分呈新月形，称"怀中抱月"。顶端闭合，内有类圆柱形，顶端稍尖的心芽和小鳞 1 ~ 2 枚。底部平，微凹入，不论颗粒大小，均能端正起立，似"观音坐莲"。质硬而脆，富粉性，断面白色，呈颗粒状。

第七节　性味归经与临床应用

一、性味

《中国药典》2015 年版一部：薏苡仁，甘、淡、凉。

《神农本草经》记载：薏苡仁，味甘。

《名医别录》记载：薏苡仁，无毒。

《食疗本草》记载：薏苡仁，性平。

二、归经

《中国药典》2015 年版一部：薏苡仁，归脾、胃、肺经。

《雷公炮制药性解》：薏苡仁，入肺、脾、肝、胃、大肠。

《本草纲目》：薏苡仁，入阳明经。

《本草疏》：薏苡仁，入足太阴，手足阳明经。

《本草经解》：薏苡仁，入足厥阴肝经、手少阴心经。

《本草新编》：薏苡仁，入脾、肾二经。

三、功能主治

《中国药典》2015 年版一部：薏苡仁，利水渗湿，健脾止泻，除痹，排脓，解毒散结。用于水肿，脚气，小便不利，脾虚泄泻，湿痹拘挛，肺痈，肠痈，赘疣，癌肿。

《神农本草经》记载：薏苡仁，主筋急拘挛，不可屈伸，风湿痹，下气。

《名医别录》记载：薏苡仁，除筋骨邪气不仁，利肠胃，消水肿，令人能食。

《食疗本草》记载：薏苡仁，去干湿脚气。

《本草拾遗》记载：薏苡仁，温气，主消渴。杀蛔虫。

《本草纲目》记载：薏苡仁，健脾益胃，补肺清热，祛风胜湿。炊饭食，治冷气；煎饮，利小便热淋。

《药性论》记载：主肺痿肺气，吐脓血，咳嗽涕唾上气。煎服之破五溪毒肿。

《医学衷中参西录》记载：珠玉二宝粥，可用于脾肺阴虚，饮食懒进，虚热劳嗽。

《本草纲目》：健脾益胃，补肺清热，祛风胜湿。炊饭食，治冷气；煎饮，利小便热淋。薏苡仁粥，可用于补脾祛湿。

《韦宙独行方》记载：郁李苡仁饭能利水消肿，用于水肿、小便不利、喘息胸满等。

《千金要方》记载：薏苡瓜瓣桃仁汤，可用于拘挛腹痛、大便秘结、小便短赤等。

四、用法用量

内服，煎汤，9～30克。或入丸、散、浸酒、煮粥、作羹。健脾益胃宜炒用，清热排脓、舒筋除痹宜生用。

五、注意

薏苡仁力缓，宜多服久服。脾虚无湿，大便燥结及孕妇忌用。

《本草经集注》记载：干姜为之使。恶泽泻、寒水石、消石。

《药性论》记载：忌豆，食之者动气。

《品汇精要》记载：妊娠不可服。

《本草经疏》记载：凡病大便燥，小水短少，因寒转筋，脾虚无湿者忌之。妊娠禁用。

《本草通玄》记载：下利虚而下陷者，非其宜也。

《本草备要》记载：泻下气，散满。苦降能泻实满，辛温能散湿满。误服脱人元气，孕妇忌之。干姜为使，恶泽泻、硝石，忌豆，犯之动气。

六、附方

1. 治水肿喘急：郁李仁二两，研细，以水滤汁，煮薏苡仁饭。日二食之。源于《独行方》。

2.治病者一身尽疼，发热，日晡所剧者，名风湿：麻黄（去节）半两（汤泡），甘草一两（炙），薏苡仁半两，杏仁十个（去皮、炒）。上锉麻豆大。每服四钱匕，水一盏半，煮八分，有微汗避风。源于《金匮要略》麻黄杏仁薏苡甘草汤。

3.治风湿痹气，肢体痿痹，腰脊酸疼：薏苡仁一斤，真桑寄生、当归身、川续断、苍术（米泔水浸炒）各四两。分作十六剂，水煎服。源于《广济方》。

4.治久风湿痹，补正气，利肠胃，消水肿，除胸中邪气，筋脉拘挛：薏苡仁为末，同粳米煮粥，日日食之。源于《本草纲目》薏苡仁粥。

5.去风湿，强筋骨，健脾胃：薏苡仁粉，同曲米酿酒，或袋盛煮酒饮之。源于《本草纲目》薏苡仁酒。

6.治水肿喘急：郁李仁二两。研，以水滤汁，煮薏苡仁饭，日二食之。源于《独行方》。

7.治肺痿唾脓血：薏苡仁十两。杵碎，以水三升，煎一升，入酒少许服之。源于《梅师集验方》。

8.治肺痈咳唾，心胸甲错者：以淳苦酒煮薏苡仁令浓，微温顿服之。肺若有血，当吐出愈。源于《范汪方》。

9.治肺痈咯血：薏苡仁三合。捣烂，水二大盏，入酒少许，分二服。源于《济生方》。

10.治肠痈，其身甲错，腹皮急，按之濡如肿状，腹无积聚，身无热，脉数，此为肠内有痈脓：薏苡仁十分，附子二分，败酱五分。上三味，杵为末，取方寸匕，以水二升，煎减半，顿服，小便当下。源于《金匮要略》薏苡附子败酱散。

11.治肠痈：薏苡仁一升，牡丹皮、桃仁各三两，瓜瓣仁二升。上四味，以水六升，煮取二升，分再服。源于《千金要方》。

12.治消渴饮水：薏苡仁煮粥饮，并煮粥食之。源于《本草纲目》。

13. 治沙石热淋，痛不可忍：玉秫（子、叶、根皆可用），水煎热饮，夏月冷饮，以通为度。源于《杨氏经验方》。

第八节　丽水资源利用与开发

一、资源蕴藏量

薏苡仁在丽水市的缙云、遂昌、松阳、庆元等地均有悠久的栽培历史，种植基地大多符合国家 GAP 要求，重点生产地在缙云县舒洪镇、双溪乡、稠门的章溪流域一带。

二、基地建设情况

现全市薏苡仁种植面积 4470 亩，其中缙云 3110 亩、庆元 675 亩、景宁 585 亩。主要基地为缙云姓潘米仁专业合作社在双溪口乡姓潘村基地和缙云希望中药材专业合作社米仁基地等。缙云薏苡仁生产基地均已通过 GAP 认证，产量 2200 多吨，主要为省内保健食品市场提供原料，2013 年实现产值 1.1 亿元，目前缙云米仁正在向基地化、规模化、标准化的方向发展。

三、产品开发

薏苡仁是我国最早开发利用的禾本科植物之一。随着人民生活水平的不断提高，薏苡仁因其含有的丰富营养及活性成分，成为保健品市场最畅销的产品之一。在日本，薏苡仁产品从药用到轻工食品（饭、茶、酒、醋、面、酱等）、日常生活用品（化妆品和浴用剂等）都有，日本政府还将薏苡仁列为"21 世纪的功能食品"而广泛推广。在福建、贵州等薏苡仁主产区也有一些产品，如薏苡乳精、薏米粉、薏米糕点、薏米保健酒等问市。

（一）中成药

注射用薏苡仁油是目前唯一使用薏苡仁为原料研制而成的中成药，目前已广泛应用于胰腺癌、肝癌、肺癌等中晚期恶性肿瘤的治疗上，在抑制肿瘤细胞生长的同时，克服了化疗药损伤人体正常细胞的弊端，还可有效提高人体机体免疫功能，无明显毒副作用，是一种较理想的抗肿瘤药物[29]。

（二）膏方

薏苡仁利水渗湿、健脾止泻、除痹的功效可与各种中药配伍制成膏方，如茯苓薏仁膏，可用于脾虚食少、便溏泄泻等。红枣薏仁芡实膏可除湿养胃美容养颜等。

（三）食品

薏米富含淀粉，对薏米进行膨化处理后可加工成薏米粉，薏米粉可用于制作薏米饼干、蛋糕、面包和薏米酥等烘焙食品。薏米粉与小麦中筋粉按一定比例混合可制成薏米面条；薏苡仁用爆米花机爆成薏苡仁花，加入麦芽糖油，即可加工成薏苡仁糖。在日本，80%的薏米加工成麦茶型薏米茶消费，薏米茶味道甘甜，口感甚佳。薏米粉膨化经烘烤后添加干姜末，可制成兼具薏米香气和生姜辛辣味的干姜薏米保健茶，该茶不仅含有薏米的丰富营养，还具有生姜的健胃功能。薏米粉与绞股蓝茶叶粉按适当比例混匀后，可制成薏米袋泡茶，其茶汤色泽浅黄至橙黄，口感爽利，带有浓郁薏米甜香。将薏米搭配红枣、珍珠粉、荞麦等可制成复合饮料。将薏米粉酶解后的浓缩物与绞股蓝提取物混合，加入适量葡萄糖或蔗糖粉拌匀造粒，干燥后制成薏米固体冲剂。用薏苡仁抽提液经乳酸菌发酵后再添加甜味剂等可制成薏仁乳酸果味饮料，有助于人体肠胃健康。薏苡仁还可以作为主要原料酿制成薏米酒[29]。此外，薏苡仁还可以加工成豆腐、豆酱、酱油、醋等产品。

（四）保健品

目前，我国以薏苡仁为主要原料的养生保健产品种类超过 100 个，有各类固体饮料、养生膏、养生茶等，多数为抗疲劳、调节免疫力、减肥、降血糖、美容等功能产品。

（五）化妆品

近年来，薏苡在美容养颜方面的价值也逐渐被发掘，将薏苡仁油提取物添加到洗发剂中，有营养头发、防治脱发的功效。薏苡仁提取物对紫外线有吸收作用，添加到化妆品中，除了能治疗扁平疣、面部粉刺等皮肤粗糙问题外，还可以起到防晒的效果[29]。用何首乌提取物、薏苡仁提取物、冬瓜子提取物等可制成洗面奶[30]。以薏苡仁粉、绿豆粉、金银花等为原料，可制成美白祛痘面膜，具有清热解毒和抗菌消炎作用[31]。

（六）其他非药用部位的产品研发

薏苡仁在加工成精米的过程中需去掉外壳和占总重 5% 的薏苡糠，并产生 5% ~ 10% 碎粒，对这些薏苡加副产物（糠麸和碎米）进行微生物发酵转化，通过工艺优化，可获得富含多重生理活性组分的功能性薏米红曲茶。

第九节　总结与展望

薏苡仁是丽水最畅销的药材和农产品。缙云县是传说中的轩辕黄帝炼丹升天之地，缙云米仁栽培历史悠久，传说在黄帝轩辕氏炼丹的配药中就有缙云米仁，当地百姓对缙云米仁有着特殊的喜好和青睐，在公元 1348 年编撰的《仙都志》中就有"薏苡仁"的记载，是药食同源的佳品。丽水米仁品种为传统地方品种"薏苡浙 7 号"，具有米饱满、无黑籽、含粉质多的特点，主要包括脂肪酸几酯类、薏苡素、糖类、黄酮类、蛋白类、甾醇类等化合物。薏苡仁为种子入药，其种子中还含有丰富的氨基酸（亮氨酸、赖氨酸、精氨酸、酪氨酸等）维生素等营养成分，脂类含量高达3.84%，超出省内其他地区，粗蛋白含量大于13.0%，醇溶性浸出物高于5.5%，具有抗肿瘤、增强机体免疫、降血糖、抗炎镇痛等药理作用，适用于水肿、脚气、小便不利、脾虚泄泻、湿痹拘挛、肺痈、肠痈、赘疣、癌肿。缙云米仁是抗癌制剂康莱特注射液的特供原料。

薏苡仁作为我国古老的药食两用植物有"世界禾本科植物之王"的美誉，含有多种生物活性物质，具有多种功能活性，尤其抗肿瘤作用明显，是一种药食同源，集营养、保健、医疗于一体的重要小杂粮作物，其开发前景十分广阔。近年来，随着人们生活水平的提高，保健食品逐渐受到越来越多人的重视，作为生产保健产品的优良原料，薏米具有非常广阔的发展空间。目前对薏米的开发主要集中在薏苡仁种仁，以整粒药用和直接食用为主，精深加工尚处于初级阶段。薏苡仁的非药用部位也具有一定的开发前景，如薏苡糠皮脂肪含量高达36%，是薏苡仁的3倍，是提取油脂的良好材料，可以做药用或化妆品，也可以代替薏米作为酿酒原料；薏苡叶煎煮后有香味，直接饮用或加入茶叶中饮用，有暖胃提神的作用，可替代薏苡仁作为茶饮原料，降低制作成本；茎秆可以作为造纸的原料和燃料；薏苡根中含有的化学物质买妥林可制成抑制癌细胞的珍贵药剂[29]。

丽水种植与食用薏苡仁已有较长时间的历史，最为独特的是种在高山上的旱地薏苡仁，据说效果最好，所以丽水高山旱地薏苡仁值得深入研究，并更加广泛地开发系列产品。此外，除进一步开发利用其抗肿瘤、调节人体机能的作用外，可以考虑从非种仁部位入手，全面提升薏苡产业附加值，利用先进技术进行深加工和综合利用，进一步研发出深受广大消费者欢迎的新型、方便、美味的薏苡健康食品，实现薏苡全面开发利用。

参考文献

[1] 罗云云，杜伟锋，康显杰，等.薏苡仁历史应用概况及现代研究[J].中华中医药杂志，2018，33（12）：5666-5673.

[2] 梅朝阳，朱正军，陈茂彬.薏苡仁的成分及其深加工研究进展[J].酿酒科技，2016，11（269）：104-111.

[3] 邓素芳，林忠宁，陆烝，等.薏苡产品开发与利用研究发展[J].粮食与饲料工业，2016，6（6）30-33.

[4] 朱静坚，金锡平."缙云米仁"特征特性及高产栽培技术[J].上海农业科技，2014，2：65-67.

[5] 中华本草（第八册）国家中医药管理局编辑委员会，1999.

[6] 余旭平，姜武，顾雪萍.薏苡、金银花全程标准化操作手册[M].杭州：浙江科学技术出版社，2016，10.

[7] 朱静坚，金锡平."缙云米仁"特征特性及高产栽培技术[J].上海农业科技，2014，2：66.

[8] 田洪星，郑晓霞，胡蝶，等.薏苡仁的化学成分及质量控制研究进展[J].贵州农业科学，2017，45（7）：82-87.

[9] 温晓蓉.薏苡仁化学成分及抗肿瘤活性研究进展[J].辽宁中医药大学学报，2008，10（3）：135-137.

[10] 肖开，苗明三.薏苡仁现代研究分析[J].中医学报，2014，9（9）：1348-1349.

[11] 梅朝阳，朱正军，陈茂彬.薏苡仁的成分及其深加工研究进展[J].酿酒科技，2016，11（269）：104-111.

[12] 肖开，苗明三.薏苡仁现代研究分析[J].中医学报，2014，9（9）：1348-1349.

[13] 陶小军，徐志立，雷雪霏，等.薏苡仁油急性毒性和刺激性实验研究[J].辽宁中医药大学学报，2013，15（3）：39-40.

[14] 肖志勇.薏苡仁多糖急性毒性及遗传毒性试验研究[J].中南药学，2009，7（9）：678-681.

[15] 范伟忠，章荣华，傅剑云.薏苡仁油的毒性研究及安全性评价[J].上海预防医学杂志，2000，12（4）：178-179.

[16] 郑利，陈丹，曾令军，等.UPLC-MS测定不同产地薏苡仁中甘油三油酸酯的含量[J].中国现代应用药学，2014，31（2）：200-204.

[17] 吴人杰，许平翠，寿旦，等.一测多评法同时测定薏苡仁油中4种甘油三酯类抗肿瘤成分的含量[J].中国药房，2019，30（10）：1375-1379.

[18] 杨志清，王硕，张世鲍，等.15种薏苡仁中多糖含量测定[J].亚太传统医药，2014，10（19）：25-26.

[19] 赵丽沙，王娜妮，董宇，等.麸炒炮制对薏苡仁中甘油三油酸酯含量的影响[J].浙江中医杂志，2018，53（3）：226-227.

[20] 张令志，吴皓，李伟，等.HPLC法测定薏苡仁不同炮制品种5-羟甲基糠醛及糠醛的含量[J].药学与临床研究，2012，20（6）：574-576.

[21] 诸晨，钱勇.高效液相色谱-质谱联用法测定薏苡仁药材中黄曲霉毒素[J].食品安全质量检测学报，2019，10（5）：1273-1277.

[22] 郑成，方丽，马临科，等.凝胶渗透色谱液质联用法同时测定薏苡仁中108种农药残留[J].药学与临床研究，2012，20（6）：574-576.

[23] 李加林，吴素珍，李银保，等.火焰原子吸收光谱法测定薏苡仁中的微量元素[J].食品研究与开发，2008，29（1）：126-128.

[24] 范蕾，王建伟，余华丽，等.薏苡仁中5种重金属元素的含量测定[J].中华中医药学刊，2014，32（4）：917-918.

[25] 范蕾，余乐，余华丽，等.HPLC-ELSD法测定丽水薏苡仁中甘油三油酸酯的含量[J].中国民族医药杂志，2016，4（4）：49-50.

[26] 马翠荣，赵建波，唐培英.茜草、薏苡仁及其伪品的鉴别[J].传统医药，2007，16（14）：57.

[27] 何报作.中药薏苡仁同四种伪品的鉴别[J].广西医学，1998，20（5）：757-759.

[28] 罗云云，杜伟锋，康显杰，等.薏苡仁历史应用概况及现代研究[J].中

华中医药杂志，2018，33（12）：5666-5673.

[29]　邓素芳，林忠宁，陆丞，等.薏苡产品开发与利用研究发展[J].粮食与
　　　饲料工业，2016，6（6）30-33.

[30]　梁国坚.一种洗面奶：CN，CN102133163 A [P]. 2011.Liang GJ. A
　　　facial cleanser：CN，CN102133163 A [P]. 2011.

[31]　李宇琼.一种美白祛痘面膜及其制备方法：CN105982837 A [P]. 2016.
　　　Li YQ. A kind of whitening acne mask and its preparation method：
　　　CN105982837 A [P]. 2016.

黄精

Huangjing

黄　精 | Huangjing
POLYGONATI RHIZOMA

本品为百合科植物滇黄精（*Polygonatum kingianum* Coll.et Hemsl.）、黄精（*Polygonatum sibiricum* Red.）或多花黄精（*Polygonatum cyrtonema* Hua）的干燥根茎。

第一节　本草考证与历史沿革

一、本草考证

黄精始载于南北朝时期陶弘景所著的《名医别录》[1]："黄精，味甘，平，无毒。主补中益气，除风湿，安五脏。久服轻身、延年、不饥。"陶弘景在《本草经集注》[2]记载："黄精根如鬼臼、黄连，大节而不平"。《神农本草经》[3]记载："久服去面黑䵟，好颜色，润泽，轻身，不老。"应是黄精功效最早的记载。《日华子本草》[4]记载除了上述的功效外，还进一步补充黄精可"补五劳七伤，助筋骨，耐寒暑，益脾胃，润心肺"。《本草蒙筌》[5]《本草纲目》[6]《本草从新》[7]等古籍也把黄精作为补益药使用。《中国药典》2015年版一部规定："黄精，补气养阴，健脾，润肺，益肾。用于脾胃气虚，体倦乏力，胃阴不足，口干食少，肺虚燥咳，劳嗽咳血，精血不足，腰膝酸软，须发早白，内热消渴。"

二、历史沿革

黄精药食同源历史悠久，《抱朴子内篇》[8] 记载："凶年可以与老小休粮，人不能别之，谓为米脯也。"《食疗本草》[9] 记载："饵黄精，能老不饥。"晋代是最早记载黄精炮制的时期，葛洪《抱朴子内篇》仙药卷十一中云："于术及黄精也，入山便可蒸，若煮啖之，取足可以断谷。"

黄精炮制方法极为简单，多部医药典籍记载了黄精的炮制方法，也体现了黄精悠久的用药历史。南北朝陶弘景在《名医别录》记载的炮制方法为"阴干"，之后刘宋在《雷公炮炙论》[10] 记载的炮制方法有了进步，方法为"一蒸一曝"，《雷公炮炙论》云："凡采得，以溪水洗净后，蒸，从巳至子，刀薄切，曝干用。"由此可知，雷公"一蒸一曝"即蒸 8 个时辰（16 小时）后曝干。隋朝关于黄精的炮制方法体现在"黄精膏"和"黄精黑豆饼"的做法上。《本草图经》[11] 记载了隋羊公服黄精法："二月、三月采根……细切一石，以水二石五斗，煮去苦味，漉出，囊中压取汁，澄清，再煎如膏乃止。以炒黑豆黄末相和，令得所，捏作饼子如钱许大。"宋代延续了"九蒸九曝"炮制方法。唐慎微《证类本草》[12] 云："今人服用，以九蒸九曝为胜，而云阴干者恐为烂坏。"孙思邈的《千金翼方》，曰："九月末掘取根，拣取肥大者，去目熟蒸，微暴干又蒸，暴干，食之如蜜，可停。"其中采用的是蒸、暴之法，这就为以后所产生的"九蒸九曝"之法打下了基础。明代李时珍《本草纲目》记载："用黄精二斤、蔓菁子一斤，共同九蒸九晒，研为细末。每服二钱，米汤送下。常服有延年益寿的作用。"清代黄精炮制方法仍以"九蒸九晒"为主流。汪讱庵在《本草易读》云"蒸过晒干用"。吴仪洛的《本草从新》记载为"去须，九蒸九晒用（每蒸一次，必半日方透）"。现代《中药大辞典》[13] 在"炮制"中记载有黄精、蒸黄精、炙黄精、酒黄精 4 种炮制方法，其中，黄精是"洗净，略润，切厚片，干燥"；蒸黄精是"洗净，置笼屉内，蒸至棕黑色滋润";炙黄精是"黄精片用清水漂夜晒至五成干,拌蜂蜜润一夜,放锅内隔水蒸至透为度";酒黄精是"用黄酒拌匀……隔水加热或用蒸汽加热,炖至黄酒被吸尽"。《中国药典》2015年版一部规定的黄精炮制品有黄精和酒黄精2种。

"浙黄精"指的是长梗黄精,丽水本土黄精以多花黄精为主,该品种在丽水广泛分布且应用历史悠久,是丽水的特色药材,既用于食用,也是常用的一味畲药,其畲药名为山姜,畲族药性为阴药,主要治疗痢疾、小儿腹泻。畲族人称大公鸡为凤鸟,而药膳"黄精凤鸡"采用大漈罐炖制而成,方中黄精具有养阴、健脾、润肺、益肾的功效;土鸡升阳大补,与黄精相得益彰,而制作美食的器具大漈灌能很好保持菜品的营养。

丽水市林业科学研究院中药材科研团队申报的浙江省公益林农业项目"黄精药材原植物资源收集及优良种源筛选"(2012—2014)成功立项,翻开了丽水地区较为专业、系统的黄精科研、推广工作的新篇章。一直以来以野外采挖为主,逐渐出现多花黄精人工栽培及多种林下套种模式栽培。为进一步推进黄精中药材产业向"生态、高效、安全"的方向健康发展,2015年3月6日,中国医药物资协会道地药材(黄精)分会成立大会在浙江省丽水市举行。同年,以丽水市林业科学研究院为技术支撑建立的庆元县锥栗林下套种多花黄精示范基地被列为全国林下经济示范基地。丽水市林业科学研究院选育的多花黄精"丽精1号"已通过2018年度浙江省林业局林木新品种审定(浙江省林业局2019年1号公告)。

第二节 植物形态与分布

一、植物形态

多花黄精[14]根状茎肥厚，通常连珠状或结节成块，少有近圆柱形，直径 1 ~ 2 厘米。茎高 50 ~ 100 厘米，通常具 10 ~ 15 枚叶。叶互生，椭圆形、卵状披针形至矩圆状披针形，少有稍作镰状弯曲，长 10 ~ 18 厘米，宽 2 ~ 7 厘米，先端尖至渐尖。花序具（1-）2-7（-14）花，伞形，总花梗长 1-4（-6）厘米，花梗长 0.5-1.5（-3）厘米；苞片微小，位于花梗中部以下，或不存在；花被黄绿色，全长 18 ~ 25 毫米，裂片长约 3 毫米；花丝长 3 ~ 4 毫米，两侧扁或稍扁，具乳头状突起至具短绵毛，顶端稍膨大乃至具囊状突起，花药长 3.5 ~ 4 毫米；子房长 3 ~ 6 毫米，花柱长 12 ~ 15 毫米。浆果黑色，直径约 1 厘米，具 3 ~ 9 颗种子。花期 5 ~ 6 月，果期 8 ~ 10 月。

二、分布

多花黄精主要分布于我国四川、贵州、湖南、湖北、河南（南部和西部）、江西、安徽、江苏（南部）、浙江、福建、广东（中部和北部）、广西（北部）。我市多花黄精多分布于林下、灌丛或山坡阴处以及海拔 500 ~ 2100 米的低山丘陵带。黄精药材多年来仅依赖野生资源，随着需求的急剧增加，野生资源日益减少，人工栽培已开始普及。截至 2018 年年底，本地区主要种植基地有庆元县屏都街道余村村锥栗林下套种黄精基地、五大堡乡温岙村黄精种苗基地、梧桐高演村多花黄精种植基地、玉岩镇周安村的香榧套种黄精示范基地、安溪乡东岱村黄精种植示范基地等。

第三节　栽培

黄精的种植模式主要有林下套种和大田种植，我市多以林下套种为主，包括锥栗林、杉木林、香榧林、油茶林下套种等多种模式[15]。

一、生态环境条件

栽培多花黄精，应严格按照中药材 GAP 的规定选择栽培环境。其中，栽培地土壤质量和空气质量应达到国家二级标准，灌溉水应符合农田灌溉水质量标准。除此之外，套种林分应无严重病虫害，林下空间便于耕作，透光率可控制在 30% ~ 40%[16]，且土壤疏松肥沃，土壤酸碱度呈中性或偏微酸性，坡度 ≤ 25°。

二、根茎繁殖

多花黄精主要用野生根茎或人工驯化栽培的根茎来繁殖。一定要选择有健壮萌芽、无病害、无腐烂的根状茎作为种茎。为了节省种茎，种植前先将根茎切成段，每段 2 节并至少有 1 个健壮萌芽，切口用草木灰涂抹后种植，或浸入波尔多液（1∶1∶100）中 1 ~ 2 秒，等药液晾干后种植。

三、开沟种植

12 月底前完成种植，根茎随挖随种。种植时应把大小基本一致的根茎种植一起。坡度太陡的地方不宜套种。

（一）常规种植法

条播或穴播，条播按行距 30 ~ 40 厘米，开好繁殖沟，株距 20 ~ 25 厘米，沟深 8 ~ 10 厘米；穴播按株行距 30 厘米 ×40 厘米挖穴，穴深 8 ~ 10 厘米。种前，一定要施足基肥，这样既可为高产打下基础，又可为来年的抚育管理节省成本。一般情况下，每株施入腐熟有机肥 0.25 ~ 0.50 千克、钙镁磷肥 15 ~ 20 克，施入的基肥要与土充分拌匀。

（二）平摆倒种法

与常规种植法相比，主要技术为种茎倒种、适当深栽、合理密植。具体如下：条播，行距 30 ~ 35 厘米，播种沟深 10 厘米左右、宽 15 厘米左右；根茎平放、芽头朝下，段与段之间间隔 20 ~ 25 厘米，覆土高出泥面 2 ~ 3 厘米，浇水再覆盖芒草等。采用平摆倒种法第一年产量可提高 80% ~ 90%，比常规种植提高 10% 左右，每段根茎具有 2 ~ 3 个粗壮有力的新芽，为夺取丰产打下了物质基础。种植时，将多花黄精根茎放入沟或穴中，芽头向上，覆土并高出泥面 2 ~ 3 厘米，上面覆盖稻草、茅草、废菌棒、竹屑等，浇水。

四、栽培管理

（一）打顶摘花（蕾）

用稻草等覆盖后，来年春季杂草较少。因此，除草、去顶、摘蕾和施肥可在开花前后这一时段进行。多花黄精一般在 4 ~ 5 月开花，低海拔早，高海拔迟。

每年春季待多花黄精长出地面高 50 厘米时，结合除草进行去顶，同时摘除陆续绽放的花蕾和花朵，以促进地下茎的生长。

（二）肥水管理

去顶、摘蕾后，及时给多花黄精施一次追肥，以加快地下茎的生长。可施有机无机复混肥（总养分 ≥ 30%，有机质含量 ≥ 20%），每株施 10 ~ 20 克。有条件的地方可进行测土施肥，根据土壤养分监测结果，合理配制有机肥与化肥混合的自制肥料。肥料施在行与行间，不要离植株太近。锄草、松土宜浅，避免伤及黄精地下根茎。

黄精喜湿，但怕积水。因此，雨季要及时排水，避免因积水造成多花黄精烂根。人工灌溉条件较好的地方，干旱季节应及时进行浇灌或喷灌，保持土壤湿润；无法进行人工灌溉的，种植时应适当深栽。

五、病虫害防治

目前，多花黄精的病虫害极少，偶有蚱蜢和叶斑病的危害。蚱蜢一般在春季危害幼苗，不严重，可人工捕捉或用嫩叶蔬菜制成毒进行诱杀。叶斑病可选用波尔多液 1∶1∶100 ~ 500（无安全间隔期）或 65% 代森锌（安全间隔期 21 天）可湿性粉剂 0.167% ~ 0.200% 浓度的溶液喷洒，每 7 天一次，连续 2 ~ 3 次。

六、采收

栽后第三年至第四年秋季，植株叶片完全脱落时为最佳采收期。在阴天或晴天挖取带土黄精根茎。采收后，将新鲜根茎除去残存植株和烂疤，用清水把泥沙洗净后，置高压蒸锅内蒸 30 ~ 40 分钟，取出后除去须根，反复揉捏，晒干或烘干。干燥根茎分级后，采用食品级材料密封包装，置于阴凉、通风、干燥处储藏待售。

第四节　化学成分

多花黄精 *P. Cyrtonema* Hua. 是黄精中的精品，据文献报道，多花黄精中主要含有多糖及其皂苷类、黄酮类（其特征性高异黄酮在自然界较为少见），以及蒽醌类、氨基酸、挥发油类等化学成分[17]。

一、多糖及皂苷类成分

多糖及皂苷类为黄精中主要化学成分，国内外研究报道最多。黄精多糖是黄精主要活性成分之一[18]，许多报道表明，多花黄精多糖含量大于滇黄精和黄精。刘芬[19]等从多花黄精中分离得到一种多糖 PD，该多糖具有较强的抗疱疹病毒的活性。不同的多糖含量可能和黄精生长的环境有关。张庭廷[20]等研究发现九华山多花黄精多糖的黄精多糖主要为杂多糖，由果糖和葡萄糖组成，相对分子量为8912。王聪[21]从多花黄精中分离得到黄精多糖PCPs-1、PCPs-2、PCPs-3，其中PCPs-1、PCPs-2均由葡萄糖和半乳糖组成，PCPs-3主要含有半乳糖。多糖对α-葡萄糖苷酶有抑制作用从而产生降糖活性。还有研究表明，由黄精中的PD经酯化反应制备的多糖硫酸脂（PDS）具有更好的抗病毒活性[22]。

目前对皂苷类成分的文献报道多集中于黄精和滇黄精，主要是黄精皂苷A（sibiricosides A）和螺旋甾烷类皂苷（黄精皂苷B，sibiricosides B），且以薯蓣皂苷元为主。多花黄精中也含有皂苷类成分[23]，关于多花黄精单体皂苷类成分仅有1篇文献报道[24]，其中有4个化合物，分别命名为：（25S）-spirost-5-en-12-one-3-O-β-D-glucopyranosyl-（1→2）-β-D-glucopyranosyl-（1→3）-β-D-glucopyranosyl-（1→4）-β-Dgalactopyranoside（1）；（25R）-spirost-5-en-12-one-3-O-β-Dglucopyranosyl-（1→2）-β-D-glucopyranosyl-（1→3）-β-Dglucopyranosyl-（1→4）-β-D-galactopyranoside（2）；spirost-5-en-12-one-3-O-β-D-glucopyranosyl-（1→2）-[β-D-xylopyranosyl-（1→3）]-β-D-glucopyranosyl-（1→4）-β-D-galactopyranoside（3）；3-β-hydroxyspirost-5-en-12-one（4）。

二、黄酮及蒽醌类成分

高异黄酮类是该属植物中的特征性成分，只存在于少数天然植物中，研究表明这类成分具有很好的抗肿瘤等活性，可考虑作为多花黄精的特征标志物之一，到目前为止，共从黄精、滇黄精和多花黄精中分离得到3个高异黄酮[25]，其中多花黄精中得到的黄酮为（3R）-5,7-dihydroxy-8-methyl-3-（2′-hydroxy-4′-methoxybenzyl）-chroman-4-one（5）[26]。Jean-Chopin等从多花黄精鲜叶中分离得6-C-吡喃半乳糖8-C-芹菜素吡喃阿拉伯糖苷和8-C-芹菜素吡喃半乳糖苷，两者皆属于碳苷类黄酮。从该植物还得到 6-O-β-D- 葡萄糖鼠李糖苷 -5，7，4'- 三羟基黄酮和 6-O-D- 葡萄糖鼠李糖苷 -7-O- 葡萄糖苷 -5，4'- 二羟基黄酮[27]。

多花黄精中还发现了牡荆素木糖苷、5，4- 二羟基黄酮糖苷、毛地黄精苷以及蒽醌类化合物[28]。黄酮类成分主要是从黄精属植物的茎和叶中分离得到。目前，黄精属植物中共发现 26 个黄酮及其苷类化合物，其中多花黄精含有其中 6 个化合物[29]。

木脂素、生物碱和强心苷类木脂素类、生物碱类和强心苷类目前在多花黄精中未见报道。木脂素具有增强免疫和抗氧化活性、cAMP 磷酸二脂酶抑制活性，以及促进蛋白质与糖原合成等多种作用[30]。孙隆儒等从黄精中分离出 4 个木脂素类成分，分别为右旋丁香脂素、右旋丁香脂素 -O-β-D- 吡喃葡萄糖苷、鹅掌楸碱和右旋松脂醇 -O-β-D- 吡喃葡萄糖基（6→）-β-D- 吡喃葡萄糖苷[31]。目前共从黄精和滇黄精中共分离得到 5 个生物碱类化合物 polygonatineA[32, 33]、PolygonatineB[32]、Kinganone[33]、N-trans-p-coumaroyloctopamine[34]、腺苷[35]。林琳等[36]选择了 2 种强心苷（铃兰苦苷和洋地黄苷）作为评价黄精品质的重要指标进行测定。

三、氨基酸及微量元素类成分

黄精中游离氨基酸中苏氨酸和丙氨酸较为丰富[37]。多花黄精中含有天门冬氨酸、高丝氨酸和二氨基丁酸等酸，另外还含有铁、锌、锶、钡、锗、锰等 18 种微量元素及镁、钙、磷等常量元素[38]。此外还含有维生素和色素等。如果有汞、铅、镉，代表有环境污染[39]。

四、挥发油类成分

黄精属植物的挥发性成分主要包含萜类、烃类和醛酮类等[40]。余红等[41]用水蒸气蒸馏法提取安徽九华山地区多花黄精的挥发油，利用气相色谱 - 质谱联用技术共鉴定出 Deane（1），Butyl lactate（2）、Dodecane（3）、β-Elemem（4）、β-Caryophyllene（5）、β-Selinene（6）、α-Selinene（7）、2，6-二叔丁基对甲基苯（8）、Caryophylleneoxide（9）、邻苯二甲酸二丁酯（10）、2，4b-二甲基-8-甲叉-2-乙烯基-1，2，3，4，4a，4b，5，6，7，8，8a，9-十二氢化菲（11）、7，15-二烯-3-酮-海松酸（12）、Heptacosane（13）、3-（2-[5-（羟甲基）-5，8a-二甲基2-二甲叉-1-萘戊基]乙基-3-丁烯-1-醇（14）、1-Heptatriacotanol（15）、邻苯二甲酸二异辛酯（16）共16个化合物，占挥发油的95.97%。其中（14）的含量高达 26.672%。

五、其他类成分

鲍锦库等[42]从多花黄精中分离出黄精凝集素Ⅱ（PCLⅡ），一种具有多重生物活性的糖结合蛋白，可进行多种化学修饰。此外，黄精中含有的多糖可能产生还原糖类成分与氨基酸类成分的美拉德（Maillard）反应，不可避免地会产生 5- 羟甲基糠醛（5-HMF）等，为了减少不良反应，提高临床疗效，许多学者对其进行了研究，杨云[43]等测定了黄精中 5-HMF 的含量变化，王进[44]等检测了黄精炮制前后挥发性成分，而常亮[45]等检测了黄精炮制过程中 5-HMF 的含量变化，发现 5-HMF 含量：滇黄精 > 多花黄精 > 黄精。

第五节　药理与毒理

一、药理作用

1.抗氧化和抗衰老：黄精抗衰老的作用可能与其增强和调节机体免疫功能、激活内源性防御自由基损伤的物质、抑制衰老动物体内氧自由基等方面有关[46]。夏晓凯等[47]通过硫代巴比妥酸（TBA）法测定大鼠肝匀浆自发和诱导的脂质过氧化产物 MDA 的量，研究黄精多糖（PSP）对脂质过氧化的作用；利用 Fenton 反应和邻苯三酚体系研究 PSP 对羟自由基和超氧阴离子的清除作用。结果发现 PSP 能抑制自发的和诱导的脂质过氧化产物 MDA 的生成，在体外能抑制自发的和诱导的脂质过氧化产物 MDA 的生成；而且 PSP 对羟自由基和超氧阴离子等活性氧具有直接清除作用，表明黄精多糖在抗氧化及防衰老方面具有一定作用。

2. 调节免疫力：黄精和多花黄精多糖可提高小鼠腹腔巨噬细胞吞噬百分率和吞噬指数、促进小鼠溶血素的生成和增加小鼠的脏器指数[48, 49]。沈建利等[50]研究也表明黄精多糖能有效改善由环磷酰胺所致免疫抑制小鼠的免疫功能，可开发为肿瘤放化疗患者的辅助治疗剂。

3. 降血糖、调血脂：陈兴荣等[51]发现滇黄精提取物对外源性葡萄糖所致高血糖小鼠血糖水平均有一定降低作用，同时可显著降低四氧嘧啶性糖尿病小鼠的血糖水平。张庭廷等[52]通过实验也证实黄精多糖可降低小鼠血中总胆固醇、三酰甘油量，对实验性高脂血症小鼠具有明显的预防和治疗作用。

4. 抗肿瘤：黄精多糖低剂量组对 H22 实体瘤具有显著抑制作用；中、高剂量组可以显著延长 S180 腹水型荷瘤小鼠的存活时间，其机制可能是通过影响细胞周期分布，将肿瘤细胞阻滞于 G0/G1 期，抑制细胞增殖，并可通过激活 caspas 系统诱导肿瘤细胞凋亡[53, 54]。此外，多花黄精挥发油对人肺癌细胞 NCI-H460 具有显著抑制作用，在质量浓度为 100 微克/毫升时，抑制率达到 98.08%[55]。

5. 抗菌、抗病毒、抗炎：苏伟等[56]滤纸片抑菌圈实验法研究了黄精多糖对常见的几种细菌的抑制作用，结果表明黄精多糖对各实验菌均表现出一定的抑制效果，其中大肠杆菌及沙门氏菌等革兰阴性菌属于中度敏感，而对金黄色葡萄球菌及蜡样芽孢杆菌等革兰阳性菌属最敏感。李凯[57]究表明 0.8% 黄精多糖滴眼液治疗单纯疱疹病毒性角膜炎具有较好的临床疗效，并推测其机制为增强免疫和多靶点抗病毒的综合作用。彭成等[58]究发现黄精多糖眼药水能消除兔模型结膜充血、水肿、分泌物增加等局部症状，另外还能明显抑制小鼠耳郭肿胀、大鼠足趾肿胀、降低大鼠肉芽肿的质量，对治疗大鼠免疫性关节炎的原发病灶和继发病变有显著疗效。

6. 预防老年痴呆和改善记忆：成威等[59]现经黄精多糖干预后的痴呆小鼠海马 CA1 区线粒体密度增加，线粒体变形程度减轻，提示其具有防治老年痴呆的作用。孙隆儒等[60]究发现黄精乙醇提取物（1.0 克 / 千克）对东莨菪碱所致小鼠记忆获得障碍有明显改善作用，黄精总皂苷在剂量为 400 毫克 / 千克时对东莨菪碱所致小鼠记忆获得障碍有明显改善作用。

7. 其他作用：黄莺等[61]黄精皂苷具有抗抑郁作用，调节机体中的微量元素水平可能是其机制之一。Zeng 等[62]发现黄精多糖能够上调大鼠骨形成蛋白的表达和碱性成纤维细胞生长因子的表达，并能抑制骨钙素蛋白、骨碱性磷酸酶、酸性磷酸酶和 TNF- α 的表达，具有预防骨质疏松症的作用。

二、毒理

黄精为药食两用的品种，无毒性报道。

第六节　质量体系

一、标准收载情况

（一）药材标准

《中国药典》2015 年版一部。

（二）饮片标准

《天津市中药饮片炮制规范》2018 年版、《四川省中药饮片炮制规范》2015 年版、《浙江省中药炮制规范》2015 年版、《湖南中药饮片炮制规范》2010 年版、《福建省中药饮片炮制规范》2012 年版、《北京市中药饮片炮制规范》2008 年版《安徽省中药饮片炮制规范》2005 年版、《重庆市中药饮片炮制规范》2006 年版、《上海市中药饮片炮制规范》2008 年版、《贵州省中药饮片炮制规范》2005 版、《江西省中药饮片炮制规范》2008 年版《河南省中药饮片炮制规范》2005 年版、《广西中药饮片炮制规范》2007 年版、《陕西省中药饮片标准》第一册。

二、药材性状

大黄精（滇黄精）：呈肥厚肉质的结节块状，结节长可达 10 厘米以上，宽 3～6 厘米，厚 2～3 厘米。表面淡黄色至黄棕色，具环节，有皱纹及须根痕，结节上侧茎痕呈圆盘状，圆周凹入，中部突出。质硬而韧，不易折断，断面角质，淡黄色至黄棕色。气微，味甜，嚼之有黏性。

鸡头黄精（黄精）：呈结节状弯柱形，长 3～10 厘米，直径 0.5～1.5 厘米。结节长 2～4 厘米，略呈圆锥形，常有分枝。表面黄白色或灰黄色，半透明，有纵皱纹，茎痕圆形，直径 5～8 毫米。

姜形黄精（多花黄精）：呈长条结节块状，长短不等，常数个块状结节相连。表面灰黄色或黄褐色，粗糙，结节上侧有突出的圆盘状茎痕，直径 0.8～1.5 厘米。

味苦者不可药用。

三、炮制

（一）《中国药典》2015 年版一部 [63]

1. 黄精：除去杂质，洗净，略润，切厚片，干燥。

2. 酒黄精：取净黄精，照酒炖法或酒蒸法（《中国药典》2015

年版通则 0213）炖透或蒸透，稍晾，切厚片，干燥。每 100 千克黄精，用黄酒 20 千克。

（二）《浙江省中药炮制规范》2015 年版[64]

制黄精：取原药，除去杂质，洗净，置适宜容器内，蒸约 8 小时，焖过夜。如此反复蒸至滋润黑褐色时，取出，晾至半干，切厚片，干燥；或先切厚片，再蒸至滋润黑褐色时，取出，干燥。

（三）《四川省中药饮片炮制规范》2015 年版

制黄精：取黑豆，熬取浓汁与黄精共煮（黑豆汁平过药面），沸后文火煮至水尽，取出，微晾再置容器内蒸 5 ~ 8 小时；或黑豆汁拌浸黄精，润透心，蒸至内外呈滋润黑色，取出，切厚片，干燥。每 100 千克黄精，用黑豆 10 千克。

（四）《湖南省中药饮片炮制规范》2010 年版

1. 黄精：取原药材，除去杂质，洗净，略润，切厚片，干燥，筛去碎屑。

2. 酒黄精：取净黄精，照酒炖法或酒蒸法，炖透或蒸透，稍晾，切厚片，干燥。每 100 千克黄精，用黄酒 20 千克。

3. 蒸黄精：取净黄精，照蒸法，反复蒸至内外呈滋润黑色，取出，稍晾，切厚片，干燥。

（五）《福建省中药饮片炮制规范》2012 年版

制黄精：取净黄精厚片，蒸至内外呈黑色，干燥。再用熟地膏分次拌匀，取出，干燥。每 10 千克黄精，用熟地 15 千克。

（六）《北京市中药饮片炮制规范》2008 年版

酒黄精：取原药材，除去杂质，大小分开，加黄酒拌匀，闷润 4 ~ 8 小时，装入蒸罐内，密封，隔水加热或用蒸汽加热，蒸 24 ~ 32 小时，至黄酒被吸尽，色泽黑润时，取出，稍晾，切厚片，干燥。每 100 千克净黄精，用黄酒 20 千克。

（七）《江西省中药饮片炮制规范》2008 年版

1. 黄精：取原药材，除去杂质，洗净，略润，切厚片，干燥。

2. 酒黄精：取净黄精，照酒炖法或酒蒸法炖透或蒸透，稍晾，切厚片，干燥。每 100 千克黄精，用黄酒 20 千克。

3. 蒸黄精：取净黄精，漂过夜，捞起，干燥，加入酒拌匀，待吸尽后，入甑蒸至内外黑色为度，取出，干燥至半干，横切厚片，干燥。每 100 千克黄精，用黄酒 20 千克。

4. 炆黄精：取原药，除去杂质，洗净，用清水漂约 1 天，取出，沥干水，放入炆药罐内，每罐装药至 2/3，加入温水，上盖，移至围灶内，罐间放少量木炭，并堆放干糠，点燃后炆 1 天，至药熟透汁尽，取出，干燥；用酒喷洒均匀，闷润，待吸尽后，蒸 4～6 小时，焖一夜，至转黑色时，取出，干燥至半干，切斜厚片，干燥。每 100 千克黄精，用黄酒 20 千克。

四、饮片性状

（一）《中国药典》2015 年版一部

1. 黄精：呈不规则的厚片，外表皮淡黄色至黄棕色。切面略呈角质样，淡黄色至黄棕色，可见多数淡黄色筋脉小点。质稍硬而韧。气微，味甜，嚼之有黏性。

2. 酒黄精：呈不规则的厚片。表面棕褐色至黑色，有光泽，中心棕色至浅褐色，可见筋脉小点。质较柔软。味甜，微有酒香气。

（二）《浙江省中药炮制规范》2015 年版

制黄精：为不规则形的厚片，大小不一。表面滋润黑褐色，微具光泽，具皱纹及隆起的环纹，有时可见圆形多数点状维管束的茎痕。切面散生点状维管束。质柔韧，断面中心棕色至浅褐色。气似焦糖，味甜，嚼之有黏性。

（三）《四川省中药饮片炮制规范》2015 年版

制黄精：为肥厚、肉质的不规则厚片。断面黄棕色至棕黑色，中心黄棕色至深棕色，可见经脉小点。体质柔软。气微，味甜，嚼之有黏性。

（四）《湖南省中药饮片炮制规范》2010 年版

1. 黄精：为不规则的厚片，外皮淡黄色至黄棕色，并见有"鸡眼"状的茎痕。质硬而韧，切面角质，淡黄色至黄棕色。气微，味甜，嚼之有黏性。

2. 酒黄精：形如黄精，中段片表面黑色，有光泽，中心深褐色，质柔软，味甜，略有酒气。

3. 蒸黄精：形如黄精，中段片表面滋润黑色，有光泽，质柔软，味甜。

（五）《福建省中药饮片炮制规范》2012 年版

制黄精呈不规则的厚片，表面棕褐色至黑色，中心棕色至浅褐色。气香，味甜。标准中的熟地膏制法如下：取熟地加 8 ~ 10 倍量水煮提两次，各 3 小时，滤过，合并滤液浓缩。每 100 千克熟地，制熟地膏 50 ~ 100 千克。

（六）《北京市中药饮片炮制规范》2008 年版

酒黄精：为不规则厚片，表面黑色，有光泽。断面深褐色，质柔韧。微有酒气，味甜，嚼之有黏性。

（七）《江西省中药饮片炮制规范》2008 年版

1. 黄精：为不规则形的厚片。表面淡黄色或棕黄色，半透明。边缘淡黄色至黄棕色，可见环节，有皱纹及须根痕。质硬而韧。气微，味甜，嚼之有黏性。无虫蛀、霉变。

2. 制黄精：形如黄精片，表面黑色，具光泽，中心深褐色。质柔软滋润，微黏手。味甜，微有酒香气。

五、有效性、安全性的质量控制（表6-1）

表6-1　有效性、安全性质量控制项目汇总表

标准名称	鉴别	检查	浸出物	含量测定
《中国药典》2015年版一部	药材：显微鉴别（横切面）；薄层色谱鉴别（以黄精对照药材为对照）；饮片：（除横切面外）同药材	药材：水分（不得过18.0%）、总灰分（不得过4.0%）；饮片：水分（不得过15.0%）、其他同药材	药材：醇溶性浸出物（热浸法），不得少于45.0%；饮片：同药材	紫外分光光度法：按干燥品计算，药材及黄精饮片含黄精多糖以无水葡萄糖（$C_6H_{12}O_6$）计，不得少于7.0%；酒黄精限度为4.0%
《浙江省中药炮制规范》2015年版	同《中国药典》2015年版一部酒黄精	同《中国药典》2015年版一部酒黄精	同《中国药典》2015年版一部酒黄精	同《中国药典》2015年版一部酒黄精
《四川省中药饮片炮制规范》2015年版	薄层色谱鉴别：（以黄精对照药材为对照）	水分（不得过15.0%）；总灰分（不得过6.0%）	醇溶性浸出物（热浸法），不得少于40.0%	同《中国药典》2015年版一部酒黄精
《湖南省中药饮片炮制规范》2010年版	显微鉴别（横切面）	//	醇溶性浸出物（热浸法），不得少于42.0%	//
《福建省中药饮片炮制规范》2012年版	薄层色谱鉴别：（以黄精对照药材为对照）	//	//	//
《北京市中药饮片炮制规范》2008年版	薄层色谱鉴别：（以黄精对照药材为对照）	//	//	//
《江西省中药饮片炮制规范》2008年版	显微鉴别（粉末）	水分（不得过13.0%）；总灰分（不得过40%）；酸不溶性灰分（不得过1.0%）	//	//

六、质量评价

（一）不同种间黄精的质量情况

黄精植物中主要包括多糖、总酚、总黄酮以及薯蓣皂苷元等多种化学成分，但是因为地区和种源的不同，黄精的化学成分也有一定的差异性。焦劼等[65]对不同产地黄精原植物（黄精、多花黄精、滇黄精）的主要化学成分进行测定和主成分分析，为鉴定、筛选和保护优良黄精种质资源提供理论基。结果表明：不同种间黄精多糖含量为：多花黄精＞黄精＞滇黄精，浙江地区的多花黄精中黄精多糖含量明显相对较高，达到了9.47%。黄精多糖是黄精化学组成的一个重要活性部分，含量也最多，并且是药典规定中黄精质量的唯一评价指标，探究其多糖含量具有较大意义。不同种间黄精中薯蓣皂苷元含量为：多花黄精＞滇黄精＞黄精。不同种间黄精中总酚含量：黄精＞多花黄精≈滇黄精。不同种间黄精中总黄酮含量：黄精＞滇黄精＞多花黄精。现代研究者认为，对于中草药或植物药来说，单一的化学成分含量不足以证明该中草药的药用价值。因此，本研究将实验结果分析发现，多糖与薯蓣皂苷元含量较多的黄精属于最优质的黄精，目前浙江产的多花黄精在这两种成分含量上略占优势。

何俊婷等[66]对不同产地黄精药材进行多糖和浸出物含量测定，为黄精药材的优选提供参考。结果野生滇黄精多糖含量在11.01% ~ 17.22%，浸出物含量46.59% ~ 58.16%，根茎繁殖和种植的滇黄精优于野生滇黄精；野生多花黄精多糖含量在10.39% ~ 22.75%，浸出物含量48.67% ~ 63.90%；野生黄精多糖含量在6.34% ~ 16.79%，浸出物含量48.66% ~ 63.09%。结论：野生品种黄精多糖含量大小顺序为多花黄精＞滇黄精＞黄精，浸出物含量未见明显规律。

（二）丽水产多花黄精质量情况

浙江省林业局发布2019年第1号公告，由我市林科院历时8

年选育出的多花黄精新品种"丽精 1 号",通过浙江省林木新品种审定委员会审定并正式发布推广。"丽精 1 号"主要形态特征:一是叶比较圆,一般叶长 4.4 ~ 15.6 厘米、宽 2.3 ~ 7.1 厘米,长宽比为 2.28:1,俗称圆叶多花黄精;二是节间较明显,该品种根茎结节上侧有突出的圆盘状茎痕,茎痕距 3.5 ~ 6.4 厘米,节间明显,泥沙清洗方便,适合加工;三是产量较高,根茎"1 ~ 2节 + 新芽",林下种植 3 年亩产量 777 ~ 831 千克,黄精多糖 14.61% ~ 14.73%,高出药典规定值(7%)1 倍以上。

第七节　性味归经与临床应用

一、性味与归经

黄精,甘,平。归脾、肺、肾经。

二、功能主治

黄精,补气养阴,健脾,润肺,益肾。用于脾胃气虚,体倦乏力,胃阴不足,口干食少,肺虚燥咳,劳嗽咳血,精血不足,腰膝酸软,须发早白,内热消渴。

三、用法用量

9 ~ 15 克。

四、注意

置通风干燥处,防霉,防蛀。中寒泄泻,痰湿痞满气滞者忌服。

五、附方

(一)中药配方

1.壮筋骨,益精髓,变白发:黄精、苍术各四斤,枸杞根、柏叶各五斤，天门冬三斤。煮汁一石，同曲十斤，糯米一石，如常酿酒饮。源于《本草纲目》。

2. 补精气：枸杞子（冬采者佳）、黄精等分。为细末，二味招和，捣成块，捏作饼子，干复捣为末，炼蜜为丸，如梧桐子大。每服五十丸，空心温水送下。源于《奇效良方》枸杞丸。

3. 治脾胃虚弱，体倦无力：黄精、党参、淮山药各一两，蒸鸡食。源于《湖南农村常用中草药手册》。

4. 治肺痨咳血，赤白带：鲜黄精根头二两，冰糖一两。开水炖服。源于《闽东本草》。

5. 治肺结核，病后体虚：黄精五钱至一两。水煎服或炖猪肉食。源于《湖南农村常用中草药手册》。

6. 治小儿下肢痿软：黄精一两，冬蜜一两。开水炖服。源于《闽东本草》。

7. 治胃热口渴：黄精六钱，熟地、山药各五钱，天花粉、麦门冬各四钱。水煎服。源于《山东中草药手册》。

8. 治眼，补肝气，明目：蔓菁子一斤（以水淘净），黄精二斤（和蔓菁子水蒸九次，曝干）。上药，捣细罗为散。每服，空心以粥饮调下二钱，日午晚食后，以温水再调服。源于《太平圣惠方》蔓菁子散。

9. 治荣气不清，久风入脉，因而成癫，鼻坏色败，皮肤痒溃：黄精根（去皮洗净）二斤。日中曝令软，纳粟米饭甑中同蒸之，二斗米熟为度，不拘时服。源于《圣济总录》。

10. 治低血压：党参15克，黄精12克，肉桂10克，大枣10枚，甘草6克。水煎服。源于潘祥生《广西中医药》。

11. 治心律失常：党参30克，黄精30克，缬草15克，琥珀粉1克，三七末1克，制备成粉末，温开水冲服。源于周玉萍《中医杂志》。

12. 治高血压病：黄精20克，夏枯草、益母草、车前草、豨荭草各 15 克。源于董建华《中医杂志》。

13. 治失眠：黄精 180 克，枸杞子、生地、白芍、首乌藤各 90 克，黄芪、党参、当归、炒枣仁各 60 克，麦冬、红花、菊花、佩兰、石菖蒲、远志各 30 克，将上述药用白酒 6000 毫升浸泡 2 ~ 4 周后过滤备用。源于何筱仙、肖镇祥《中医杂志》。

14. 治神经衰弱：制黄精 15 克，首乌 15 克，玉竹 15 克，沙参 15 克，白芍 6 克，当归 3 克，郁金 6 克，山楂 10 克，茯苓 12 克，泽泻 10 克，大枣 15 枚，加米醋少许水煎。源于翁工清《广西中医药》。

（二）黄精药酒

1. 取黄精 100 克，枸杞子 100 克，黄精蒸透、晒干、切片。纱布袋盛装上药，扎口，用白酒 1000 毫升浸泡。14 日后取出药袋，将压榨液与原药酒合并，过滤装瓶，备用。口服。每日 2 次，每次 20 毫升。功效补气益精，延年益寿。主治：病后体虚，阴血不足，脾胃虚弱，饮食减少，神疲倦怠，眩晕，早衰。也用于高脂血症。源于《奇效良方》。

2. 取黄精、苍术各 500 克，侧柏叶、天冬各 600 克，枸杞根 400 克，糯米 1250 克，酒曲 1200 克。将前五味捣碎，置大砂锅内，加水煎至 1000 毫升，待冷备用。如无大砂锅，亦可分数次煎。再将糯米淘净，蒸煮后沥半干，倒入净缸中待冷，然后将药汁倒入缸中，加入酒曲（先研细末），搅拌均匀，加盖密封，置保温处。经21 日后开封，压去糟，贮瓶备用。功效：补养脏气，益脾祛湿，润血燥，乌须发，延年益寿。主治：体倦乏力，饮食减少，头晕目眩，面肢浮肿，须发枯燥变白，肌肤干燥、易痒，心烦少眠。用法口服：每次温服 10 ~ 25 毫升，每日早、晚各服 1 次。源于《本草纲目》。

3. 取黄精四斤，天门冬三斤（去心），术四斤，松叶六斤，枸杞根三斤，上锉，以水三石，煮取汁一石，浸曲十斤，炊米一石，如常法酿酒。候熟，任饮之。功用延年补养，发白再黑，齿落更生。源于《太平圣惠方》卷九十五。

（三）膏方

1. 黄精膏方：黄精一石，去须毛，洗令净洁，打碎蒸，令好熟，押得汁，复煎去上游水，得一斗，内干姜末三两，桂心末一两，微火煎之。看色郁郁然欲黄，便去火待冷，盛不津器中，酒五合和，服二合，常未食前，日二服，旧皮脱，颜色变光，花色有异，眉须更改。欲长服者，不须和酒，内生大豆黄，绝谷食之，不饥渴，长生不老。源于《备急千金要方》。

2. 神仙服黄精膏：黄精一石（去须）干姜末三两　桂心末一两，先将黄精以水淘洗令净，切碎，蒸令烂熟，压取汁，于大釜中煎之，去其游水汔，入干姜末与桂心末更煎之，看其色郁然黄，便止，待冷，盛于不津器中。每日空腹取药二合，与暖酒五合相合服之，日再服弥佳。二十日内，浑身旧皮皆脱，颜色变少，须发皆变；若纳黑豆黄末服之，即可绝粒。功用乌发驻颜，补益延年，疗万病，辟谷。源于《太平圣惠方》卷九十四。

3. 牛舶膏子：黄精膏五两　地黄膏三两　天门冬膏一两　牛骨头内油二两。将黄精膏、地黄膏、天门冬膏与牛骨油一同不住手用银匙搅，令冷定，和匀成膏。每服一匙，空心酒调下。功用补精髓，壮筋骨，和气，延年益寿。源于《饮膳正要》卷一。

4. 黄精膏：黄精一石、去须毛，洗令净洁，打碎，蒸令好熟，压得汁，复煎，去上游水，得一斗，纳干姜末三两，桂心末一两，微火煎之，看色郁郁然欲黄，便去火待冷，盛不津器中。常于未食前用酒五合和服二合，日二次；欲长服者，不须和酒，纳生大豆黄。功用脱旧皮，颜色变少，花容有异，鬓发更改，延年不老。源于《千金要方》卷二十七。

第八节 丽水资源利用与开发

一、资源蕴藏量

近年来，我市林科院中药材团队立足林下经济和中药材产业发展，服务乡村经济振兴，积极开展浙西南山区"一亩山万元钱"林药复合经营模式研究推广，在丽水市农业新品种选育专项"中药材黄精高产新品种选育"等项目的大力资助下，聚焦多花黄精丽水道地特色中药材品种，开展了新品种选育、标准化栽培技术、炮制方法及精深产品研究，取得了良好的效果，并深受广大林农好评，全市多花黄精栽培从无到有、从小到大，具备了产业化发展基础。截至 2018 年年底，全市种植总面积达到 6146 亩。

二、基地建设情况

由于多花黄精种植效益高、种植风险小（采收时间可根据市场行情自由决定）、市场需求量大，加上政府的扶持，农户、生产大户都表现出很高的种植积极性。

（一）丽水规模最早、最大的多花黄精种植基地

现丽水规模最早也是最大的多花黄精种植基地，其药材种质资源圃的建设采用仿野生林下栽培和高海拔大田育种的模式。

1. 仿野生林下栽培：模仿珍稀药材野生生境，建立仿野生林下珍稀药材资源圃有利于其健康生长及药效的保持。选择高产优质的浙江庆元种源为育种对象，在横岙建立的国家林下经济示范基地栽培锥栗林下多花黄精等珍稀药材 500 亩。该基地套种黄精后，每亩年产值从套种前的 434 元，提高到现在的 9000 多元，是套种前（2013 年）亩产值的 20 倍，仅黄精一项年增收 5000 元以上；锥栗亩产量从套种前的 69 斤提高到 2018 年的 280 斤。

2. 高海拔大田育种：利用庆元高海拔昼夜温差明显的环境特

点，进行多花黄精等药材的种植，流转庆元县五大堡乡海拔 1100 米以上地区的大量荒置良田，建立珍稀药材种质资源圃 210 亩，收集优质浙产多花黄精种质资源 150 万株。挑选出具有药效成分含量高、生长态势好、产量高得多花黄精等药材资源种质，经过多年稳定繁育，为珍稀药材种苗繁育提供优质种源。

（二）其他种植基地

1. 云和县：对多花黄精生产非常重视，县政府出台了林下每亩补 800 元、农田每亩补 400 元的扶持政策，促进农民增收致富，为此，农民种植积极性高涨。截至 2018 年 11 月，毛竹林下套种多花黄精项目已全完成 1000 亩种植。

2. 景宁县："丽水山耕·景宁 600"多花黄精基地项目实施地草鱼塘森林公园的天然优势，在该林下套种多花黄精，用仿野生的方式能全面提升药材的品质，增加效益。目前该基地种植面积已达 200 余亩，项目总投资达 111.42 万元。项目实施后将探明不同蒸制方式对药材产品质量的影响，制定"景宁 600"多花黄精精深产品技术规程，实现产业化发展，同时打造出"景宁 600"的地标性产品。

3. 松阳县：松阳林村林场在马鞍山林区 150 亩香榧基地中套种多花黄精。通过这种套种模式可以提高林地的利用价值，打破了以前品种的单一性。

4. 龙泉市：龙泉的多花黄精种植也呈现出欣欣向荣的景象。到目前为止，共有 11 个基地，共种植黄精 600 余亩，主要为香榧林下套种和油茶林下套种，也有大田种植。

三、产品开发

（一）中成药

历代本草记载黄精功效以补益为主，因此在中成药中，主要药品有：当归黄精膏、十一味黄精颗粒、益元黄精糖浆、黄精养阴糖浆、黄精片、黄精赞育胶囊、十一味黄精颗粒、黄精丸（九转黄精丹）等。

（二）膏方

作为药食两用品种，民间使用膏方很广泛，可以从经方入手，熬制各类膏方。

（三）药膳

1. 黄精粥：取黄精30克（或鲜黄精60克），洗净切碎，煎煮取汁，用粳米100克，与黄精汁同锅煮粥，食用时可加白糖。此粥有补脾、润肺、益气、强身的功效，能治疗身体虚弱、食欲不振、气短乏力、肺虚干咳、久病贫血等症。

2. 黄精蜜饯：取黄精100克，洗净，用水泡透。以文火煎煮至熟烂，熬干，加入蜂蜜200克，煮后装入容器里。日食3次，1次1汤匙。有补肾益精、强筋壮骨的作用。该类型的产品食用方便，开袋即食，且可以根据不同的适用人群调整配方，制作不同的复方型，市场开发潜力巨大。

3. 黄精炖猪肉：

（1）取黄精50克、瘦猪肉200克，洗净，分别切成长方形寸块，放入瓷碗内，加葱、姜、盐和料酒，隔水蒸熟。适用于阴虚体弱、精神倦怠、食欲不振等症。

（2）黄精30克，炖猪肉，食之。可用于治疗肺结核。

（3）黄精30克，冰糖20克，炖猪肉，食之，可用于治疗肺结核、咯血、赤白带等症。

（四）茶饮类

新鲜黄精采收后，清洗晾干后切成厚片，继续晾干水分；按一定比例加入黄酒后闷润，待润透后蒸制切丝；将细丝烤干即得到成品，食用时用水浸泡即可。茶饮类黄精制品易于保存和食用，回味甘甜，接受度高，老少皆宜。

（五）保健品

目前以黄精为原料的保健品品种繁多，如黄精覆益胶囊、太子参黄精胶囊、地奥紫黄精片、西洋参黄精胶囊、太子参黄精胶囊、奉康颗粒、脑磷脂黄精片、参芪黄精酒、桑菊精明凉茶、桑菊精明凉茶、西洋参枸杞鹿茸黄精酒、浚洁胶囊、人参黄精口服液、黄精蛋白胶囊等。根据国家食品药品监督管理总局数据查询，以黄精为主要原料的保健品有 306 个，其中增强免疫力、缓解体力疲劳 223 个，辅助降血糖、辅助降血脂 49 个，延缓衰老 15 个，改善睡眠 9 个，辅助改善记忆 8 个，增加骨密度 7 个，对化学性肝损伤有辅助保护作用 7 个，改善营养性贫血 3 个，抗氧化等 9 个 [67]。

（六）观赏价值

多花黄精具有较强的耐阴特性，其发达的根状茎亦适合盆栽观赏，叶片互生，颜色鲜亮，叶脉纹理清晰。初期植株挺拔，层次清晰。后期植株略微倾斜，增添几分柔美之色，花期较长，约为 30 天。果实数量多，略呈球形，开始为绿色，成熟后为紫黑色，是观叶、观花、观果不可多得的观赏植物。黄精属植物还可以用来进行城市绿化、美化环境等。

第九节　总结与展望

"北有人参，南有黄精"，丽水多花黄精享誉全国。黄精具有滋阴、健脾、益肾、润肺等独特的养生保健功效，被历代中医药学名家所推崇之极，《本草精品汇要》将黄精列为草部上上品药材之首，李时珍称之为"服食要药"，同人参、灵芝、茯苓一起被列为四大仙药。21 世纪以来，随着健康养生产业的发展，人们对天然养生产品的追求越来越强烈，黄精的全国需求量已从 20 世纪 90 年代初的 3000 吨左右，以药用为主，攀升到现在 10000 多吨，还供不应求。新鲜药材价格也从以往的 2 元 / 公斤，涨到 12 元 / 公斤。黄精在丽水广泛分布且应用历史悠久，既用于食用，也是常用的一味畲药。现阶段，丽水地区栽培推广的主要为多花黄精，庆元县锥栗林下套种多花黄精是首批全国林下经济示范基地之一。丽水市林业科学研究院选育的多花黄精"丽精 1 号"已通过 2018 年度浙江省林业局林木新品种审定（浙江省林业局 2019 年 1 号公告），并且该品种黄精多糖含量为 14.61% ～ 14.73%，高出药典规定值 1 倍以上。作为药食同源品种，黄精在保健食品上应用十分广泛，根据国家食品药品监督管理总局数据查询，以黄精为主要原料的保健品有 306 个。黄精药膳普及度高，具有广泛的民间应用基础。茶饮类黄精制品易于保存和食用，回味甘甜，接受度高，老少皆宜。可以说黄精的开发应用空间非常广阔。

黄精也是林下经济中药产业的典型代表。丽水市是"九山半水半分田"的浙江省重点林区，森林资源和林下空间极为丰富，发展多花黄精产业有着巨大的优势。林下套种黄精的种植方式能够大大提高土地的利用率，在减少土地成本支出的同时，也能帮助农民增加收入，实现生态受保护、林农得实惠的目标，是"绿水青山"向"金山银山"转化的生动体现。

李水福与范蕾参加的丽水中药材科技创新团队在林科院刘跃钧副院长的领导下，以黄精为主研究林下中药经济已荣获中国林学会颁发的梁希奖和省市林业多项奖。目前，黄精产业作为传统中医药产业的一部分已经进入了飞速发展时期，并可以发展成为与健康业、旅游业高度融合的中药材特色产业，带动了农民增收致富，取得了良好的经济效益和社会效益，希望丽水的黄精产业能走在全国前列，让丽水成为名副其实的黄精之乡。

参考文献

[1]　陶弘景.名医别录[M].北京：人民卫生出版社，1986：23.

[2]　陶弘景.本草经集注[M].北京：人民卫生出版社，1994：198.

[3]　张登本.全注全释神农本草经[M].北京：新世界出版社，2009：23.

[4]　日华子撰.日华子诸家本草[M].常敏毅集辑.宁波：宁波市卫生局，1985：14.

[5]　陈嘉谟.本草蒙荃[M].王淑民，陈湘萍，周超凡，等校点.北京：人民卫生出版社，1988：38-39.

[6]　李时珍.本草纲目[M].北京：人民卫生出版社，1982：718.

[7]　吴仪洛.本草从新[M].陆拯，赵法新校点.北京：中国中医药出版社，2013：7.

[8]　葛洪.抱朴子内篇[M].北京：中国中医药出版社，1997：99.

[9]　孟诜.食疗本草[M].北京：人民卫生出版社，1984：2.

[10]　雷敩.雷公炮炙论[M].上海：上海中医学院出版社，1986：9.

[11]　苏颂.本草图经[M].合肥：安徽科学技术出版社，1994：77.

[12]　唐慎微.证类本草[M].北京：人民卫生出版社，1957：142.

[13]　南京中医大学.中药大辞典（下册）[M].上海：上海科学技术出版社，2006：2828.

[14]　中国科学院中国植物志编辑委员会.中国植物志[M].第十五卷.第一册.北京：科学出版社，1996：64.

[15]　刘跃钧，蒋燕峰.林下套种多花黄精标准化高效栽培技术[J].林业科技通讯，2015（4）：43-45.

[16]　欧亚丽，李磊.遮阴对黄精光合特性和蒸腾速率的影响[J].安徽农业科学，2008，36（24）：10326-10327.

[17]　王思成，曾婷，易攀，等.多花黄精的化学成分及质量控制研究进展[J].科学技术创新，2019（20）：1-4.

[18]　汪娟，梁爽，陈应鹏，等.黄精属植物非皂苷类化学成分研究进展[J].

辽宁中医药大学学报，2016（1）：74-78.

[19] LIU F, LIU Y, MENG Y, et al. Structure of polysaccharidefrom Polygonatum cyrtonemaHua. and the antiherpetic activityof its hydrolyzed fragments[J].Antiviral Research, 2004, 63（3）：183-189.

[20] 张庭廷，胡威，汪好芬，等.九华山黄精多糖的分离纯化及化学表征[J].食品科学，2011，32（10）：48-51.

[21] 王聪.多花黄精多糖提取分离、分子量测定及其粗多糖的初步药效研究[D].成都：成都中医药大学，2012.

[22] 晏为力，蒲蔷.两种黄精多糖衍生物的制备及其抗病毒活性比较研究[J].天然产物研究与开发，2000，12（5）：60-65.

[23] 范书珍，陈存武，王林.多花黄精总皂甙的提取研究[J].皖西学院学报，2005，21（5）：39-41.

[24] MA K, HUANG X, KONG L. Steroidal Saponins fromPolygonatum cyrtonema [J]. Chemistry of Natural Compounds, 2013, 49（5）：888-891.

[25] 陈辉，冯珊珊，孙彦君，等.3种药用黄精的化学成分及药理活性研究进展[J].中草药，2015，46（15）：2329-2338.

[26] GAN L S, CHEN J J, SHI M F, et al. A NewHomoisoflavanone from the Rhizomes of Polygonatumcyrtonema[J].Natural Product Communications, 2013, 8（5）：597-598.

[27] CHOPIN J, DELLAMONICA G, BESSON E, et al.C-galactosylflavones from Polygonatum multiflorum [J].Phytochemistry, 1977, 16（12）：1999-2001.

[28] 陈兴荣，王成军.滇黄精的化学成分及药理研究进展[J].时珍国医国药，2002，13（9）：560-561.

[29] MORITA N, ARISAWA M, YOSHIKAWA A. [Studies onmedicinal resources. XXXVIII. Studies constituents ofPolygonatum plants （Liliaceae）.（1）.The constituents in theleaves of Polygonatum odoratum（Mill.）Druce var. pluriflorum（Mig.）Ohwi（author's transl）][J]. Yakugaku Zasshi Journal ofthe Pharmaceutical Society of

Japan，1976，96（10）：1180-1183.

[30] 姚新生.天然药物化学（第4版）[M].北京：人民卫生出版社，2006.

[31] 孙隆儒，李铣.黄精化学成分的研究（Ⅱ）[J].中草药，2001，32（7）：586-588.

[32] SUN L R，LI X，WANG S X. Two new alkaloids from therhizome of Polygonatum sibiricum.[J].Journal of Asian NaturalProducts Research，2005，7（2）：127-30.

[33] WANG Y F，LU C H，LAI G F，et al. A newindolizinone from Polygonatum kingianum.[J].Planta Medica，2003，69（11）：1066-1068.

[34] 张洁，马百平，余河水，等.滇黄精化学成分的研究[C].中国化学会第二十五届学术年会论文摘要集（下册）.2006.

[35] KUN H S，JAE C D，SAM S K. Isolation of Adenosinefrom the Rhizomes of Polygonatum sibiricum.[J]. Archives ofPharmacal Research，1991，14（14）：193-194.

[36] 林琳，林寿全.黄精属药用植物聚类分析[J].中药材，1994（6）：12-18.

[37] 王冬梅，朱玮，张存莉，等.黄精化学成分及其生物活性[J].西北林学院学报，2006，21（2）：142-145.

[38] 王曙东，宋炳生，金亚丽，等.黄精根茎及须根中微量元素及氨基酸的分析[J].中成药，2001，23（5）：369-370.

[39] 尤新军.黄精中低极性部分化学成分及其抑菌活性研究[D].西安：西北农林科技大学，2009.

[40] 高茜，向能军，沈宏林，等.固相微萃取和同时蒸馏萃取法分析黄精的挥发性成分[J].中国高新技术企业，2008（14）：129-130.

[41] 余红，张小平，邓明强，等.多花黄精挥发油GC-MS分析及其生物活性研究[J].中国实验方剂学杂志，2008，14（5）：4-6.

[42] 鲍锦库，曾仲奎.黄精凝集素Ⅱ分子稳定性与生物学活性研究[J].中国生物化学与分子生物学报，1996（6）：747-749.

[43] 杨云，许闽，冯云霞，等.黄精不同炮制品中5-羟甲基糠醛的含量测

定[J].中药材，2008，31（1）：17-19.

[44] 王进，岳永德，汤锋，等.气质联用法对黄精炮制前后挥发性成分的分析[J].中国中药杂志，2011，36（16）：2187-2191.

[45] 常亮，陈珍珍，王栋，等.HPLC和GC-MS法测定三种黄精炮制过程中5-羟甲基糠醛的含量[J].中国药师，2015（3）：387-390.

[46] 朱红艳，许金俊.黄精延缓衰老研究进展[J].中草药，1999，30（10）：795-797.

[47] 夏晓凯，张庭廷，陈传平.黄精多糖的体外抗氧化作用研究[J].湖南中医杂志，2006，22（4）：90-91.

[48] 张庭廷，夏晓凯，陈传平，等.黄精多糖的生物活性研究[J].中国实验方剂学杂志，2006，12（7）：42-45.

[49] 姜晓昆，魏尊喜.多花黄精中多糖的免疫活性研究[J].中国社区医师，2011，13（18）：5-6.

[50] 沈建利，刘利萍，钱建鸿.黄精多糖对免疫抑制小鼠的免疫功能的影响[J].药物评价研究，2012，35（5）：328-331.

[51] 陈兴荣，赖泳，王成军.滇黄精对诱导性高血糖小鼠影响的实验研究[J].时珍国医国药，2010，21（12）：3163-3164.

[52] 张庭廷，夏晓凯，陈传平，等.黄精多糖的生物活性研究[J].中国实验方剂学杂志，2006，12（7）：42-45.

[53] 张峰，高群，孔令雷，等.黄精多糖抗肿瘤作用的实验研究[J].中国实用医药，2007，21（2）：95-96.

[54] 段华，王保奇，张跃文.黄精多糖对肝癌H22移植瘤小鼠的抑瘤作用及机制研究[J].中药新药与临床药理，2014，25（1）：5-7.

[55] 余红，张小平，邓明强，等.多花黄精挥发油GC-MS分析及其生物活性研究[J].中国实验方剂学杂志，2008，14（5）：4-6.

[56] 苏伟，赵利，刘建涛，等.黄精多糖抑菌及抗氧化性能研究[J].食品科学，2007，28（8）：55-57.

[57] 李凯.黄精多糖滴眼液治疗单纯疱疹性角膜炎的临床研究[D].南京：

南京中医药大学，2003.

[58] 彭成，曹小玉.角结膜性模型建立及黄精多糖眼药水抗炎药理研究[J].中药新药与临床药理，1996，17（4）：48-50.

[59] 成威，李友元，邓洪波，等.黄精多糖对痴呆小鼠海马线粒体超微结构的影响[J].中南药学，2014，12（10）：969-972.

[60] 孙隆儒，李铣，郭月英，等.黄精改善小鼠学习记忆障碍等作用的研究[J].沈阳药科大学学报，2001，18（4）：286-289.

[61] 黄莺，徐维平，魏伟，等.黄精皂苷对慢性轻度不可预见性应激抑郁模型大鼠行为学及血清中微量元素的影响[J].安徽医科大学学报，2012，47（3）：286-289.

[62] ZENG G F, ZHANG Z Y, LU L, et al.Protective effects of Polygonatumsibiricum polysaccharide on ovariectomy-induced bone loss in rats [J].J Ethnopharmacol，2011，136（1）：224-229.

[63] 国家药典委员会.中国药典[S].北京：中国医药科技出版社，2015年版.一部：306-307.

[64] 浙江省食品药品监督管理局.浙江省中药炮制规[S].北京：中国医药科技出版社，2015：86.

[65] 焦劼，陈黎明，孙瑞泽，等.不同产地黄精主要化学成分比较及主成分分析[J].中药材，2016，39（3）：519-522.

[66] 何俊婷，曹爱兰，赵新礼，等.不同基原与产地的黄精对比研究[J].中国药业.2017，26（19）：23-26.

[67] 苏文田，刘跃钧，蒋燕锋，等.黄精产业发展现状与可持续发展的建议[J].中国中药杂志，2018，43（13）：2831-2835.

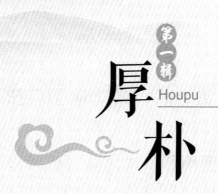

第一辑

厚朴

Houpu

厚　朴 | Houpu
MAGNOLIAE OFFICINIALIS CORTEX

　　本品为木兰科植物厚朴（*Magnolia officinalis* Rehd. et Wils.）或凹叶厚朴
（*Magnolia officinalis* Rehd. et Wils. var. bilobaRehd. et W ils.）的干燥干皮、根
皮及枝皮。厚朴主产于湖北、四川等地，商品习称"川朴"，凹叶厚朴主要分布在
浙江、福建等地，商品习称"温朴"。

第一节　本草考证与历史沿革

一、本草考证

　　厚朴始载于《神农本草经》，且医籍中所记载的厚朴均以厚朴
皮入药，随着研究的不断深入，其药用范围从当时的根皮逐渐发
展至今日的花果和叶[1]。

　　《神农本草经》提出了厚朴"中风，伤寒，头痛，寒热，惊悸
气，血弊，死肌，去三虫"的主要功效。魏晋时期的《名医别录》
则是明确提出了厚朴具有消痰下气除胀满的作用。《药性论》对厚
朴消痰下气的功效进行了补充。《开宝本草》对厚朴行气除胀满的
功效进行了补充。《本草衍义》明确指出了厚朴对于中焦的重要性。
《本草衍义补遗》则是通过厚朴佐苍术除湿之效拓宽了思路。《本草
汇言》明确了厚朴功效中的燥湿二字。《本草备要》明确了厚朴平
喘之效，从而使得厚朴的功效演变为燥湿行气平喘。

　　厚朴花[2]为厚朴或凹叶厚朴的干燥花蕾，其性苦，味微温，

归脾、胃经，具有芳香化湿、理气宽中的功效，临床用于脾胃湿阻气滞、胸脘痞闷胀满、纳谷不香的治疗。最早载于1936年出版的《饮片新参》，后《四川中药志》云其花"宽胸理膈，降逆理气"。自《中国药典》1963年版一部收载后，至今历版药典均有记载。因厚朴花燥湿之性较厚朴弱，故厚朴花偏用于上、中二焦，而厚朴偏用于中、下二焦。

厚朴果[1]为厚朴的果实，首载于《名医别录》，别名逐折、百合、厚实、厚朴实。其性温，味甘，功擅理气消食散结，常用于治疗消化不良、胸脘胀闷、鼠瘘等的治疗。

二、历史沿革

厚朴在丽水市发展有悠久的历史，早年间依靠"飞籽成林，自生自长"，无形中成为野生厚朴林[3]，龙泉市竹垟畲族乡后排岭村因在清顺治年间曾向朝廷进贡过厚朴，而得到了一个"紫油贡朴"的美称，经考证，丽水本土厚朴主要为凹叶厚朴。70年代医药科技人员首先在景宁高演村采取人工采种脱蜡育苗栽种试验获得成功，1972年开始在全市推广上述方法造林。仅高演村已累计营造厚朴林7000多亩，早已产生效益。按林业部门审批数量每年可间伐一批，砍下的厚朴第二年又抽出新枝再抚育成林，好比一座绿色银行永续利用，取之不尽。厚朴从育苗到产出周期一般需15～20年，为了缩短周期，丽水市科技人员采取"林药间种立体化"的试验和"厚朴速生质量优化及资源利用研究"等来缩短厚朴生长周期。缙云县大洋镇政府自1987年开始采取了上述方法发展厚朴基地，并在林中间种了短期收入的白术、赤丹参、萝卜、大豆、花生、洋芋等，大量的豆科植物根瘤菌和残茎残叶留在地里化作肥料，既促使了厚朴生长又增加了当年收入，使厚朴的生长周期缩短到8～15年，缙云县方溪乡利用厚朴幼林套种黑麦草，达到以短养长、长短结合、互相促进、早出效益。景宁畲族自治县，山地面积大，栽培利用厚朴已有悠久的历史，占全国厚朴总面积的近 1/3，厚朴质量也名扬海外。2001 年，景宁荣获"中国厚朴之乡"美誉，"畲山牌"厚朴产品，早在 2003 年浙江省农博会上获得优质奖章，成为民族地区一块响亮的中药品牌。

第二节　植物形态与分布

一、植物形态

厚朴 [4] 为落叶乔木，高达 20 米，树皮厚，褐色，不开裂；小枝粗壮，淡黄色或灰黄色，幼时有绢毛。顶芽大，狭卵状圆锥形，无毛。叶大，近革质，7 ~ 9 片聚生于枝端，长圆状倒卵形，长 22 ~ 45 厘米，宽 10 ~ 24 厘米，先端具短急尖或圆钝，基部楔形，全缘而微波状，上面绿色，无毛，下面灰绿色，被灰色柔毛，有白粉；叶柄粗壮，长 2.5 ~ 4 厘米，托叶痕长为叶柄的 2/3。花白色，径 10 ~ 15 厘米，芳香；花梗粗短，被长柔毛，离花被片下 1 厘米处具包片脱落痕，花被片 9 ~ 12（17），厚肉质，外轮 3 片淡绿色，长圆状倒卵形，长 8 ~ 10 厘米，宽 4 ~ 5 厘米，盛开时常向外反卷，内两轮白色，倒卵状匙形，长 8 ~ 8.5 厘米，宽 3 ~ 4.5 厘米，基部具爪，最内轮 7 ~ 8.5 厘米，花盛开时中内轮直立；雄蕊约 72 枚，长 2 ~ 3 厘米，花药长 1.2 ~ 1.5 厘米，内向开裂，花丝长 4 ~ 12 毫米，红色；雌蕊群椭圆状卵圆形，长 2.5 ~ 3 厘米。聚合果长圆状卵圆形，长 9 ~ 15 厘米；菁葖具长 3 ~ 4 毫米的喙；种子三角状倒卵形，长约 1 厘米。花期 5 ~ 6 月，果期 8 ~ 10 月。

凹叶厚朴：与厚朴的不同之处在于叶先端凹缺，成 2 钝圆的浅裂片，但幼苗之叶先端钝圆，并不凹缺；聚合果基部较窄。花期 4 ~ 5 月，果期 10 月。

二、分布

"川朴"主要分布在四川、重庆、湖北、陕西、云南、贵州、广西、湖南等省、区。"温朴"主要分布在浙江、江苏、江西、福建、安徽、河南、湖南、广西、广东等省。我市各地均有分布，景宁、龙泉、松阳、遂昌、青田等地所产厚朴，具有皮厚、断面紫色、油足气香等特点，产量约占全国总量的 60%，产品畅销全国，并出口创汇。

第三节　栽培

一、生态环境条件

厚朴、凹叶厚朴是我国亚热带分布的树种，性喜温和，潮湿、雨雾多的气候，严寒、酷暑或及晴连雨的气候，都不是很适宜，要求年平均温度 16 ~ 20 ℃，年降雨量在 800 ~ 1800 毫米，幼苗怕强光，应适当荫蔽，定值则应选向阳地。在土层深厚、肥沃、疏松、腐殖质丰富、排水良好的微酸性或中性土壤上生长较好。其中凹叶厚朴在丽水地区种植较多，耐炎热能力较厚朴强，喜温暖湿润气候，一般生长在海拔 600 ~ 1000 米的山区 [5~7]。

二、苗木繁育

主要是种子繁殖，也可采用压条繁殖和扦插繁殖。种子 9 ~ 10 月成熟，选择 15 年生以上的健壮母树采种为宜。摊晒 1 ~ 2 天，取出种子，浸种 2 ~ 3 天，促使坚硬的红色种皮软化，搓洗去种皮，晾干即可播种。播种时间以 12 月为宜，春播可将种子与湿沙层积储藏。播种方法以条播为主，每亩用种量 10 ~ 15 千克，行距 30 ~ 35 厘米，粒距 3 ~ 6 厘米，覆土盖草，喷水保湿，出苗后揭草。压条繁殖时，一般选取在春秋两季厚朴种苗靠近地面部分 1 ~ 2 年新生枝丫，在预备压土的部位环形剥离 2 ~ 3 厘米，去除部分叶片，然后埋入土壤中，在第二年春季离开母体移栽。扦插繁殖时，一般选取春季厚朴成苗 1 ~ 2 年新生、茎粗 1 厘米左右的枝条，裁剪成 20 厘米左右的插条，倾斜插入苗床，插入深度在 10 ~ 15 厘米为宜，然后进行浇灌，至第二年春季枝条发育完成后进行移栽。

三、栽培管理

栽植后 3 年内，有条件的应进行作物或草本药材套种，以耕代抚，以短养长。没有套种的每年春季施肥 1 次。幼树结合松土除草，在离树干基部25 ~ 30厘米处挖穴施肥，每株施入堆肥2 ~ 3千克。在病害防治方面，可喷 1∶1∶100 波尔多液防治叶枯病，发病处用石灰消毒或 50% 多菌灵可湿性粉剂 500 倍液浇病穴或喷杀，防止根腐病蔓延。主要虫害为褐天牛，可人工捕杀成虫。树干刷白防止成虫产卵，用 80% 敌敌畏乳油浸棉球塞入蛀孔毒杀。

四、采收与加工

（一）采收 [8]

一般定植 15 年左右即可采收，当树干胸径达到 15 ~ 20 厘米时，主干明显，可环剥。环剥的时间选择在 5 ~ 6 月高温多湿季节，天气以雨后的阴天为佳。环剥方法：先用利刀在刀枝下 15 厘米处横割一圈，再与之垂直纵割到树基部 15 厘米处，然后再横割一圈，3 个切口深度药适当，以能切断树皮，又不伤到形成层和木质部为宜，剥皮时由上至下；剥皮后避免灰尘或手触及伤口。剥皮处用塑料薄膜或防潮纸严密包裹，包裹绳扎在未采剥树皮上，捆扎上紧下松；1 周内保持形成层上的黏液不干，新皮能再生，30 天左右被剥树皮处树皮再生，即可去掉包扎材料。对于林分老化、生长态势差的厚朴林可进行砍伐剥皮，对于林分老化且确定改种其他林木的厚朴林可以进行脑朴的采剥。先将根周围的泥土挖开，按长度为 70 厘米环剥地上、地下树皮和根皮。

（二）加工

用火钳或竹夹夹住置于大锅开水中，同时用瓢舀开水烫树皮，或用大木蒸笼蒸 3 ~ 4 小时，待树皮软化后取出用青草塞住两端，直立与大木桶内上盖湿草或棉絮让其"发汗"；24 小时后内皮侧到口处变成紫褐色或棕褐色带有油润光泽时取出，用力把树皮卷成双筒，卷好后用稻草捆紧两端，把两端削齐后，在太阳下晒干，晚上收回，架成"井"字形，晾着，干后可按规格包装。

第四节　化学成分

根据相关文献报道，目前已从厚朴和凹叶厚朴中共分离和确定的化学成分共计 171 种 [9]，主要为木脂素、酚酸、苯乙醇苷、生物碱、挥发油、黄酮等化合物和其他类成分。

一、苯丙素和木脂素类

苯丙素和木脂素类共计 65 个，木脂素类成分是厚朴中最丰富的一类化学成分，以厚朴酚、和厚朴酚为代表的联苯型新木脂素是厚朴中发现最早的一类成分，也是主要的药效成分。

二、苷类

苷类共计 47 个，由于传统中医临床上厚朴多以水煎入药，水溶性苷类成分的研究为厚朴药效物质基础的阐述奠定了基础。厚朴中的苯乙醇苷类化合物在糖基部分除含有葡萄糖、鼠李糖和芹糖外，还含有自然界非常少见的阿洛糖，且糖上还存在香豆酰基、咖啡酰基、丁香酰基、阿魏酰基和香草酰基等取代基，最早发现的该类化合物为木兰苷 A、D、E、B，最新发现的为木兰苷 F～P 以及苯乙醇苷 2-（3，4- 二羟基苯基）乙醇 -1-O-［4-O-咖啡酰基 -2-O-α-L- 吡喃鼠李糖基 -3-O-α-L- 吡喃鼠李糖基 -6-O-β-D- 吡喃葡萄糖基］-β-D- 吡喃葡萄糖苷 [10~14]。迄今为止，共发现 17 个苯乙醇苷类化合物。酚苷类共计 30 个：酚苷类苷元多以咖啡酸、芥子酸、香草酸和肉桂酸为主，糖部分主要以葡萄糖和鼠李糖为主，少数连接有芹糖和木糖。如丁香酸 -4-O-β-D- 吡喃葡萄糖基 -（1→5）-α-L- 吡喃鼠李糖苷、丁香酸 -4-O-α-L- 吡喃鼠李糖苷、淫羊藿次苷 E_5、木莲苷 D、柴胡木脂素苷 A [11, 15, 16]，厚朴叶中分离得到紫丁香苷、松柏苷以及 3 个木脂素苷丁香树脂酚 -4'-O-β-D- 吡喃葡糖糖苷等酚苷类成分 [17, 18]。

三、生物碱类

生物碱类共计 22 个，以木兰花碱和木兰箭毒碱为代表 [19, 20]，新发现的生物碱为 3，4- 去氢木兰箭毒碱、4- 酮基木兰花碱以及厚朴新碱 [21]。

四、小分子酚醛酯类

小分子酚醛酯类共计 12 个，有丁香醛、对羟基苯甲醛、芥子醛、松柏醛、吲哚 -3- 甲醛、咖啡酸、香草酸、丁香酸、咖啡酸甲酯、松柏醇、O- 甲基丁香酚、木兰酮 [10, 22~26]。

五、黄酮类

黄酮类共计 6 个，但仅在厚朴叶中有发现，并且经验证槲皮苷和阿福豆苷具有较好的舒张血管活性，可将槲皮苷作为厚朴叶舒张血管的主要活性物质用于质量控制研究 [17]。

六、挥发油

厚朴中挥发油的含量约为 1%，其主要成分为桉叶醇类及其同分异构体，目前已有研究[27]鉴定了 48 个化合物，其中 β - 桉叶醇及其同分异构体分别占干皮、根皮、枝皮挥发油总量的 40.51%、38.48%、49.34%。且另有研究[28]表明厚朴药材中 β - 桉叶醇的含量明显高于饮片。

七、其他成分

厚朴中还有胡萝卜苷，尿苷和铁、铜、锌、锰、钙、镁等无机元素等成分[29]。

第五节　药理与毒理

一、药理作用

厚朴的不同溶剂提取物、有效部位、单体化合物在诸多方面都有较好的药理作用，其中厚朴酚与和厚朴酚的药理研究极为丰富。随着对厚朴的研究不断深入，学者们不断发现其新的功效，使得其应用范围不断扩大。

1. 对消化系统的作用：主要为抗腹泻、改善胃肠运动障碍、保肝。厚朴醇提物有明显对抗番泻叶性小鼠腹泻的作用，以厚朴酚较和厚朴酚效果好[30]。厚朴酚与和厚朴酚的起效机理是阻断 Ca^{2+} 通道，抑制分泌型腹泻[31]。厚朴和姜厚朴乙酸乙酯提取部位均能增强盐酸致小鼠胃肠动力功能，促进小肠推进率、降低溃疡率和增加血清胃泌素含量，其中厚朴药效次于姜厚朴[32]。和厚朴酚能增加超氧化物歧化酶（SOD）、过氧化氢酶（CAT）、谷胱甘肽过氧化物酶（GSH-Px）和谷胱甘肽还原酶（GR）的表达，通过增强肝组织抗氧化能力来保护肝脏[33]。

2. 抗炎作用：和厚朴酚可以显著下调大鼠脊髓损伤后转录因子

Klf-4 的表达，继而下调各促炎基因的表达，来减轻炎症反应[34~36]。

3. 抗菌作用：厚朴中的主要活性成分厚朴酚与和厚朴酚有广谱的抗菌活性，对白色念珠菌、革兰氏阳性细菌和革兰氏阴性细菌均有抑制作用，且多数与影响细菌细胞膜的通透性有关[37~40]。

4. 防龋作用：日本学者 Namba 等[41] 对 180 种生药进行筛选研究中发现，厚朴的乙醚和甲醇提取物对变形链球菌有很强的抗菌作用，最低抑菌浓度（MIC）为 6.31 微克 / 毫升，其抗菌作用强于典型的抗菌生物碱小檗碱（MIC：50 微克 / 毫升），而且 2.5 分钟即可达到杀菌效果。冯瑾等[42] 利用 MBETM-Device 研究厚朴中的厚朴酚与和厚朴酚对 5 种主要致龋菌的生长和代谢的影响，发现厚朴的这两种活性成分对 5 种口腔浮游细菌及生物膜细菌均有较好的抑制作用，并且对实验所采用的细菌的产酸也有不同程度的抑制作用，且随着药物浓度增加，抑制作用增强。

二、毒理

厚朴皮无急性毒性，有文献报道[43]，小白鼠灌胃厚朴水煎剂 60 克 / 千克，连续 3 天，未见毒性反应，但腹腔注射则显现一定毒性，LD_{50} 为（2.67±0.45）克 / 千克。厚朴叶无急性毒性，有慢性毒性，影响血常规。厚朴花无急性毒性。

第六节　质量体系

一、标准收载情况

（一）药材标准

《香港中药材标准》第二册、《中国药典》2015 年版一部。

（二）饮片标准

《中国药典》2015 年版一部《浙江省中药炮制规范》2015 年版、

《上海市中药饮片炮制规范》2008 年版。

二、药材规格与性状

（一）厚朴的商品规格

现行的《76 种药材商品规格标准》制定于 1984 年，将厚朴分为温朴筒朴、川朴筒朴、蔸朴、耳朴、根朴 5 个商品规格。其中，温朴筒朴和川朴筒朴分别有 4 个等级，蔸朴有 3 个等级，根朴有 2 个等级，耳朴为统货。这样复杂的标准执行难度较大。市售的厚朴多为筒朴，其他规格极少见；等级划分多为统货和选货 2 种。因受到产地、树龄差异性大，剥皮、加工随意性强等自然和人为因素的影响，药材质量参差不齐[44]。

1. 筒朴：厚朴的干皮。呈单卷筒状或双卷筒状，筒长 40 厘米，厚 3 ~ 8 毫米，两端平齐，因形似如意，故有"如意卷厚朴"之称。川朴筒朴表皮黄棕色，有细纵纹，内面紫棕色，平滑，划之显油痕。断面外侧黄棕色，内面紫棕色，显油润，纤维少，气香。温朴筒朴表皮粗糙，灰棕色或灰褐色，有纵皱纹，内面深紫色或紫棕色，平滑，质坚硬，不易折断。断面外侧灰棕色，内侧紫棕色，颗粒状或显纤维性。气香较淡。川、温筒朴各分四个等级，每卷筒长不得超过 43 厘米，其重量为：川朴一等 500 克以上，二等 200 克以上，三等不少于 100 克；温朴一等 800 克以上，二等 500 克以上，三等 200 克以上。凡不符合 1 ~ 3 等规格的川、温筒朴，并有碎片、枝朴者，不分长短大小，均为四等。

2. 蔸朴：靠近根部的主干剥下的干皮和根皮，又称阳块。一端呈卷筒状，另一端展开呈喇叭口状。长 70 ~ 50 厘米，厚 3 ~ 8 毫米。因形似长筒靴，故又称"靴朴"。表面粗糙，灰棕色或灰褐色，内面深紫色。断面紫棕色，颗粒状，显油润。纤维性不明显。气香。分三个等级：一等重 2000 克以上，二等重 2000 克以下，三等重 500 克以上。川朴、温朴一样。

3. 耳朴：靠近根部的干皮。形态有块状、半卷筒状，多似耳状，故称"耳朴"或"脑朴"。表面灰棕色或灰褐色，有不规则的纵皱纹，内表面淡紫色，断面紫棕色，显油润，纤维性少。大小不一，不分等级，均为统货。

4.根朴：主根及支根上剥下的皮，又称阴块。呈不规则的长条单卷筒或双卷筒，有的破裂弯曲似鸡肠，习称"鸡肠朴"。表面土黄色或灰褐色，内表而深紫色，质韧。断面棕红色，油润，呈纤维性。分为2个等级：一等条长70厘米，重400克以上；二等长短不分，每枝400克以下。规定均无木心。

5.枝朴：粗枝上剥下的皮。皮薄呈单筒状长条，外表而灰褐色，内表面黄棕色。质脆，易折断，断面呈纤维性。不分等级，均为统货。由于枝朴质差，目前商品中少见此品种。

（二）药材性状

1.《中国药典》2015年版一部

（1）干皮[45]呈卷筒状或双卷筒状，长30～35厘米，厚0.2～0.7厘米，习称"筒朴"；近根部的干皮一端展开如喇叭口，长13～25厘米，厚0.3～0.8厘米，习称"靴筒朴"。外表面灰棕色或灰褐色，粗糙，有时呈鳞片状，较易剥落，有明显椭圆形皮孔和纵皱纹，刮去粗皮者显黄棕色。内表面紫棕色或深紫褐色，较平滑，具细密纵纹，划之显油痕。质坚硬，不易折断，断面颗粒性，外层灰棕色，内层紫褐色或棕色，有油性，有的可见多数小亮星。气香，味辛辣、微苦。

（2）根皮（根朴）呈单筒状或不规则块片，有的弯曲似鸡肠，习称"鸡肠朴"。质硬，较易折断，断面纤维性。

（3）枝皮（枝朴）呈单筒状，长10～20厘米，厚0.1～O.2厘米。质脆，易折断，断面纤维性。

2.《香港中药材标准》第二册

（1）厚朴[46]干皮呈单卷筒状或双卷筒状，长25～75厘米，厚1～4毫米，习称"筒朴"。近根部的干皮一端展开如喇叭口，长 13 ～ 25 厘米，厚 3 ～ 8 厘米，习称"靴筒朴"。外表面灰黄色或灰棕色，粗糙，有时呈鳞片状，较易剥落；有明显椭圆形皮孔和纵皱纹；刮去粗皮者显黄棕色，内表面紫褐色或深棕色，平滑，具细密纵纹，划之显油痕。质坚硬，不易折断，断面颗粒性，外层灰棕色，内层紫褐色或棕色，有油性，有的可见小晶点。气香，味辛辣，微苦。厚朴较凹叶厚朴外皮粗糙，断面纤维少，显油性，气香。

（2）凹叶厚朴：干皮加工规格与厚朴相同，常分为"筒朴"、"靴筒朴"。外表面灰褐色；有明显椭圆形皮孔和纵皱纹。内表面紫褐色或棕色；较平滑，具细密纵纹，干燥少油。断面纤维性较强。气微香，味略辛辣，微苦。凹叶厚朴较厚朴外皮略细，断面纤维性较强，干燥少油。

三、炮制

（一）《中国药典》2015 年版一部

4 ～ 6 月剥取根皮和枝皮直接阴干，干皮置沸水中微煮后，堆置阴湿处，"发汗"至内表面变紫褐色或棕褐色时，蒸软，取出，卷成筒状，干燥后即为药材。其主要的饮片炮制品为厚朴（生厚朴）、姜厚朴。

1.厚朴饮片：刮去粗皮，洗净，润透，切丝，干燥。

2.姜厚朴：取厚朴丝，照姜汁炙法炒干：先将生姜洗净，捣烂，加水适量，压榨取汁，姜渣再加水适量重复压榨一次，合并汁液，即为"姜汁"。姜汁与生姜的比例为 1∶1。取待炮炙品，加姜汁拌匀，置锅内，用文火炒至姜汁被吸尽，或至规定的程度时，取出，晾干。除另有规定外，每 100 千克待炮炙品用生姜 10 千克。

（二）《浙江省中药炮制规范》2015 年版

姜厚朴（煮）[47]：取原药，刮去粗皮，洗净，润软，先切成宽约 3 厘米的条，再横切成丝，低温干燥。与姜汁拌匀，煮至姜汁被吸尽时，再低温干燥。

（三）《上海市中药饮片炮制规范》2008 年版

1. 生厚朴[48]：将原药除去杂质，略浸，润透，摊开卷筒，铲去粗皮，洗净，开直条，切丝，晒或低温干燥，晒去灰屑。

2. 制厚朴：将原药除去杂质，略浸，润透，摊开卷筒，铲去粗皮，洗净，开直条，置锅内，加生姜片、紫苏与水同煮，至药汁几尽，取出，切丝，晒至七八成干，将剩余药汁拌入，使之吸尽，晒或低温干燥，筛去灰屑。每生厚朴 100 千克，用生姜 10 千克（洗净切片），紫苏 5 千克。

（四）传统炮制方法

1.《雷公炮炙论》："凡使厚朴，要用紫色味辛为好。或丸散，便去粗皮，用酥炙过。每修一斤，用酥四两，炙了细锉用；若汤饮中使，用自然姜汁八两炙，一升为度。"

2. 文帮厚朴炮制法[49]：取原药材，置清水中浸泡，夏秋泡 2 小时，春冬泡 4 小时，捞取置筐或育箕中，上盖麻袋伏润，润透后用刨刀刮去栓皮用清水洗净开成 1.5～2.0 厘米宽长条，斜切成指甲片，干燥。另取生姜，洗净，切厚片，加水，压榨取汁，残渣再加水压榨取汁如此 2～3 次至汁尽，合并姜汁，与厚朴饮片拌匀，放入缸中闷润，待姜汁吸尽后，取出，晒干。或厚朴开条后，用生姜汁拌匀放入缸中闷润透，至姜汁吸尽后取出切斜片，晒干。

3. 武帮厚朴炮制法：取原药材，置清水中浸泡，夏秋泡 2 小时，春冬泡 4 小时，捞取置筐或育箕中，上盖麻袋伏润，润透后用刨刀刮去栓皮用清水洗净开成 1.5～2.0 厘米宽长条，斜切成指甲片，干燥。另取生姜，洗净，切厚片，加水，压榨取汁，残渣再加水压榨取汁，如此 2～3 次至汁尽，合并姜汁，与厚朴饮片拌匀放入缸中闷润，待姜汁吸尽后，取出，晒干。另取苏叶、薄荷、粗茶煎水取汁后与厚朴片拌匀，放锅中用文火加热，炒干，加少许麻油炒后，取出，晾凉。

（五）厚朴炮制的意义

厚朴生用药力较为峻烈，其味辛辣，对咽喉有刺激性，故一般不生用。姜制后可消除对咽喉的刺激性，并能增强宽中和胃的功效。

四、饮片性状

（一）《中国药典》2015 年版一部

1.厚朴饮片：本品呈弯曲的丝条状或单、双卷筒状。外表面灰褐色，有时可见椭圆形皮孔或纵皱纹。内表面紫棕色或深紫褐色，较平滑，具细密纵纹，划之显油痕。切面颗粒性，有油性，有的可见小亮星。气香，味辛辣、微苦。

2.姜厚朴：本品形如厚朴丝，表面灰褐色，偶见焦斑。略有姜辣气。

（二）《浙江省中药炮制规范》2015 年版

姜厚朴：呈长短不一的丝条状，宽 0.4 ~ 0.5 厘米，厚 0.1 ~ 0.8 厘米。外表面灰棕色或棕褐色；内表面紫棕色或紫褐色，较平滑。切面颗粒性，可见多数红棕色的小亮点。质坚硬。气香，味辛辣、微苦。

（三）《上海市中药饮片炮制规范》2008 年版

1.生厚朴：本品呈稍卷曲的丝条状或卷筒状。长短不一，长不过 5 厘米，宽约 3 毫米，皮厚 1 ~ 7 毫米。外表面淡棕色或黄棕色，内表面紫棕色至深紫褐色，较平滑，具细密纵纹，刻划之显油痕。切面棕色至深棕色。有的表面可见细小结晶。质坚，折断面颗粒性。气香特异，味辛辣、微苦。

2.制厚朴：紫褐色，无细小结晶。

五、有效性、安全性的质量控制（表 7-1）

表 7-1　有效性、安全性质量控制项目汇总表

标准名称	鉴别	检查	浸出物	含量测定
《中国药典》2015年版一部	药材：显微鉴别（横切面、粉末）；薄层色谱鉴别（以厚朴酚、和厚朴酚为对照）；饮片：（除横切面外）同药材	药材：水分（不得过15.0%）、总灰分（不得过7.0%）、酸不溶性灰分（不得过3.0%）；厚朴饮片：水分（不得过10.0%）；总灰分（不得过5.0%）；酸不溶性灰分（不得过3.0%）；姜厚朴饮片：水分（不得过10.0%）；总灰分（不得过5.0%）；酸不溶性灰分（不得过3.0%）	//	高效液相色谱法：按干燥品计算，药材及厚朴饮片含厚朴酚与和厚朴酚的总量不得少于2.0%；姜厚朴限度为1.6%
《香港中药材标准》第二册	显微鉴别（横切面、粉末）；理化反应（三氯化铁试液检查厚朴酚、和厚朴酚）；薄层色谱鉴别（以厚朴酚、和厚朴酚为对照）；高效液相指纹图谱鉴别（以厚朴酚为参照峰）	重金属(砷、镉、铅、汞分别不多于2.0 mg/kg、0.3 mg/kg、5.0 mg/kg、0.2 mg/kg)；农药残留（详见表7-2）；霉菌毒素（黄曲霉素 B_1 不多于5μg/kg，总黄曲霉素不多于10μg/kg）；杂质（不多于1.0%）；总灰分（不多于8.0%）；酸不溶性灰分（不多于3.5%）；水分（不多于12.0%）	水溶性浸出物（不得少于3.0%）；醇溶性浸出物（不得少于5.0%）	高效液相色谱法：按干燥品计算，药材含厚朴酚与和厚朴酚的总量不得少于2.0%

（续表）

标准名称	鉴别	检查	浸出物	含量测定
《浙江省中药炮制规范》2015年版	姜厚朴（煮）：显微鉴别（粉末）；薄层色谱鉴别（以厚朴酚、和厚朴酚为对照）	//	//	//
《上海市中药饮片炮制规范》2008年版	生厚朴、制厚朴：显微鉴别（粉末）；薄层色谱鉴别（以厚朴酚、和厚朴酚为对照）	//	//	高效液相色谱法：按干燥品计算，生厚朴饮片中和厚朴酚、厚朴酚的总量不得少于1.4%

表 7-2　《香港中药材标准》第二册农药残留限度

有机氯农药	限度（不多于，mg/kg）
艾氏剂及狄氏剂（两者之和）	0.05
氯丹（顺 - 氯丹、反 - 氯丹与氧氯丹之和）	0.05
滴滴涕（4，4' - 滴滴依、4，4' - 滴滴滴、2，4' - 滴滴涕与4，4' - 滴滴涕之和）	1.00
异狄氏剂	0.05
七氯（七氯、环氧七氯之和）	0.05
六氯苯	0.10
六六六（α，β，δ 等异构体之和）	0.30
林丹（γ - 六六六）	0.60
五氯硝基苯（五氯硝基苯、五氯苯胺与甲基五氯苯硫醚之和）	1.00

六、质量评价

（一）不同商品规格厚朴质量情况

早在 1989 年丽水最早一批研究厚朴质量的李水福等[50] 研究人员对不同商品规格厚朴酚类成分含量进行了研究，就厚朴酚、和厚朴酚的总量而言，根朴＞支根朴＞脑朴（蒐朴）＞下部筒朴＞中部筒朴＞上部筒朴＞枝朴。小枝朴含量达不到 3.0%，而根朴含量特别高，两者相差数倍，甚至十几倍。建议今后用药时根朴、脑朴减半，枝朴、小筒朴加倍。从年轮来看，幼小筒朴明显低于成年筒朴，故一般要求 15 年以上才剥取树皮。对新陈厚朴来讲，新货含量显著高于陈货，因为在贮存过程中，厚朴挥发油、酚类都较易散失。通过厚朴酚与和厚朴酚含量比较可知，凹叶厚朴一般都是厚朴酚含量高于和厚朴酚，两者相差数倍，与厚朴含量分布不同，厚朴一般近似，有的反而和厚朴酚大于厚朴酚。并且厚 0.3 ~ 0.4 厘米，栓皮脱落呈淡紫红色，内表面棕色，质坚体重，油性足，亮星点极多、气香，味极辛辣、较苦的新货含量特别高，值得重点研究培植。根据传统用药习惯，厚朴为行气药，其主要有效成分为挥发油，故应考虑增加挥发油含量测定来控制质量。并根据不同的商品规格制定相应限度。

吴锦玉等[51]采用高效液相色谱法同时测定不同产地厚朴叶中芦丁、阿福豆苷、金丝桃苷、异槲皮苷、槲皮苷、和厚朴酚、厚朴酚的含量。结果发现不同产地厚朴中上述成分的含量有所差异，可能与厚朴分布区域、土壤环境及叶片采收时间等有关。

龙飞等[52]建立厚朴药材总黄酮、总多糖、总木脂素、总鞣质以及总皂苷的测定方法，用于厚朴药材质量综合评估。

曹虹[53]采用高效液相色谱法对厚朴不同炮制品进行检测厚朴酚与和厚朴酚含量的研究结果表明种不同炮制品中厚朴酚与和厚朴酚的总含量依次为生片＞姜紫苏制厚朴＞姜炙厚朴＞姜浸厚朴＞酒炙厚朴＞醋制厚朴＞盐水制厚朴，其中姜制 3 种方法中也存在着差异，以姜紫苏制厚朴含量最高，这些证明了文帮和武帮姜炙厚朴的科学性。

2016 年天津市药品检验研究院承担了 2016 年厚朴药材的专项抽验任务，对从全国抽取的 176 批样品进行了评价性检验工作，本次专项抽验的厚朴样品均为中药饮片。结果发现[54]，厚朴质量标准收载了【性状】【鉴别】（显微鉴别、薄层色谱鉴别）、【检查】（水分、总灰分、酸不溶性灰分）及【含量测定】等检测项目，标准较为完善，确切可行，能基本控制厚朴的质量，总体评价为"可行"。对市场上调研的 3 种等级的厚朴进行了含量测定比较，分析厚朴酚与和厚朴酚的含量与等级的相关性。结果表明，性状较好、皮部较厚，尤其切面颗粒性，有油性可见小亮星的厚朴含量较高，质量由好至坏的依次顺序：厚朴根皮＞干皮＞枝皮。在姜厚朴的炮制过程中也存在问题。对 54 批姜厚朴及 2 批制厚朴进行检验发现，有 41 批次均未检出生姜成分：一方面，可能厚朴饮片在经过生姜汁炮制过程中，有加热炒干、晾晒等过程，导致生姜挥发性成分损失破坏而难以检出；另一方面，可能是在炮制过程中辅料生姜偷工减料，或采用质量较次的生姜对厚朴进行炮制，从而导致生姜成分不易检测。

（二）混伪品

目前对于厚朴伪品、混淆品、代用品的生药学鉴别研究主要涉及 9 科 40 个不同品种的鉴别和比较，主要使用性状特征鉴别、显微特征鉴别、薄层鉴别、高效液相色谱等方法[55]。下面主要对几类常见混伪品的鉴别方法做简单介绍：

1. 伪品：有研究[56]显示可在厚朴丝中掺木兰科其他植物如威氏木兰、湖北木兰、桂南木莲、柴厚朴等干皮切丝，或将内表面喷入厚朴酚与和厚朴酚来混充厚朴。叶纪沟等[57]收集 8 种厚朴伪品：木兰科植物玉兰、辛夷、莽草，樟科植物红楠，大戟科植物木油桐，山茶科植物木荷的树皮，豆科植物由山欢的树皮或根皮，杨梅科植物杨梅的根皮与正品厚朴的性状、显微结构、理化进行鉴别，结果表明厚朴与伪品除原植物形态不同，其形状、粉末显微征均有区别，理化反应颜色、沉淀差别明显，薄层层析结果显示伪品均不含厚朴酚与和厚朴酚。李水福等[58]对几种常见厚朴伪品黄山木兰、乳源木莲和深山含笑进行性状，显微和理化鉴别比较，发现 3 种伪品与正品性状相似，但皮孔、油性和琥珀点有较明显区别。显微区别显示石细胞形态、分布和排列情况，油细胞多少及纤维分布等几者均有差异。3 种伪品在薄层色谱上均无厚朴酚，3 者的紫外光谱也有明显区别。

2. 混淆品：汪群红[59]从性状鉴别、显微鉴别等方面比较厚朴与川姜朴（威氏木兰、湖北木兰、凹叶木兰），结果发现川姜朴与厚朴在上述鉴别中存在显著差异。彭善祥[60]将正品厚朴与混淆品威氏木兰、凹叶木兰、滇康木兰（滇藏木兰）、山玉兰从性状、粉末、化学成分、理化等方面进行鉴别，发现厚朴及 4 种混淆品各方面均不相同。

总体来说，不同科属的药材与厚朴差别是比较大的，有些外观性状就和厚朴具有一定不同的表现，如莽草、红楠、木油桐、大叶木兰、大叶新木姜等。有些理化鉴别显示出明显的差异，如武当玉兰、滇藏木兰、合欢皮等。有些薄层分析显示明显差异，如玉兰、辛夷、莽草、红楠、木油桐、木荷、由山欢、杨梅、滇藏木兰、黄杞、广西木莲、余甘子、武当玉兰、天目木兰、核桃楸、黄山木兰、乳源木莲、深山含笑、喃买亮、秦氏木莲等。高效液相色谱显示威氏木兰、湖北木兰、凹叶木兰等所含厚朴酚、和厚朴酚的总量符合药典要求，而玉兰，紫玉兰、望春玉兰、武当玉兰均不含厚朴酚及和厚朴酚；多数木莲属植物、山玉兰等含少量厚朴酚及和厚朴酚。

第七节　性味归经与临床应用

一、性味

《中国药典》2015 年版一部：厚朴，苦、辛，温。

《神农本草经》：厚朴，苦，温。

《名医别录》：厚朴，大温，无毒。

《药性论》：厚朴，味苦辛，大热。

二、归经

《中国药典》2015 年版一部：厚朴，归脾、胃、肺、大肠经。

《雷公炮制药性解》：厚朴，入脾、胃二经。

《神农本草经疏》：厚朴，入足太阴，手足阳明经。

《本草经解》：厚朴，入足厥阴肝经、手少阴心经。

三、功能主治

《中国药典》2015 版一部：厚朴，燥湿消痰，下气除满。用于湿滞伤中，脘痞吐泻，食积气滞，腹胀便秘，痰饮喘咳。

《神农本草经》：厚朴，主中风伤寒，头痛，寒热惊悸，气血痹，死肌，去三虫。

《名医别录》：厚朴，温中益气，消痰下气。疗霍乱及腹痛胀满，胃中冷逆及胸中呕不止，泻痢淋露，除惊，去留热心烦满，厚肠胃。

《药性论》：厚朴，主疗积年冷气，腹内雷鸣，虚吼，宿食不消，除痰饮，去结水，破宿血，消化水谷，止痛。大温胃气，呕吐酸水。主心腹满，患者虚而尿白。

《日华子本草》：厚朴，健脾。主反胃，霍乱转筋，冷热气，泻膀胱，泄五藏一切气，妇人产前产后腹藏不安。调关节，杀腹藏虫，明耳目。

王好古：厚朴，主肺气胀满，膨而喘咳。

《本草正》：厚朴，温降，散滞，除寒湿泻痢。

四、用法用量

3～10克。

五、注意

孕妇忌用。

《本草经集注》：干姜为之使。恶泽泻、寒水石、消石。

《药性论》：忌豆，食之者动气。

《品汇精要》：妊娠不可服。

《本草经疏》：凡呕吐不因寒痰冷积，而由于胃虚火气炎上；腹痛因于血虚脾阴不足，而非停滞所致；泄泻因于火热暴注，而非积寒伤冷；腹满因于中气不足、气不归元，而非气实壅滞；中风由于阴虚火炎、猝致僵仆，而非西北真中寒邪；伤寒发热头疼，而无痞塞胀满之候；小儿吐泻乳食，将成慢惊；大人气虚血槁，见发膈证；老人脾虚不能运化，偶有停积；妊妇恶阻，水谷不入；娠妇胎升眩晕；娠妇伤食停冷；娠妇腹痛泻痢；娠妇伤寒伤风；产后血虚腹痛；产后中满作喘；产后泄泻反胃，以上诸证，法所咸忌。

《本草备要》曾云："泻，下气散满。苦降能泻实满，辛温能散湿满。误服脱人元气，孕妇忌之。干姜为使，恶泽泻、硝石，忌豆，犯之动气。"

六、附方

厚朴是日常常用制剂藿香正气水系列制剂的处方之一。藿香正气水药方最早出自唐代"药圣"孙思邈《千金翼方》，方中厚朴行气燥湿，和中消滞。"医圣"张仲景在其所著《金匮玉函经》的210个古方中，有厚朴配伍的处方多达25个，占11.9%。《伤寒论》与《金匮要略》中用到厚朴的共计14方，包括大承气汤、小承气汤、半夏厚朴汤等。此外，《简要济众方》中的平胃散仅含苍术、厚朴、陈皮、甘草四味，功擅，燥湿运脾、行气和胃，为治疗湿滞脾胃的基础方。

（一）主要经典方

1. 外感表证未罢，里实已成，腹满，大便不通，发热，脉浮而数：姜厚朴、甘草、大黄、枳实、桂枝、大枣、生姜。源于《金匮要略》厚朴七物汤。

2. 治阳明腑实证，热结旁流，里热实证之热厥、痉病或发狂等：大黄12克、厚朴15克、枳实12克、芒硝9克。源于《伤寒论》大承气汤。

3. 阳明腑实轻证：大黄（酒洗，12克）、厚朴（去皮，炙，6克）、枳实（炙，9克）。源于《伤寒论》小承气汤。

4. 脾胃寒湿气滞证：姜厚朴、陈皮、炙甘草、茯苓、木香、草豆蔻、干姜。源于《内外伤辨惑论》厚朴温中汤。

5. 外感风寒，内伤湿滞，发热恶寒，头痛，胸膈满闷，脘腹疼痛，恶心呕吐，肠鸣泄泻，舌苔白腻等。大腹皮、白芷、紫苏叶、茯苓、白术、半夏曲、陈皮、姜厚朴、桔梗、广藿香、炙甘草。源于《太平惠民和剂局方》藿香正气散。

（二）其他古方

1. 治伤寒头疼，增寒壮热，或感湿气，霍乱泄泻，常服除山岚瘴气：藿香（二钱）、紫苏（去梗，一钱半）、厚朴（姜制，炒）、茯苓（去皮）、陈皮、白芷、半夏（汤洗七次）、桔梗（去芦）、大腹皮、白术，各一钱，甘草（炙，一钱二分）。源于《千金翼方》藿香正气散。

2. 燥湿运脾，行气和胃。治湿困脾胃，脘腹胀满，不思饮食，口淡无味，呕吐恶心，嗳气吞酸，常多泄泻，肢体沉重、怠惰嗜卧，舌苔白腻而厚，脉缓：苍术120克（去黑皮，捣为粗末，炒黄色），厚朴90克（去粗皮，涂生姜汁，炙令香熟），陈橘皮60

克（洗令净，焙干），甘草30克（炙黄），上药四味，捣罗为散。源于《医方类聚》卷十引《简要济众方》平胃散。

3.治腹满痛大便闭者：厚朴八两，大黄四两，枳实五枚。上三味，以水一斗二升，先煮二味，取五升，内大黄煮取三升。温服一升，以利为度。源于《金匮要略》厚朴三物汤。

4.治久患气胀心闷，饮食不得，因食不调。冷热相击，致令心腹胀满：厚朴火上。炙令干，又蘸姜汁炙，直待焦黑为度，捣筛如面。以陈米饮调下二钱匕，日三服。亦治反胃，止泻。源于《斗门方》。

5.治脾胃气不和，不思饮食：厚朴（去粗皮，姜汁涂，炙令香净）二两半，甘草（炙）一两半，苍术（米泔水浸二日，刮去皮）四两，陈皮（去白）二两半。上四味，为末。每服一钱，水一盏，入生姜、枣子同煎七分，去滓温服，空心服之。或杵细末，蜜为丸，如梧桐子大。每服十丸，盐汤嚼下，空心服。源于《博济方》平胃散。

6.治因喜怒悲思忧恐惊之气，痰涎郁结，状如破絮，或如梅核，在咽喉之间，咯不出，咽不下，或中脘痞满，气不舒快，或痰涎壅盛，上气喘急，或因痰饮中结，呕逆恶心：紫苏叶二两，厚朴三两，茯苓四两，半夏五两。上细切。每服四钱，水盏半，生姜七片，枣一个，煎至六分，去滓，热服，不拘时候。源于《易简方》四七汤，即《金匮要略》半夏厚朴汤。

7.治虫积：厚朴、槟榔各二钱，乌梅二个。水煎服。源于《保赤全书》。

8.治中寒洞泄：干姜、厚朴等分。上为末，蜜丸梧子大。任下三十丸。源于《鲍氏小儿方》。

9.治水谷痢久不瘥：厚朴三两，黄连三两。锉，水三升，煎取一升。空心细服。源于《梅师集验方》。

第八节　丽水资源利用与开发

一、资源蕴藏量

厚朴是丽水资源蕴藏量最大的品种，以凹叶厚朴为主，素以"温补"闻名全国乃至全世界[61]。截至 2018 年年底，丽水市厚朴种植总面积 115031 亩。其中景宁 60500 亩、龙泉 13548 亩、缙云 10235 亩。基地以早年造林地点为主，在景宁梧桐、云和安溪等地有较大连片基地。丽水市厚朴蕴藏量约占全国的 40%，最高年份收购量占 70%，占浙江省的 95% 以上，是国家最主要厚朴基地和出口基地。

目前浙江丽水现有较大的厚朴连片基地[62]包括景宁县梧桐乡高演基地，标溪乡何庄基地，梅歧、大祭、澄照、英川、张村山脚岭基地等。其中高演基地，树龄 15 年的厚朴约占 25%；山脚岭基地树龄 12 年左右的厚朴占一半。云和县有雾溪乡的水竹洋基地、大源乡基地等。其中水竹洋基地由省、县医药局和农民共同投资建成，树龄 15 年以上的约占 30%，属畲族乡。大源乡基地由县移民局投资，树龄 7 年。龙泉市有八都、小梅、安仁、城北、佳龙等，其中八都后排岭镇多散种，树龄近 20 年；佳龙镇连片，树龄 20 年。龙泉临近闽北，外来人口多，加之地方管理不善，每年几十吨被盗。庆元县有百山祖、竹口、龙溪、合湖等，仅百山祖乡黄皮树的厚朴，树龄为 10 年，其余均在 10 年以下。遂昌县有石练乡、焦川乡、三井乡等，其中石练乡大茂坑村的厚朴树龄 15 年，其余 3 ～ 12 年。青田县岭根基地的厚朴，树龄 5 年。松阳县的玉岩、新处、枫坪、谢村、三都，均为 1994 年以后种植。缙云县有大洋镇、括苍山林场、马鞍山、三溪等，其中大洋镇的厚朴，树龄 15 年的占一半，有林场、乡、村、农民各种所有制形式。这个镇是一个反季节蔬菜出口基地，厚朴种植高度在海拔 800 ～ 900

米，生态环境非常好，是原丽水市药材公司基地。

二、基地建设情况

景宁梧桐乡是传统的中药材生产之乡，拥有全国最大的人工厚朴林基地。在有关部门的支持及省专家的指导下，梧桐乡厚朴产业积极进行转型升级，该乡的厚朴苗木种植面积已突破了600亩，种植范围也从梧桐扩展到澄照、鸬鹚、葛山等12个乡镇。截至目前，全县厚朴苗木种植面积已达到2500亩，销售到全国各地的厚朴苗达300多万株，仅此一项，人均增收就达1000多元，成为畲乡农民增收的新亮点。景宁毫无疑问是全省乃至全国最大的厚朴苗木供应基地。省中药研究所高级工程师、派驻景宁科技特派员江建铭表示："市场供不应求使得厚朴苗木价格在未来三年内都有上升的空间，景宁可继续扩大种植规模，前景看好。"景宁畲族畲族自治县厚朴种苗基地被评为全国特色种苗基地，并制定了无公害厚朴地方标准，景宁的厚朴种植已然走上了规范化发展的道路。

近年来，景宁畲族自治县大漈乡潘宅村的厚朴种植有后来居上的气势，其基地种植分承包和集体2种形式，现有厚朴3288亩，其中集体种植1235亩，虽然面积不如其他基地，但是因管理得当，基地效益可观，每年约有30多万的经济收入，主要销往金华磐安、福建等地。

三、产品开发

（一）中成药

厚朴是常用的大宗药材，市场需求量很大，在临床处方和制剂中亦有大量应用，藿香正气水、正气丸系列制剂，芙朴感冒颗粒为日常常用含厚朴的处方制剂。以厚朴为主药的制剂常见的则有厚朴温中丸、厚朴排气合剂等。除了常见的中药制剂，根据厚朴的药效成分及其理化性质，可以进行新制剂的研发。厚朴中的和厚朴酚为难溶性化合物，在水中的溶解度仅为 22 毫克 / 升[63]，口服吸收差影响了其临床开发，为了提高和厚朴酚口服生物利用度，可以研发新的厚朴提取物制剂，如固体脂质体纳米粒、脂质体等。也可就厚朴抗菌消炎的特性，研制栓剂等妇科用药，在提高药效的同时，扩大厚朴的高端产品应用市场。

（二）膏方

根据厚朴的功效进行配伍运用，如夏天天气炎热，人汗出过多，用生脉饮补气养阴的同时可以再加苍术、厚朴、砂仁等药来和胃化湿。可从经方入手，熬制适合于丽水潮湿闷热天气的大众化厚朴配伍膏方，也可私人订制，顺应自然节气，熬制特制膏方。

（三）保健品

市场上已有的含厚朴的保健食品包括新态牌怡爽含片（具清咽的保健功效）、思朗牌仁厚饼干（具通便的保健功效）、如新华茂牌匀致胶囊（具减肥的保健功效）、常青春牌润通胶囊（具通便的保健功效）、蓝韵牌甘舒胶囊（具调节血脂的保健功效）、三辰牌昊康颗粒（具提高免疫力的保健功效）、金舒通胶囊（具通便的保健功效）。可以就丽水厚朴的质量优势，研制质量领先的温补保健品，打造丽水特色的绿色健康品牌。

（四）化妆品

在 170 种古籍中，收载美容方剂 1000 余个，涉及中药 300 余种。按功效分类，有理血药、理气药、祛风药、补气养血药等。中草药含有的主要化学成分可分为营养成分和有效成分（生物活性成分）两大类，前者包括蛋白质、脂肪、糖类、氨基酸、维生素、微量元素等；后者包括生物碱、皂甙、蒽醌类等[64]。厚朴可被用作化妆品中的抗氧剂。厚朴酚、和厚朴酚为其抗氧化活性成分。其中和厚朴酚、厚朴树皮提取物为国家食品药品监督管理总局已使用原料，厚朴花的提取物已被《国际化妆品原料字典和手册（第十二版）》收录。可就其有效成分的提取物作为中药类美容制剂的抗氧化剂研制乳液、爽肤水、美白膏等产品，打造天然无毒害中药品牌。

（五）日化用品

近年来，国内外的学者对厚朴的研究表明，厚朴除了具有抗炎、抗肿瘤、对心血管的作用等外，还可以抑制致龋菌的生长。针对这一特性，对厚朴抑菌的药效成分进行明确，在此基础上，制备厚朴有效成分提取物，制备厚朴牙膏、厚朴漱口水等日化用品。

（六）木制品

可对厚朴非药用部位进行综合利用，厚朴木材可制作图版、雕刻、漆器、乐器、机械、船具以及研发木制小型玩具系列、七巧板、小汽车等，此外，结合厚朴本身散发的香气，还可研制餐具、收纳盒等，打造特色木制品。

（七）观赏价值

厚朴是中国特有药、材两用经济树种，也是国家二级重点保护的野生药材，具有水土保持、绿化、美化环境的作用。厚朴叶大花美，树姿雅致，为绿化优良树种，发展前景广阔。

（八）厚朴其他药用部位的产品研发

厚朴全身是宝，加强厚朴叶、花与果实等其他部位的化学、药理学和毒性的后续研究，也将有利于实现厚朴资源的综合利用和可持续发展，且会产生很高的经济效益和社会效益。早几年景宁县的厚朴叶还出口日本用于食品包装，之后又研试出厚朴木头栽种香菇获得成功，使往日用作烧火的木头得到了充分利用，既解决了香菇原料不足问题，又提高了厚朴身价。厚朴花具有芳香化湿，理气宽中的药用价值，可用于治疗脾胃湿阴气滞，胸脘痞闷胀满，纳谷不香。针对药用部位特点，可进行厚朴花膏方的研制，打造丽水花膏系列。还可研发厚朴花花茶、花皂、厚朴花爽肤水等系列产品。此外，可加强对厚朴花食品价值的研究，开发厚朴花花宴，将美食和美景相结合，产生经济效益。

第九节　总结与展望

　　厚朴是丽水资源蕴藏量最大的产品，约占全国的 40%，是国家最主要厚朴基地和出口基地。丽水厚朴特别是凹叶厚朴，自清朝以来，一直以"温补"闻名全国。厚朴作为常用的大宗药材，市场需求量很大，在临床处方和制剂中亦有大量应用。厚朴也是中国特有药、材两用经济树种，也是国家二级重点保护的野生药材，具有水土保持、绿化、美化环境的作用。厚朴叶大花美，树姿雅致，为绿化优良树种，发展前景广阔，厚朴花具有芳香化湿，理气宽中的功效，已被《中国药典》2015 年版收载，为法定药用部位。目前，丽水市辖区内的景宁畲族自治县，山地面积大，栽培利用厚朴已有悠久的历史，占全国厚朴总面积的近 1/3，厚朴质量也名扬海外。2001 年，景宁荣获"中国厚朴之乡"的美誉等。

　　多年的市场经验告诉我们，只有优质厚朴才有市场，也才能占领市场，才能产生经济效益。近几年，受市场供求关系的影响，厚朴价格提升幅度不大，打击了药农的种植积极性。因此，厚朴的销路不能只局限于医药行业，根据厚朴成分优势，联合企业、科研单位加强厚朴的现代化研究，发掘厚朴潜在应用价值，创建丽水的厚朴特色品牌，研制销路稳定、深受消费者欢迎的产品是有效的解决方法。政府部门可出台相应政策，鼓励丽水本土医药企业、医疗机构采用丽水本土品种，大力扶植当地药材种植经济；针对厚朴提取物展开研究，采用高新技术、方法、工艺并实现产业化，将产品和地方环境优势结合，开发含厚朴的产品，进一步提升产品价值，在创新发展系列产品的同时，也成为厚朴提取物的原料供应商，拓展销售领域。此外，还可就厚朴叶、花与果实等其他部位的特色，研发产品，增强厚朴的整体实用价值及经济效益。

厚朴种植户需改变被动等收购的传统种植销售理念，要主动了解市场，掌握市场的脉动。通过聘请农林、质量检测、医疗机构、科研单位等部门专业人才，进行技术指导，培养自己的专业人才，不断加快基地现代化建设，在优化厚朴种群，改良厚朴品种的基础上，可恢复传统的被认可的加工产品，如盘香朴片、朴丝、靴朴等，根据需求，丰富市场品种。更重要的是以基地作为坚实的后盾，以更高的质量标准对接国际市场，形成厚朴道地药材丽水基地不可撼动的国际地位。

并可将厚朴的种植产业与旅游界形成大融合，将中药材和养生相结合，让来自大城市里的人感受大山气息，参与品药膳、赏药花、采药材等活动；可在酒店、农家乐、民宿等饮食和住宿的地方，推出厚朴饮料，推动相关产业的经济发展；可建设具中药材特色的文化体验、科普区域，主推厚朴药膳保健品。

种植企业要加强对市场的把握，根据市场趋势，因地制宜，不断调整产业方向，特别是加强和丽水本地的医药生产企业、日化企业的联系，积极融入市场，同时加强自主创新能力，不断拓展销路。本地相关企业立足丽水本土药材特色，以道地药材助推优质产品，以不断创新发展的产品强占市场先机。种植基地、企业、科研单位、医疗机构应联手合作，争取各方支持，在丽水大力发展绿色经济的时代背景下，创建"丽水绿色中药"的厚朴品牌，让厚朴这个品种在丽水发展得更好、更快、更稳。

参考文献

[1] 赖祯，黄国英，杨滨，等.厚朴不同部位本草考证及研究进展[J].亚太传统医药，2019，15（1）：69-72.

[2] 魏担，吴清华，裴瑾，等.厚朴花的本草考证、真伪鉴别、化学成分、药理作用、临床应用及新兴研究[J].中国药房，2019，30（1）：140-144.

[3] 麻献松.发展厚朴益处多[J].浙江林业，2002，2：20.

[4] 中国科学院中国植物志编辑委员会.中国植物志[M].第30卷.第1册.北京：科学出版社，1996：119.

[5] 李兴发，吴应龙，刘国洪，等.景宁县凹叶厚朴栽培与管理技术[J].园艺博览，2009（10）：50.

[6] 张强.山区厚朴栽培及采收、加工技术探析[J].现代园艺，2013（11）：35.

[7] 郭娜，江芳，方文清，等.闽北山区厚朴丰产栽培技术的研究[J].中国野生植物资源，2016，35（6）：62-71.

[8] 国家林业局.中华人民共和国林业行业标准[S].LY/T2122-2013.

[9] 荆文光，杜杰，王继永，等.厚朴化学成分研究进展[J].中国现代中药，2018，20（6）：764-774.

[10] YU S X, YAN R Y, LIANG R X, et al.Bioactive polar com-pounds from stem bark of Magnolia officinalis[J].Fitotera-pia，2012，83（2）：356-361.

[11] 余盛贤.基于水溶性成分分析的厚朴质量评价[D].北京：中国中医科学院，2011.

[12] 薛珍珍.厚朴水溶性化学成分及其活性筛选[D].北京：中国中医科学院，2015.

[13] XUE Z Z, YAN R Y, YANG B. Phenylethanoid glycosides and phenolic glycosides from stem bark of Magnolia officinalis[J]. Phytochemistry，2016，127：50.

[14] PORTER E A, KITE G C, VEITCH N C, et al. Phenylethanoid gly-cosides in tepals of Magnolia salicifolia and their occur-rence in flowers of Magnoliaceae[J].Phytochemistry，2015，117：185-193.

[15] 卓越，王建农，邹本良，等.厚朴水溶性成分分离[J].中国实验方剂学杂志，2015，21（9）：39-41.

[16] YAN R Y, LIU H L, ZHANG J Y, et al.Phenolic glycosides and other constituents from the bark of Magnolia officinalis[J].J Asian Nat Prod R es，2014，16（4）：400.

[17] 杨竹雅.厚朴叶药用价值研究[D].成都：成都中医药大学，2012.

[18] 杨竹雅，卫莹芳，周志宏，等.厚朴叶中具血管活性作用部位的化学
成分研究[J].中草药，2013，44（3）：260-264.

[19] YAN R，WANG W，GUO J，et al.Studies on the alkaloids of thebark
of Magnolia officinalis：isolation and on-line analysisby HPLC-ESI-MS
（n）[J].Molecules，2013，18（7）：7739-7750.

[20] 郭健.厚朴中生物碱成分及炮制地厚朴化学成分影响的研究[D].成
都：西南交通大学，2012.

[21] GUO Z F，WANG X B，LUO J G，et al.A novel aporphine alka-loid
from Magnolia officinalis [J].Fitoterapia，2011，82（4）：637.

[22] BAEK N I，KIM H，LEE Y H，et al.A new dehydrodieugenol from
Magnolia officinalis.[J].Planta med，1992，58（6）：566-568.

[23] YOUN U J，CHEN Q C，JIN W Y，et al.Cytotoxic lignans from the
stem bark of Magnolia officinalis[J]. J Nat Prod，2007，70（10）：
1687-1689.

[24] SHEN C C，NI C L，SHEN Y C，et al. Phenolic constituents from
the stem bark of Magnolia officinalis[J].J Nat Prod，2009，72（1）：
168-171.

[25] YOUN U J，LEE I S，CHEN Q C，et al.A cytotoxic monoterpene-
neolignan from the stem bark of Magnolia officinalis[J].Nat Prod Sci，
2011，17（2）：95-99.

[26] 吴锦玉，吴岩斌，易骏，等.凹叶厚朴叶的化学成分研究[J].中草药，
2013，44（21）：2965-2968.

[27] 李玲玲.厚朴挥发油化学成分研究[J].中草药，2001，8（32）：686-
687.

[28] 陈张金，余华丽，毛菊华，等.毛细管气相色谱法测定厚朴中β-桉
叶醇的含量[J].中国药师，2016，19（3）：602-604.

[29] 周利兵，陈伟，张红雨.不同地区厚朴中6种微量元素的主成分分析
和聚类分析[J].安徽农业科学，2010，38（20）：10674-10675.

[30] 曾红，周秋贵，罗婷，等.厚朴酚与和厚朴酚对小鼠腹泻及胃肠排空抑制的影响比较[J].中药材，2015，38（10）：2160-2162.

[31] 张志博.厚朴酚与和厚朴酚对肠道钙离子转运的影响及其抗腹泻机制探讨[D].长沙：湖南农业大学，2013.

[32] 程弘夏，李佩，许腊英.厚朴及姜厚朴乙酸乙酯提取部位对小鼠胃肠运动功能的影响[J].中国实验方剂学杂志，2014，20（24）：143-146.

[33] 夏西超，华春秀，姜晓，等.和厚朴酚对急性肝损伤模型小鼠抗氧化作用研究[J].时珍国医国药，2013，24（2）：361-362.

[34] 张昌猛.转录因子Klf-4对大鼠脊髓损伤后早期炎症反应影响的研究[D].太原：山西医科大学，2013.

[35] 钟淇滨，祝曙光，陆少君，等.和厚朴酚对咪喹莫特诱导小鼠银屑病的干预作用[J].中国药理学通报，2018，34（5）：626-631.

[36] 侯晓峰.和厚朴酚抑制线粒体可溶蛋白诱导小胶质细胞活化的体外实验研究[D].大连：大连医科大学，2013.

[37] 姜路路，张铭嘉，孟美竹，等.和厚朴酚通过ROS的积累和破坏细胞膜杀死白色念珠菌（英文）[J].微生物学报，2018，58（3）：511-519.

[38] 乔瑞红，谢鲲鹏，谢明杰.和厚朴酚抑制耐甲氧西林金黄色葡萄球菌生物被膜形成[J].微生物学报，2016，56（8）：1266-1272.

[39] 向晓波，周艳萌，冯琳颖，等.基于厚朴酚对白色念珠菌黏附性及其生物膜形成的影响探讨其抗龋作用[J].首都医科大学学报，2015，36（6）：942-945.

[40] 吕江明，陈景，梁剑雄，等.厚朴干皮"发汗"（加工）前后抗菌镇痛作用的比较研究[J].内蒙古中医药，2002，17（2）：25.

[41] TSUNEO NAMBA.Dental caries prevention by trraditionalChinese medicine[J].Planta Medica，1982，44：100-106.

[42] 冯瑾，李继遥，周学东.厚朴活性成分对致龋菌生长和产酸影响的体外研究[J].四川大学学报：医学版，2007，38（3）：456-458.

[43] 徐文慧，黄玉珊，王霞，等.厚朴叶与厚朴皮、厚朴花的毒性比较研究[J].井冈山大学学报，2015，36（3）：84−89.

[44] 富同义.浅谈厚朴的商品规格[J].基层中药杂志，1992：6（1）：45.

[45] 国家药典委员会.中国药典[S].北京：中国医药科技出版社，2015年版.一部：251−252.

[46] 中华人民共和国香港特别行政区卫生署《香港中药材标准》第二册[S].香港，2005：中华人民共和国香港特别行政区卫生署：18−29.

[47] 浙江省食品药品监督管理局.浙江省中药炮制规[S].北京：中国医药科技出版社，2015：299−300.

[48] 上海市食品药品监督管理局.上海市中药饮片炮制规范[S].上海：上海科学出版社，2008：375−376.

[49] 甘友清，张南方.厚朴的传统炮制方法[J].河南中医，2013，33（10）：1798.

[50] 李水福、朱筱芬、叶爱莲，等.不同商品规格厚朴的质量考察[J].中药材，12（8）：27−30.

[51] 吴锦玉，吴建国，吴锦忠，等.HPLC法同时测定不同产地厚朴叶中7个成分的含量[J].海峡药学，2018，30（10）：74−76.

[52] 龙飞，周元雳，李杰，等.厚朴总黄酮、总多糖、总木脂素、总鞣质和总皂苷含量测定[J].亚太传统医药，2018，14（7）：25−28.

[53] 曹虹.6种不同厚朴炮制品中厚朴酚与和厚朴酚的差异[J].中国现代药物应用药学，2008，2（17）：66−67.

[54] 曲佳，陈卓，王静，等.厚朴药材专项抽验情况分析与研究[J].中国药事，2018，32（10）：1362−1372.

[55] 李果，张的凤，余润民，等.厚朴的品种鉴别研究[J].江西中医学院学报，2009，21（5）：98−100.

[56] 段卫兵.部分药材掺伪现象调查[J].中国误诊学杂志，2002，2（5）：797.

[57] 叶纪沟，王彧丽.厚朴和伪品厚朴的鉴别[J].黑龙江中医药，2000，

（6）：57-58.

[58] 李水福，朱筱芬，王进洪.浙江几种常见伪品厚朴的鉴别[J].中药材，1992，15（2）：16-18.

[59] 汪群红.厚朴与川姜朴的鉴别[J].实用中医内科杂志，2007，21（4）：94-95.

[60] 彭善祥.厚朴及其4种混淆品的鉴别[J].现代中西医结合杂志，2008，17（36）：5642-5643.

[61] 李水福，鄢连和，刘忠良，等.丽水山区中草药资源的保护与开发[J].中草药，2001，32（7）：附2-4.

[62] 初敏，丁立文，刘红，等.厚朴商品资源概述[J].中草药，2003，34（6）：14-15.

[63] 甘露.和厚朴酚自微乳化给药系统及固体化研究[D].重庆：重庆医科大学药学院，2014.

[64] 邱葵，司天润.中草药在美容方面的研究现状[J].中国中医药信息杂志，2000，7（11）：17-18.

第一辑

延胡索

Yanhusuo

延胡索 | Yanhusuo
CORYDALIS RHIZOMA

本品为罂粟科植物延胡索 Corydalis yanhusuo W. T. Wang 的干燥块茎。夏初茎叶枯萎时采挖，除去须根，洗净，置沸水中煮至恰无白心时，取出，晒干。别名：元胡、玄胡、延胡、玄胡索、元胡索。

第一节　本草考证与历史沿革

一、本草考证

中医认为延胡索辛苦而温，入肝、脾、心，功善止痛，作用广泛，既能用治一身上下诸痛，且无论气滞疼痛、血瘀疼痛，咸有效验；药性平和，效佳力显，累用亦验，诚活血行气止痛之良药也[1-3]。《雷公炮炙论》中记载："心痛欲死，速觅延胡"，可见其止痛效果之好。《开宝本草》中有云："主破血，产后诸病……妇人月经不调，腹中结块，崩中淋露"，为妇科要药。《医学启源》中提到"治脾胃气结滞不散，主虚劳冷泻，心腹痛，下气消食"，着重强调了其行气止痛之功。李时珍在《本草纲目》中指出"能行血中气滞，气中血滞，故专治一身上下诸痛"，对其功效进行了概括。此外，《本草汇言》对其炮制品的功用进行了归纳："玄胡索，凡用之行血，酒制则行；用之上血，醋制则止；用之破血，非生用不可；用之调血，非炒用不神。随病制宜，应用无穷者也。"《本草求真》对其使用注意进行了说明："然此既无益气之情，复少养营之义，徒仗辛温攻凝逐滞，虚人当兼补药同用，否则徒损无益。"

二、历史沿革

延胡索始载唐《本草拾遗》，书中未提及产地，最早《海药本草》载："生奚国，从安东道来。"奚国位于今河北承德及内蒙古、辽宁毗邻地区，安东位于今辽宁、河北东北部及内蒙古东南部。明朝以后，《本草品汇精要》产地中有"镇江为佳"的记载，随后《本草纲目》《本草蒙筌》《本草原始》等均强调"茅山延胡索"。清代开始有关于浙江延胡索的记载，《本草述》载："今二茅山上龙洞，仁和（杭州旧称）览桥亦种之，每年寒露后栽种，立春后出苗……"民国以后，各本草书籍开始强调浙产延胡索，《药物出产辨》载："延胡索，……产浙江宁波府。"《中药材手册》载："主产于浙江东阳、磐安、缙云、永康等地。"由此可知，唐宋时期本草中记载的延胡索主要来源于今天的东北地区，此地区延胡索品种较多，其中块茎"如半夏"者有近 10 种。明朝时期，延胡索药材的应用情况发生了变化，产地南移至今江苏一带，且已发展成人工种植，"茅山延胡索"与"西延胡索"并称于世，并以"茅山延胡索"质量为佳。清代道地产区扩展至今浙江一带，并逐渐形成以浙产延胡索为道地药材，延胡索亦成为"浙八味"之一。从民国至今，延胡索主要为栽培品，浙江产地主要分布于金华的东阳市、永康市、磐安县和丽水的缙云县等[4]。

第二节　植物形态与分布

一、植物形态

多年生草本植物，高 9 ~ 20 厘米，全株无毛。块茎扁球形，直径 7 ～ 15 毫米，上部略凹陷，下部生须根，有时纵裂成数瓣，断面深黄色。茎直立或倾斜，常单一，近基部具鳞片 1 枚，茎节处常膨大成小块茎，小块茎生新茎，新茎节处又成小块茎，常 3 ～ 4 个成串。基生叶 2 ～ 4 枚；柄长 3 ～ 8 厘米；叶片轮廓宽三角形，长 3 ～ 6 厘米，宽 4 ～ 8 厘米，二回三出全裂，一回裂片具柄，本回裂片近无柄，裂片披针形至长椭圆形，长 20 ～ 30 毫米，宽 5 ～ 8 毫米，全缘，少数上半部 2 深裂至浅裂；茎生叶常 2 枚，互生，较基生叶小而同形。总状花序顶生，长 2 ～ 5 厘米，疏生花 3 ～ 8 朵；苞片卵形至狭卵形，位于下部者长约 10 毫米，先端 3 ～ 5 裂，位于上部者全缘；萼片 2，细小，早落；花冠淡紫红色，花瓣 4，2 轮，外轮上瓣最大，长 15 ～ 25 毫米，上部舒展成宽倒卵形至宽椭圆形的兜状瓣片，边缘具小齿，先端有浅凹陷，中下部延伸成长距，下瓣较短，形同上瓣，基部具浅囊状突起，内轮两瓣长 10 ～ 15 毫米，合抱裹于雄蕊外，上部宽倒卵形，中、下部细长成爪；雄蕊 6，略短于内轮花瓣，每 3 枚合生成束；子房条形，长 8 ～ 10 毫米，花枝细短，柱头近圆形，具乳突 8 个。蒴果条形，长 1.7 ～ 2.2 厘米，花柱、柱头宿存，熟时 2 瓣裂。种子 1 列，数粒，细小，扁长圆形，黑色，有光泽，表面密布小凹点。栽培品常只开花，果不及成熟即凋落。花期 3 ～ 4 月，果期 4 ～ 5 月。

二、分布

延胡索多生于山地林下，或为栽培，主要分布于河北、山东、江苏、浙江、陕西等地，浙产者为道地药材。

第三节　栽培

丽水延胡索采用免耕栽培技术，产量高、质量优[5~7]。

一、生态环境及生长特性

延胡索为喜阳光、浅根性、耐寒性、喜湿润、怕干旱的植物，宜选用排水良好、肥沃疏松、富有腐殖质的砂质壤土。一般霜冻对幼苗无伤害，地温 23 ~ 25 ℃时开始发芽，以 7 ~ 10 ℃为出苗最适气温；地上部分生长的最适温度为 10 ~ 18 ℃，25 ℃以上叶片会青枯死亡。栽种期以 9 月下旬至 10 月上旬（秋分至寒露）为宜，根系集中分布在 3 ~ 7 厘米深的表土层，播种 2 个月后才能出土成苗，地下茎也同时沿水平方向生长，整个地下生长期约 100 天，生长盛期在 12 月至翌年 1 月。块茎形成有两个部位，即"子延胡索"和"母延胡索"，因此，不可因其出苗晚而推迟种植。

二、苗木繁育

延胡索以块茎为繁殖材料，挑选无明显病害的延胡索田作留种田。立夏后，植株倒苗收获时，挑选出中等大小、无病变、体形光滑、色泽鲜黄、无破损的子延胡索作种子，摊晾数天使表皮干燥。在室内选阴凉、通风、干燥的地方，先放 5 厘米左右厚的细沙，在上面铺 10 厘米厚与细沙混匀的种子层，再加一层细沙，如此重复堆放 3 ~ 5 层，细沙湿度以手捏成团、放开即散为好。若农户买的延胡索种子没有分级，则播种时要按大、中、小三级分别播种。当市场上种子价格较高时，一般农户选用中、小型种子，以减少当季生产成本，但许多经济条件较好的农户，家中又有较好的储备条件，且其种植目的就是追究高产，则会选用大中型种子。

根据延胡索适宜在生地生长的习性，种植地应选择有机质含量丰富、土壤团粒结构松散的沙壤土田块，土壤 pH 宜为中性。水利排灌条件优越、地势较高、有机质含量丰富、每年实行水旱轮作的山岙田较适宜免耕种植延胡索。播前用工具削高垫低铲平田面，及时用草甘膦等灭生性除草剂喷杀杂草，施足基肥，播种方式采用点播，株行距为 10 厘米 ×5 厘米。播种量按种子大小用450 ~ 750 千克/公顷，播种后及时覆盖，覆盖物可为栏肥、鲜稻草等有机质，然后覆盖沟土。

三、栽培管理

延胡索出苗后，前期养分有基肥作保障，生长一般都较正常，但立春后，延胡索对氮素的需求较多，需及时补充速效氮肥。由于延胡索根系较浅，一般不能锄草，如春季有再生杂草应人工拔除。2月底至3月初气温逐步升高，延胡索通常会发生霜霉病、菌核病和锈病，以霜霉病危害较大，可造成全田倒苗枯死。预防措施：不连作，最好与水稻进行水旱轮作；有机肥要经过腐熟后使用；清沟排水和配方施肥，以提高植株抗病能力。防治措施：锈病在发病初期用15%三唑酮可湿性粉剂或65%代森锌可湿性粉剂600倍液喷雾防治；霜霉病一般在3月中旬开始发生，一直到5月都能危害，可用70%托布津800～1000倍液或百菌清（或多菌灵）1000～1500倍液喷雾防治，隔10～15天防治1次；菌核病用65%代森锌可湿性粉剂600倍液喷雾防治。虫害有地老虎，喜食延胡索茎，白丝虫喜食延胡索块茎，如发现苗叶枯萎，即有虫害。可在早晨轻轻翻土捕捉，或在整地时每亩施入6%六六六粉3斤。收获前1个月内禁止使用农药，以保证延胡索品质。

四、采收与加工

以植株枯萎倒苗后的5月上中旬收获为宜，此时折干率最高，过早、过迟收获都会影响元胡的产量和品质。选晴天采收，用小铁耙细心地把块茎挖出，翻土不能太深，以免把块茎埋在下面。按块茎大小分为2类。挖出后搓掉浮皮，洗净泥土，放入80℃左右热水锅中（水必须没过块茎）煮，大块茎煮5～8分钟，小块茎煮3～5分钟，待块茎变色时可捞出晾在日光下曝晒3天，然后进室内回潮1～2天，再晒3天，这样反复3～4次，直至晒干为止。如遇阴雨天，可在烘房中烘干，烘时用文火，温度控制在50～60℃，用刀切开横断面无白心时，捞出晒干，即可供药用。

近年来，浙江省育成了延胡索新品种浙胡 1 号（认定编号：浙认药 2007002）和浙胡 2 号（认定编号：浙认药 2014001），并制定了浙江省地方标准 DB33/T 382-2013《延胡索生产技术规范》，为广大药农更好的种植延胡索提供了规范与指导。

第四节　化学成分

据相关文献报道，延胡索主要成分为生物碱、多糖、挥发油、有机酸、氨基酸、核苷和无机微量元素等，其中生物碱类为主要活性物质。

一、生物碱类成分

延胡索中生物碱类成分可分为原小檗碱类、阿朴啡类、原阿片类、异喹啉类及其他类。其中原小檗碱类生物碱多以小檗碱骨架为主，目前文献报道有 31 种该类化合物被分离鉴定，分别为：紫堇碱（延胡索甲素）、左旋四氢帕马丁（延胡索乙素）、四氢小檗碱、l-四氢黄连碱、四氢非洲防己碱、异球紫堇碱、元胡宁、左旋紫堇根碱、紫堇单酚、千金藤宁碱、紫堇鳞茎碱、四氢紫堇萨明、Scoulerine、四氢药根碱、去氢紫堇碱（去氢延胡索甲素）、小檗碱、巴马亭、黄连碱、非洲防己碱、去氢元胡宁、13-甲基巴士宾、8-氧黄连碱、8-三氯甲基-7，8-二氢黄连碱、13-甲基非洲防己胺、Yuanhusuine、Corydayanine、13-甲基巴马亭红碱、去氢紫堇球碱、药根碱、去氢紫堇鳞茎碱、13-Methyl-dehydrocorydalmine；阿朴啡类生物碱以海罂粟碱骨架为主，有 19 种该类化合物已被分离鉴定，分别为：d-海罂粟碱、d-紫堇球碱、去氢海罂粟碱、去甲海罂粟碱、N-甲基樟苍碱、异波尔定、去氢南天竹啡碱、南天竹啡碱、唐松草坡酚、鹅掌楸啡碱、

Pontevedrine、7-醛基去二氢海罂粟碱、O-甲基球紫堇碱、二去氢海罂粟碱、黄海罂粟灵碱、氧海罂粟碱、Corunine；原阿片类生物碱以普鲁托品为母核，有4种该类化合物被分离鉴定，分别为普鲁托品、别隐品碱、α-别隐品碱和Pseudoprotopine；异喹啉类生物碱主要有二氢血根碱、二氢白屈菜红碱、6-丙酮基-5，6-二氢血根碱、β-高白屈菜碱和莎乌拉亭；其他类型生物碱有10余种：Nordelporphine、比枯枯灵碱、狮足草碱、元胡啡碱、N-甲基氢化小檗碱、N-甲基四氢巴马亭、1-［2-（N-甲基铵乙基）］-3，4，6，7-四甲氧基菲、N，N-dimethyl-N'，N'，-dimethyl-diphenyl-one、N，N-dimethyl-N'-methyl-diphenyl-one、降氧化北美黄连次碱、Taxilamine等[8~13]。

二、有机酸类化合物

延胡索中有机酸类化合物，按结构可分为酚酸类化合物和羧酸类化合物两大类，其中酚酸类化合物共有5种：山嵛酸、香草酸、对羟基苯甲酸、大黄素和大黄素甲醚；羧酸类化合物有6种：2-乳酸、丁二酸、2，3-二羟基丙酸、苹果酸、软脂酸和硬脂酸[14, 15]。

三、挥发油类成分

延胡索中的挥发油类成分主要有2-鲸蜡醇、丙酸，2-甲基-1，2-乙基己酯、四聚乙醛、1，3-二氧戊环-2，4，5-三甲基、（甲氧基甲基）三甲基硅烷、二甲基，二硫化物、丙烷，1，2-乙氧基、2-丁醇、3-甲基、亚丙酯、二硫醇、二乙基二硫醚、二乙基硅烷、6-氧杂-3-硫杂辛酸、6-氢-二苯并［a，g］喹；二丁基羟基甲苯等[16]。

四、糖类化合物

据文献报道[17, 18]，从延胡索中分离鉴定的糖类化合物有α-D-吡喃葡萄糖、β-D-吡喃葡萄糖、乳糖、D-果糖、葡萄糖醛酸、D-甘露糖、D-松二糖、多糖Yh PS-1等。

五、其他类型化合物

延胡索中除生物碱及上述类别成分外，还含有豆甾醇、β－谷甾醇、胡萝卜苷麦角甾－4－烯－3－酮、3β－羟基－齐墩果烷－11，13（18）－二烯－28－酸、肌醇、甘油、L－缬氨酸、丝氨酸、L－苏氨酸、鸟氨酸、D－鸟氨酸、L－异亮氨酸、1－天冬氨酸；N－α－乙酰基－L－赖氨酸、L－瓜氨酸、L－脯氨酸、L－酪氨酸、δ－乙酰鸟氨酸、胞苷、尿苷、腺苷、2－脱氧腺苷、鸟苷、胸苷、黄嘌呤核苷、核糖酸－1，4内酯等其他多种成分[8, 9, 20, 22]。

第五节　药理与毒理

一、药理作用

传统中医认为延胡索具有良好的活血化瘀、行气止痛的功效，随着现代药理研究的深入，越来越多的药理作用逐步被发现，主要有镇静、镇痛、抗心律失常、降压、抗氧化、抗肿瘤、抗心肌缺血、抗胃溃疡、抗血栓、保肝等作用。

（一）对中枢神经系统的作用

1. 止痛作用：延胡索辛热温通，既能活血又能行气，气行血活，通则不痛，故历来作为止痛要药，被誉为中草药中的"吗啡"，其多种制剂均具有明显的止痛作用，粉剂的止痛效价约为阿片的1%。各种剂型中以醇制浸膏及醋制流浸膏作用最强，毒性则以醋制剂最强，临床上最好采用粉剂或醇制浸膏。张湘杰等[23]给兔子静脉注射或大鼠皮下注射延胡索乙素、丙素、甲素，结果表明，其镇痛作用依次减弱。谢明等[24]研究表明，采用醋炙方法对延胡索进行处理后镇痛效果明显强于生药。

2. 镇静、催眠与安定作用：延胡索有效成分延胡索乙素、丑素和癸素均有镇静和催眠作用，其中以乙素的作用最强，较大剂量的延胡索乙素能使动物闭眼似睡，催眠作用明显。延胡索乙素和丑素均能加强巴比妥催眠的作用[25]。乙素对动物的条件反射有选择性的抑制作用，与氯丙嗪和利血平相似，丑素和癸素的镇静作用均较乙素弱。把药液注入脑室，乙素能明显的抑制刺激皮肤引起的惊醒反应，并能阻断网状结构上行激活系统及下行性功能。此外，对犬有轻度的中枢性镇吐作用，对大鼠有轻度的降温作用。

（二）对消化系统的作用

研究表明，延胡索浸剂对豚鼠离体肠管呈兴奋作用，但对兔及大鼠离体小肠无显著作用，而乙素能抑制兔离体肠管活动，并能阻断乙酰胆碱、氯化钡及垂体后叶素和 5-HT 对肠肌的兴奋作用。临床中常使用延胡索中的去氢延胡索甲素及少量延胡索乙素和原阿片碱的提取物配合其他中药来治疗胃病及十二指肠溃疡，且疗效较好。王义明等[26~29] 研究发现，延胡索全碱对于治疗大鼠幽门结扎导致的胃溃疡以及组胺溃疡具有一定的保护作用；延胡索乙素可以明显抑制大鼠胃中的胃酸分泌，同时可以抑制组胺刺激分泌胃酸；延胡索和 L-THP 能逆转吗啡依赖胃肠损伤大鼠胃和十二指肠多巴胺递质的异常减少和 D_2R 的异常增加。

（三）对心血管系统的作用

延胡索提取物可明显降低血瘀模型大鼠的全血黏度，对血瘀证的"浓、黏、凝、聚"等血液流变学特征具有显著的改善作用，可显著扩张离体兔心和在体猫心的冠状血管、降低冠脉阻力与增加血流量。对麻醉犬冠状动脉的扩张作用最明显，颈内动脉次之。延胡索醇提物还能增加麻醉犬的心输出量、降低血压和总外周阻力，对左心室室压和左心室室压 / 左心室内压变化速率无明显影响。多次给予延胡索醇提物，可明显减轻皮下大剂量给予异丙基肾上腺素所产生的心肌坏死程度，也提示延胡索具有改善坏死边缘区营养性供血的能力，对心肌梗死可能有一定的防治作用[30, 31]。

（四）抗肿瘤作用

研究表明，延胡索碱、延胡索乙素、小檗碱、黄连碱、去氢紫堇碱、原阿片碱、13-甲基巴马士宾等生物碱类成分均具有一定的抗肿瘤作用，其中 13-甲基巴马士宾可以浓度、时间依赖的方式抑制肺癌 A549 细胞、结肠 HCT116 细胞、乳腺癌 MCF-7 细胞、MKN-45 癌细胞和肝癌 HepG2 增殖，其中 A549 细胞最为敏感；而对两种人体正常细胞肝细胞 L02 和肾细胞 HEK293 毒性很低。延胡索脂溶非酚性生物碱对肝肿瘤细胞杀伤活性最强，对 SMMC-7721 的生长抑制活性最高，其 IC_{50} 约为 35 微克 / 毫升；延胡索乙素在体外可抑制恶性胶质瘤细胞 U251MG 的增殖，促进其凋亡；在体内可显著抑制恶性胶质瘤组织增长，延长荷瘤小鼠的生存时间；二去氢海罂粟碱可抑制 P-糖蛋白和多药耐药相关蛋白 1 的表达，降低癌细胞的多药耐药性，提高对癌细胞的化疗效能 [32~34]。

（五）抗菌消炎作用

醋制延胡索和净制延胡索均能显著抑制二甲苯所致小鼠耳肿胀度、抑制毛细血管的通透性 [34]，其活性成分小檗碱对痢疾杆菌、肺炎球菌、伤寒杆菌等多种细菌均具有显著的抑制作用，可双向控制 TLR2 信号通路的激活和促进抗炎因子的分泌，起到抗菌消炎的作用 [8]。

（六）对垂体 - 肾上腺皮质系统功能的作用

给大鼠皮下注射延胡索乙素 50 或 70 毫克 / 千克（有效镇痛和安定剂量）后，肾上腺维生素 C 含量明显下降，说明延胡索乙素有兴奋垂体肾上腺系统的作用。给去垂体大鼠注射延胡索乙素并不能引起肾上腺维生素 C 含量下降，表明延胡索乙素兴奋垂体 - 肾上腺系统的作用在于引起垂体促肾上腺皮质激素的分泌，而不是直接兴奋肾上腺皮质，给大鼠注射戊巴妥钠 40 毫克 / 千克，或注射去氢皮质醇（prednisolone）15 毫克 / 千克后，延胡索乙素引起垂体促肾上腺皮质激素释放的作用消失，说明延胡索乙素的这一作用部位有可能在下视丘[34]。

（七）其他作用

据文献报道，延胡索提取物除具有上述药理作用外，还具有肌肉松弛、延缓衰老、保肝、活血利气、抗阿片类药物成瘾、清除 DPPH 自由基和抑制络氨酸酶活性、抗糖尿病和糖尿病并发症等诸多药理作用[8, 36]。

二、毒理

延胡索含有大量的生物碱，过量服用，具有一定的毒副作用。口服不良反应主要有恶心、眩晕、乏力等不良反应。服用粉末大于 10 克，可出现食欲不振、腹胀、嗜睡、转氨酶（S-GPT）升高、心率减慢、心电图 T 波增宽等。外用内服或注射剂均可引起变态反应。中毒反应有头昏、面色苍白、心跳乏力、脉搏细弱、嗜睡、四肢无力、呼吸困难、抽搐、血压下降；重者可引起休克、惊厥、呼吸中枢抑制、震颤麻痹综合征。

（一）实验研究[2]

小鼠经延胡索醇提液灌胃给药（剂量 40 克／千克），出现活动减少、呼吸缓慢、行动姿势改变，随之心动过速，呼吸加快，后转为呼吸缓慢、嗜睡，给药数小时后症状逐渐消失，3 天后精神活动恢复正常。麻醉猫静脉注射四氢掌叶防己碱 40 毫克／千克，血压稍降，1 小时恢复，对心机能无明显影响；丑素 30 毫克／千克，多数猫血压无严重影响，但心电图有 T 波倒置，毒性比四氢掌叶防己碱大，安全范围比四氢掌叶防己碱小；紫堇碱对麻醉猫血压和心电图则均无明显影响。猴灌服四氢掌叶防己碱 85 或 110 毫克／千克或皮下注射 80 毫克／千克无明显毒性，灌 180 毫克／千克，先出现短时兴奋，继之为较严重的后抑制，极度镇静和较深度的催眠作用，感觉并不丧失，随后有四肢震颤和震颤性麻痹，心电图和呼吸均正常，尿中出现管型，数天后可恢复；如每天灌服 85 毫克／千克，共 2 周，除镇静、催眠作用外，第 4 ~ 7 天出现肌肉紧张、四肢震颤，尿中有管型，病理解剖观察内脏无明显变化，切片检查发现心脏和肾脏有轻度混浊肿胀。

（二）临床报道 [9]

在延胡索治疗肠道蛔虫症临床治疗中显示，对 1 例肠道蛔虫症患儿，给予延胡索乙素肌肉注射，半小时后出现全身瘙痒，胸背部有散在性红色丘疹，发生过敏反应。另有报道显示，对于左上肢静脉炎患者，用延胡索浸泡液涂抹后，患者觉身体不适、恶心、头晕，1 小时后不适加重，出现胸闷气短、心悸、口唇及四肢末梢麻木、抽搐、全身皮肤潮红瘙痒症状。

第六节　质量体系

一、标准收载情况

（一）药材标准

《香港中药材标准》第四册、《中国药典》2015 年版一部、药品检验补充检验方法和检验项目准件（批件号 2010006）。

（二）饮片标准

《中国药典》2015 年版一部、《浙江省中药炮制规范》2015 年版、《安徽省中药饮片炮制规范》2005 年版《北京市中药饮片炮制规范》2008 年版、《重庆市中药饮片炮制规范》2006 年版、《广东省中药饮片炮制规范》第一册、《山东省中药饮片炮制规范》2012 年版《上海市中药饮片炮制规范》2008 年版、《河南省中药饮片炮制规范》2005 年版、《贵州省中药饮片炮制规范》2005 版、《江西省中药饮片炮制规范》2008 年版、《广西中药饮片炮制规范》2007 年版、《湖南中药饮片炮制规范》2010 年版、《陕西省中药饮片标准》第一册、《四川省中药饮片炮制规范》2015 年版《天津市中药饮片炮制规范》

2018 年版。

二、药材规格与性状

（一）药材规格

1984 年国家中医药管理局和卫生部（现国家卫生健康委员会）制定的《七十六种药材商品规格标准》（以下简称《标准》），将延胡索分为 2 个等级：一等，每 50 克 45 粒以内；二等，每 50 克 45 粒以外，但由于中药材市场需求的变化，以及《标准》中对不同等级药材的量化指标未作明确规范，导致该标准在药材流通中未能发挥作用。目前，市场上的延胡索商品规格等级划分的方法已由原来的粒度尺度转变为直径尺度，并据此将其分为 5 个等级：特等（直径 >1.2 厘米）、一等（直径 1.0 ~ 1.2 厘米）、二等（直径 0.8 ~ 1.0 厘米）、三等（直径 <0.8 厘米）、统货[37, 38]。

（二）药材性状

1.《中国药典》2015 年版一部：本品呈不规则的扁球形，直径 0.5 ~ 1.5 厘米。表面黄色或黄褐色，有不规则网状皱纹。顶端有略凹陷的茎痕，底部常有疙瘩状突起。质硬而脆，断面黄色，角质样，有蜡样光泽。气微，味苦。

2.《香港中药材标准》第四册：本品呈不规则扁球形，直径 5 ~ 27 毫米。表面黄色至黄棕色，有不规则网状皱纹。顶端有略凹陷的茎痕，底部常有瘤状凸起，或稍脐状凹陷。质硬而脆，断面黄色至黄棕色，角质样，有蜡样光泽。气微，味苦。

三、炮制

延胡索炮制前后临床应用有所不同，一般生用以破血为主，炒用调血，酒炒行血，醋炒止血；病在上部者用酒炒品，中部者用醋炒品，下部者用盐炒品。传统炮制方法有盐炒、蛤粉炒、米炒、炮、煨炒、焙、灰炒等，现代应用最多的炮制方法为净制和醋炙法[39]。

（一）《中国药典》2015 年版一部

1. 延胡索：除去杂质，洗净，干燥，切厚片或用时捣碎。

2. 醋延胡索：取净延胡索，照醋炙法炒干，或照醋煮法煮至醋吸尽，切厚片或用时捣碎。

（二）《浙江省中药炮制规范》2015 年版

1. 延胡索：取原药，除去杂质，洗净，润软，切厚片，干燥；或干燥，用时捣碎；产地已切片者，筛去灰屑。

2. 醋延胡索：取原药，除去杂质，洗净，干燥。与醋及适量水拌匀，共煮 4 ~ 6 小时，至醋被吸尽，内无干心时，取出，晾至半干，切厚片，干燥；或干燥，用时捣碎。每延胡索 100 千克，用醋 20 千克。

（三）《广东省中药饮片炮制规范》第一册

1. 炒延胡索：取净延胡索片，置热炒制容器内，用文火炒制表面略具焦斑，取出，放凉。

2. 醋延胡索：取净延胡索，加醋拌匀，闷透，置炒制容器内，炒至表面深黄或黄褐色时，取出，放凉；取净延胡索，加醋拌匀，闷透，煮至醋吸尽，取出，放凉。切厚片，干燥；取净延胡索，浸泡透心，捞出，沥干，加醋拌匀，待醋被吸尽，上锅蒸制 3 小时，稍闷，取出，切片，干燥，筛去灰屑。每 100 千克延胡索，用醋 20 千克。

3. 延胡索炭：取净延胡索片，置热炒制容器内，用武火炒至表面焦黑色、内部焦黄褐色时，喷洒清水少许，灭尽火星，取出，晾干。

（四）《上海市中药饮片炮制规范》2008 年版

1. 生延胡索：将原药除去杂质，分档，洗净，润透，切厚片，干燥，筛去灰屑。

2. 醋延胡索：将原药除去杂质，分档，洗净，沥干，用米醋拌匀，略润，置锅内，加水与药面平，用文火煮至液汁吸尽，晒或晾至外干内润，切厚片，干燥，筛去灰屑。每生延胡索 100 千克，用米醋 25 千克。

3. 酒延胡索：将生延胡索喷洒黄酒，拌匀，使之吸尽，炒至微具焦斑，筛去灰屑。每生延胡索 100 千克，用黄酒 25 千克。

（五）《湖南中药饮片炮制规范》2010 年版

1. 延胡索：取原药材，除去杂质，大小分开，洗净，稍浸，润透，切厚片，干燥，筛去灰屑。或洗净，干燥后捣碎。

2. 醋延胡索：取净延胡索或延胡索片，照醋炙法炒干；取净延胡索，加入定量的醋与适量清水（以平药面为宜），照醋煮法，文火煮透，煮干，取出，晾至 6 成干，切厚片，晒干，筛去碎屑；或干燥后捣碎。每 100 千克延胡索，用醋 20 千克。

3. 酒延胡索：取净延胡索片，照酒炙法炒干。每 100 千克延胡索，用黄酒 15 千克。

（六）《四川省中药饮片炮制规范》2015 年版

延胡索粉：取延胡索，除去杂质，粉碎成细粉。

四、饮片性状

（一）《中国药典》2015 年版一部

1. 延胡索：呈不规则的圆形厚片。外表皮黄色或黄褐色，有不规则细皱纹。切面黄色，角质样，具蜡样光泽。气微，味苦。

2. 醋延胡索：形如延胡索或片，表面和切面黄褐色，质较硬。微具醋香气。

（二）《浙江省中药炮制规范》2015 年版

1. 延胡索：为不规则的厚片或不规则的扁球形。大小不一。表面黄色或黄褐色，有细皱纹。切面或断面金黄色或棕黄色，角质样，具蜡样光泽。质硬而脆。气微，味苦。

2. 醋延胡索：表面及切面黄褐色，质较硬，光泽不明显。微具醋味。

（三）《广东省中药饮片炮制规范》第一册

1.炒延胡索：为类圆形、椭圆形或不规则形的厚片，直径0.5～2厘米，厚约3毫米。切面黄色或深黄色，稍带焦斑，有蜡样光泽。质硬而脆。气微，味苦。

2.醋延胡索：为类圆形、椭圆形或不规则形的厚片，直径0.5～2厘米，厚约3毫米。切面黄棕色至黄褐色，有蜡样光泽。质硬而脆。略具醋气，味苦。

3.延胡索炭：为类圆形、椭圆形或三角形薄片或不规则碎块，直径0.5～2厘米，厚约3毫米。外表面棕黑色至焦黑色。切面焦黄褐色。质硬而脆。气微，味苦。

（四）《上海市中药饮片炮制规范》2008年版

1.生延胡索：为类圆形或不规则形的切片，直径0.5～1.5厘米。表面灰黄色至棕黄色，具不规则皱纹。切面金黄色，角质样，有蜡样光泽。质坚硬。气微，味苦。

2.醋延胡索：表皮灰黄棕色至黄棕色，切面深棕色至黄褐色，有的中间略显黄色，折断面棕色至深棕色，具光泽。

3.酒延胡索：表皮黄棕色至棕色，有的可见焦斑，具焦香气而微带酒香。

（五）《湖南中药饮片炮制规范》2010年版

1.延胡索：为圆形厚片，或不规则的碎颗粒，周边呈黄色或黄褐色，有不规则网状皱纹。片面黄色，角质样，有蜡样光泽。质硬而脆。气微，味苦。

2.醋延胡索：形如延胡索，表面深黄色或黄褐色，光泽不明显，味苦，略带醋气。

3.酒延胡索：形如延胡索，略带酒气。

（六）《四川省中药饮片炮制规范》2015年版

延胡索粉：为绿黄色至棕黄色的粉末，气微，味苦。

五、有效性、安全性的质量控制（表8-1）

表8-1　有效性、安全性质量控制项目汇总表

标准名称	鉴别	检查	浸出物	含量测定
《中国药典》2015年版一部	显微特征（粉末）；薄层色谱鉴别（以延胡索对照药材、延胡索乙素对照品为对照）	水分（不得过15.0%）；总灰分（不得过4.0%）	醇溶性浸出物（热浸法，不得少于13.0%）	高效液相色谱法：药材：按干燥品计算，含延胡索乙素（$C_{21}H_{25}NO_4$）不得少于0.050%；饮片：延胡索和醋延胡索含延胡索乙素（$C_{21}H_{25}NO_4$）均不得少于0.040%
《香港中药材标准》第四册	显微鉴别（横切面、粉末）；薄层色谱鉴别（以延胡索碱、延胡索乙素对照品为对照）；高效液相色谱指纹图谱（供试品色谱图中应有与对照指纹图谱相对保留时间范围内一致的5个特征峰）	重金属、农药残留、霉菌毒素（应符合有关规定）；杂质（不多于1.0%）；总灰分（不多于3.5%）；酸不溶性灰分（不多于1.0%）；水分（不多于15.0%）	水溶性浸出物（热浸法）不得少于24.0%；醇溶性浸出物（冷浸法）不得少于7.0%）	高效液相色谱法：按干燥品计算，含延胡索碱和延胡索乙素的总量不少于0.10%
药品检验补充检验方法和检验项目准件（批件号2010006）	//	不得检出金胺O（薄层色谱鉴别或高效液相色谱法）	//	//

（续表）

标准名称	鉴别	检查	浸出物	含量测定
《安徽省中药饮片炮制规范》2005年版	化学反应（酚类成分）；薄层色谱鉴别（以延胡索对照药材、延胡索乙素对照品为对照）	//	//	//
《广东省中药饮片炮制规范》第一册	炒延胡索：显微鉴别（粉末）；薄层色谱鉴别（以延胡索对照药材、延胡索乙素对照品为对照）；醋延胡索：同炒延胡索	炒延胡索：水分（不得过10.0%）；总灰分（不得过4.0%）；酸不溶性灰分（不得过1.5%）；醋延胡索：水分（不得过15.0%）；总灰分、酸不溶性灰分同炒延胡索；延胡索炭：水分（不得过8.0%）；总灰分、酸不溶性灰分同炒延胡索	炒延胡索：醇溶性浸出物（热浸法）不得少于13.0%；醋延胡索和延胡索炭：同炒延胡索	高效液相色谱法：炒延胡索：按干燥品计算，含延胡素乙素（$C_{21}H_{25}NO_4$）不得少于0.050%；醋延胡索：同炒延胡索
《上海市中药饮片炮制规范》2008年版	显微特征（粉末）；薄层色谱鉴别（以延胡索对照药材、延胡索乙素对照品为对照）	总灰分（不得过3.5%）；酸不溶性灰分（不得过1.0%）	醇溶性浸出物（热浸法）不得少于13.0%）	高效液相色谱法：生延胡索：按干燥品计算，含延胡素乙素（$C_{21}H_{25}NO_4$）不得少于0.050%

（续表）

标准名称	鉴别	检查	浸出物	含量测定
《陕西省中药饮片标准》第一册	显微特征（粉末）；薄层色谱鉴别（以延胡索对照药材、延胡索乙素对照品为对照）	粒度（不得过10.0%）；水分（不得过15.0%）；总灰分（不得过4.0%）；酸不溶性灰分（不得过1.0%）	醇溶性浸出物（热浸法，不得少于13.0%）	高效液相色谱法：按干燥品计算，含延胡索乙素（$C_{21}H_{25}NO_4$）不得少于0.040%

六、质量评价

（一）混伪品鉴别

目前市场上存在延胡索的混伪品可以分为2类：一类为外形相似，均来源于罂粟科紫堇属，且成分有一定类似的药材，如夏天无、齿瓣延胡索、东北延胡索、全叶延胡索等；一类为外形相似，但成分差别巨大，不含延胡索乙素等特征性成分，多为染色加工品，如余零子、水半夏等，主要鉴别方法有性状、显微特征（横切面或粉末）、化学反应、薄层色谱（特征性成分及色素）、红外光谱及液相色谱（特征图谱）等[40-46]。

1. 混淆品：夏天无为罂粟科植物伏生紫堇的干燥块茎，是较为常见的延胡索混淆品，与延胡索的性状和成分均较为相似，相关研究显示通过 HPLC 指纹图谱和红外光谱可将两者进行明显区别：夏天无的 HPLC 指纹图谱有三连峰，且含有夏天无碱，而延胡索无；延胡索挥发油红外光谱在 1090、858cm^{-1} 处有特征峰，夏天无挥发油在 1757、1467、1246cm^{-1} 处有特征峰。

齿瓣延胡索和东北延胡索的块茎习称北延胡索，收载于《黑龙江省中药材标准》（2001 年版），在东北地区应用较多，全叶延胡索在东北、河北、河南、山东等地也作土延胡索用。此外，胶州延胡索、薯根延胡索、灰叶延胡索的块茎也出现过混用情况，主要通过其性状、显微特征、红外光谱等进行区别。

2. 伪品

（1）水半夏：天南星植物水半夏（鞭檐梨头尖）的干燥块茎。伪充者经机器打磨并染色，其外表虽然染成黄色，但手搓之可被染黄，断面类白色，粉质。味辛辣，麻舌而刺喉；粉末显微特征可见草酸钙针晶，可将其区分。

（2）薯蓣零余子：薯蓣科植物薯蓣的珠芽（俗称零余子）。珠芽呈不规则球形，质坚硬，断面灰白色，气微，味淡，嚼之微带黏性。零余子切面或粉末置紫外光灯下观察均无荧光出现（延胡索药材切面或粉末置紫外光灯下观察均有亮黄色荧光）；粉末显微特征可见草酸钙针晶；含有特征性成分尿囊素，可将其区分。

（3）黄独零余子：薯蓣科植物黄独叶腋处的零余子。黄独零余子呈不规则圆形、卵圆形或扁球形而皱瘪，质坚硬，不易破碎，碎断面褐色至灰黄褐色，气微，味微苦，鉴别方法同薯蓣零余子。

（4）马铃薯：茄科植物马铃薯的干燥块茎。呈不规则扁圆形，外观类似正品延胡索，质硬而脆，断面暗褐色，平坦，角质样，底部无疙瘩状凸起，无臭，味淡；粉末显微特征可见大量已糊化的淀粉粒团块及草酸钙砂晶。

（5）板栗：壳斗科植物板栗的干燥种仁。呈半球形或扁圆形，先端短尖，质实稍重，角质样，碎断面显粉质，黄白色。气微，味微甜；粉末显微特征可见大量糊粉粒团块并留有网格样痕迹，无石细胞。

（6）雷丸：白蘑菌科真菌雷丸的干燥菌核。呈不规则块状或类球形，表面附有稍厚的土黄色粉尘，手触之易被染为黄色，且不易洗褪，用清水洗去粉尘，则显出黑褐色的表面，具隆起的网状细纹。质坚实，易破断，去破后，断面不平坦，颗粒状。无臭、味淡，嚼之初有颗粒感，微带黏性，久嚼无渣；粉末显微特征可见菌丝无色或棕黄色，粘结成大小不一的团块或散在，具细小草酸钙方晶。

（二）成分分析与评价

现行药材法定标准仅收载了延胡索活性成分延胡索乙素和延胡索碱的相关限度要求，为了更加全面评价延胡索的质量，学者们对其多指标成分进行了分析与评价。

1.高效液相色谱法：万超等 [47] 采用精密色差仪测定醋延胡索饮片的颜色参数，同时采用高效液相色谱法测定醋延胡索饮片中 10 种生物碱的含量，并就饮片颜色与主成分含量的相关性进行分析，结果显示除 D- 四氢药根碱与四氢黄连碱之外，其余 8 种成分在不同颜色饮片中的含量均具有统计学意义，其中延胡索丙素、盐酸黄连碱、延胡索乙素、盐酸巴马汀、盐酸小檗碱、去氢延胡索甲素、四氢小檗碱成分的含量，随着饮片颜色的加深而升高；只有延胡索甲素的含量随着颜色的加深而降低。说明饮片颜色的差异与其内在物质内涵密切相关，该法可实现饮片质量快捷评价。此外，郭树珠等 [48, 49] 进行了延胡索药材中脱氢延胡索碱、四氢黄连碱含量测定的高效液相色谱方法学研究。

余平等 [50] 对延胡索大小分档，采用高效液相色谱法测定延胡索去皮组（刮去黄褐色表皮后的部分）、表皮组（刮取的药材外部黄褐色表皮部分）和原药材组（未经处理）中原阿片碱、盐酸巴马汀、盐酸小檗碱、去氢紫堇碱、延胡索乙素、紫堇碱 6 种生物碱的含量，并采用指纹图谱相似度进行评价分析，结果显示表皮组生物碱含量最高，原药材次之，去皮组最低；指纹图谱中，各部位化学成分组成无明显差异，但表皮组的有效成分含量较高，该结果提示延胡索产地加工时，需提升清洗设备和工艺，尽量避免表皮中化学成分的流失。金力薇等 [51] 建立了延胡索不同浓度酸碱提取物的高效液相指纹图谱，并结合主成分分析法（PCA）评价了不同提取物中的化学组分，综合评分结果显示延胡索在酸性溶剂中的评分较高。

　　吕秋菊等[38]研究了延胡索商品等级的划分与其外观指标和内在含量的相关性，结果显示延胡索等级越高，块茎越大，醇溶性浸出物、原阿片碱含量越少，且延胡索乙素、延胡索甲素的含量均具有随等级变高而减少的趋势。岳显可等[37]建立了不同等级延胡索药材高效液相指纹图谱，并同时测定6种生物碱的含量，结果显示虽然品相上延胡索一等优于二等，但是其指标性成分，特别是具有代表性的生物碱成分，延胡索二等却高于一等，该结果与延胡索等级高、块茎大、质量好的传统观念不符，由此认为延胡索商品等级的科学划分还需进一步研究。

　　2. 超高效液相色谱（UPLC）法：宋洪伟等[53]建立了UPLC法同时测定延胡索药材中四氢非洲防己碱、原阿片碱、四氢黄连碱、非洲防己碱、延胡索乙素、盐酸小檗碱、盐酸巴马汀、去氢紫堇碱8种生物碱含量的方法，并对延胡索生品及炮制品中含量进行比较，结果延胡索叔胺碱经过醋煮炮制后含量比延胡索生品高，延胡索季胺碱经醋煮炮制后含量比延胡索生品低，四氢黄连碱含量在炮制前后无显著性差异。

　　3. 其他方法：孙爱萍等[54]以延胡索乙素、盐酸小檗碱、盐酸巴马汀对照品为对照，建立了延胡索薄层色谱法。邹薇等[55]通过优化毛细管电泳条件，建立了同时测定延胡索中延胡索乙素和原阿片碱的含量测定方法。

第七节　性味归经与临床应用

一、性味与归经

　　延胡索：辛、苦，温，归肝、脾经。

二、功能主治

延胡索：活血，行气，止痛。用于胸胁、脘腹疼痛，胸痹心痛，经闭痛经，产后瘀阻，跌扑肿痛。

三、用法用量

3 ~ 10 克，研末吞服，一次 1.5 ~ 3 克。

四、注意

血热、血虚、气虚及孕妇忌服。

五、附方

1.《太平圣惠方》：治热瘢心痛，或发或止，久不愈，身热足寒者：玄胡索（去皮）、金铃子肉等分。为末。每温酒或白汤下二钱；治产后恶露下不尽，腹内痛：延胡索末，以温酒调下一钱；治坠落车马，筋骨疼痛不止：延胡索一两。捣细罗为散，不计时候，以豆淋酒调下二钱。

2.《济生方》三神丸：治室女血气相搏，腹中刺痛，痛引心端，经行涩少，或经事不调，以致疼痛：玄胡索（醋煮去皮）；当归（去芦，酒浸锉略炒）各一两，橘红二两。上为细末，酒煮米糊为丸，如梧桐子大。每服七十丸，加至一百丸，空心艾汤下，米饮亦得。

3.《本草纲目》：治下痢腹痛：延胡索三钱，米饮服之，痛即减，调理而安。

4.《仁斋直指方》：治疝气危急：玄胡索（盐炒）、全蝎（去毒，生用）等分。为末，每服半钱，空心盐酒下。

5.《卫生易简方》：治小儿盘肠气痛：延胡索、茴香等分。炒研，空心米饮，量儿大小与服。

6.《永类钤方》：治偏正头痛不可忍者：玄胡索七枚，青黛二钱，牙皂二个（去皮子）。为末，水和丸如杏仁大。每以水化一丸，灌入患者鼻内，当有涎出。

7.《类证活人书》：治小便尿血：延胡索一两，朴消七钱半。为末，每服四钱，水煎服。

8.沈阳《中草药验方、制剂、栽培选编》：治咳喘：醋制玄胡七成，枯矾三成。共研细粉。一日三次，每服一钱。

第八节　丽水资源利用与开发

一、资源蕴藏量及基地建设情况

丽水种植延胡索历史悠久，早在清代道光二十八年（公元1848年），缙云县便是全国延胡索重点产区之一。目前丽水多个县市均有栽培，多为农民自发种植和农村合作社种植。据不完全统计，截至2018年年底，全市延胡索总种植面积约4916亩，其中缙云2899亩、景宁814亩、青田410亩，主要基地有：缙云古溪中药材专业合作社、龙泉市春晚家庭农场、龙泉市阳庄家庭农场等。

二、产品开发

（一）中药配方

作为一种常用的活血止痛药，延胡索临床应用极为广泛且疗效显著，临证单用即有良效，配成复方功效更佳，如配丹参、桂枝、薤白、瓜蒌等，善治心血瘀阻之胸痹心痛；配川楝子，可治疗肝郁化火诸痛证；配桂枝（或肉桂）、高良姜，善治寒凝气滞之胃脘痛；配香附、木香、砂仁，治气滞之脘腹痛；配丹参、五灵脂，治瘀血阻络之胃痛；配党参、白术、白芍、干姜，可治中焦虚寒之脘腹痛；伍柴胡、郁金，治肝郁气滞之胸胁痛；配小茴香、吴茱萸等,治寒疝腹痛;配当归、红花、香附等,治气滞血瘀之痛经、月经不调、产后瘀滞腹痛;配乳香、没药,治跌打损伤、瘀肿疼痛;配秦艽、桂枝,治风湿痹痛等。

(二)中成药

延胡索无论是复方煎剂或研末口服,均有良好的止痛作用,其加工提取物还可用于局部麻醉。除常用中药配方外,延胡索还被制备成多种制剂,方便临床应用,最为常见的为元胡止痛片(分散片、软胶囊、滴丸、口服液、颗粒)系列产品:均由延胡索和白芷配伍而成,功效理气、活血、止痛,主要用于气滞血瘀的胃痛、胁痛及痛经。此外,女金丸、千金止带丸、平肝舒络丸、安胃片、舒肝片、痛经宝颗粒、仲景胃灵丸等也较为常用。据不完全统计,含有延胡索的传统中药方剂有 200 多个,已审批的中成药品种有 400 多个,还不包括含有延胡索的医院制剂、膏方、协定处方等。

(三)日化品

利用延胡索良好的活血止痛作用,目前,市场上研制生产了含有延胡索提取物的两面针中药消痛快速消止牙膏和两面针中药消痛深效修复牙膏,用于通瘀舒血、快速缓解牙痛。美国化妆品盥洗用品及香水协会出版的《国际化妆品原料字典和手册(第十二版)》已收录了延胡索提取物,相信未来延胡索的应用会越来越广泛。

(四)观赏价值

延胡索姿态优美,花形别致,状如鸟雀,色彩清新亮丽,而且适应性广,自播能力强,一经播种,能保持花开不断。延胡索盆栽植株较矮,一般高 15 厘米左右,株型紧凑,小巧可爱,可达到较好的装饰居室的效果。在早春时节,大多数的人工栽培植物都还没有复苏,植物的色彩相对较为缺乏,而延胡索花期较早(通常 3～4 月),色彩也较丰富,可以弥补城市早春植物色彩单调的不足，是野生花卉开发的良好资源，园林应用前景广泛[56]。

第九节　总结与展望

延胡索为活血行气止痛之佳品，尤其止痛作用效果显著，且无成瘾性，临床应用广泛，是传统中药"浙八味"之一，同时也是东亚地区常用的大宗中药材品种。浙产延胡索粒大质优，有效成分延胡索总碱含量高，畅销全国及日本、东南亚等国家和地区。目前丽水技术人员已针对丽水种植条件，成功开发延胡索免耕高产栽培技术，形成了丽水特色种植模式并产生良好的效益。

近年来，我国延胡索产销两旺，价格稳中有升，随着中医药技术走出国门，汉方制剂的使用越来越广泛，延胡索的市场需求量不断增加。此外，延胡索在其他领域的应用也逐渐被开发，如日用品、保健茶、药膳、园林赏析等，市场前景非常广阔。丽水作为延胡索的重要产区之一，将继续利用自身的天然地理优势和历史优势，建立更多种植示范基地，产出更多高品质的延胡索，以满足广泛的市场需求。

参考文献

[1] 国家药典委员会.中国药典[S].北京：中国医药科技出版社，2015年版.一部：139-140.

[2] 江苏新医学院.中药大辞典：下册[D].上海：上海人民出版社，1975，919-922.

[3] 国家中医药管理局编委会.中华本草：第三册[M].上海：上海科技出版，1999，643-644.

[4] 梅全喜，宋叶，金艳，等.国医大师金世元教授谈"浙八味"[J].时珍国医国药，2019，30（3）：704-707.

[5] 朱静坚，金锡平.元胡特征特性及免耕高产栽培技术[J].上海农业科技，2014，3：88-89.

[6] 姚青海，聂路，李文学，等.水稻与浙贝、元胡轮作技术[J].上海农业科技，2013，3：140.

[7] 曾永新，何定军，吴娇，等.元胡高产栽培技术研究与应用[J].基层农技推广，2018，6（9）：93-96.

[8] 冯自立，赵正栋，刘建欣.延胡索化学成分及药理活性研究进展[J].天然产物研究与开发，2018，30：2000-2008.

[9] 何晓凤，张晶，张梅.延胡索化学成分、药理活性及毒副作用研究进展[J].上海中医药杂志，2017，51（11）：97-100.

[10] 张铁军，许浚，韩彦琪，等.中药质量标志物（Q-marker）研究：延胡索质量评价及质量标准研究[J].中草药，2016，47（9）：1458-1467.

[11] 胡甜甜.延胡索（*Corydalis yanhusuo* W.T.Wang）的化学成分和生物活性研究[D].沈阳：沈阳药科大学，2009.

[12] 程星烨.延胡索抗心肌缺血活性部位物质基础研究[D].北京：中国协和医科大学，2008.

[13] 张新.延胡索生物碱提取纯化工艺的研究[D].天津：天津大学，2009.

[14] 张晓丽.延胡索的化学成分研究[D].沈阳：沈阳药科大学，2008.

[15] 刘振华，王如伟，何厚洪，等.三甲基硅烷衍生化GC-MS研究延胡索中水溶性非生物碱类化学成分[J].中国中药杂志，2012，37（14）：2108-2112.

[16] 包莉萍，苏莉.延胡索挥发油提取方法研究[J].广东化工，2014，41（19）：10-11.

[17] TAO YW，TIAN GY. Studies on the physicochemical properties，structure and antitumor activity of polysaccharide YhPS-1 from the root of Corydalis yanhusuoWang[J]. Chin J Chem，2006，24（2）：235-239.

[18] 王鹏飞，王倩倩，李先恩，等.GC-MS技术在延胡索块茎代谢产物研究中的应用[J].植物学报，2012，47（2）：149-154.

[19] 石俊敏，韩伟立，叶文才，等.延胡索的化学成分研究[J].天然产物研究与开发，2011，23（4）：647-651.

[20] 吕子明，孙武兴，段绪红，等.延胡索化学成分研究[J].中国中药杂志，2012，37（2）：235-237.

[21] 陈东东，陈亚运，周萍，等.HPLC同时测定延胡索中6个核苷成分含量[J].天然产物研究与开发，2015，27（9）：1571-1575.

[22] 徐皓.火焰原子吸收光谱法测定元胡块茎中的微量元素[J].光谱实验室，2012，29（1）：306-309.

[23] 张湘杰，何永恒.花椒、延胡索、没药、三七镇痛的药理学研究概述[J].海峡药学，2009，21（2）：62-63.

[24] 谢明.延胡索醋制前后总生物碱含量测定及对小鼠的镇痛作用比较[J].海峡药学，2014，26（3）：33-34.

[25] 唐希灿，金国章，胥彬.延胡索的药理研究IX.延胡索丑素和癸素的中枢神经系统作用[J].生理学报，1962，14（2）：143-148.

[26] 王义明.延胡索全碱抗溃疡作用的实验研究[J].辽宁中医杂志，1980（1）：36-37.

[27] 李毓，王建华，劳绍贤，等.延胡索乙素对离体大鼠胃酸分泌的抑制作用[J].中国药理学通报，1993，9（1）：44-46.

[28] 张仲苗，耿宝琴，雍定国，等.dl-四氢巴马汀抗大鼠胃溃疡作用[J].中国药学杂志，2005，40（12）：902-904.

[29] 徐靖宇，白威峰，丘成楷，等.延胡索和L-THP对吗啡依赖大鼠胃肠多巴胺系统的影响[J].中药材，2015，38（12）：2568-2572.

[30] 贺凯，高建莉，赵光树.延胡索化学成分、药理作用及质量控制研究进展[J].中草药，2007，38（12）：1909-1912.

[31] 刘嘉，蔡小军，狄留庆.延胡索全碱注射液对麻醉犬血流动力学的影响[J].中国现代药物应用，2008，2（7）：6-8.

[32] 戴一，艾甜碧.川楝子与延胡索抗癌活性成分研究进展[J].汕头大学学报（自然科学版），2018，33（1）：57-62.

[33] 石荣珍，周桂芬，高建莉，等.元胡醇提物对乳腺癌模型小鼠G-CSF、TGF-β1、IL-10表达的影响[J].浙江中西医结合杂志，2018，28（7）：525-527，541.

[34] 丘志春，陈玉兴，周瑞玲.醋制延胡索与净制延胡索抗炎、镇痛作用的对比研究[J].现代生物医学进展，2009，9（23）：4518-4521.

[35] 杨波，纪宏宇，郑东友，等.中药延胡索的炮制工艺和药理作用的研究进展[J].药学实践杂志，2017，35（2）：112-115.153.

[36] 尚坤，李敬文，常美月，等.延胡索药理作用研究[J].吉林中医药，2019，39（1）：108-110.

[37] 岳显可，朱涛，顾超，等.不同等级延胡索药材多指标成分含量测定及指纹图谱分析[J].中华中医药学刊，2016，34（12）：2868-2874.

[38] 吕秋菊，秦海燕，宋捷民，等.延胡索药材商品规格等级划分的合理性研究[J].甘肃中医药大学学报，2017，34（2）：70-76.

[39] 李晶晶，张静怡，贺爱琴，等.延胡索炮制方法和功能主治历史沿革[J].中国中医药信息杂志，2014，21（4）：134-136.

[40] 王媚，史亚军，郭东艳，等.延胡索挥发油的红外光谱法与气相色谱-质谱分析[J].中南药学，2017，15（1）：99-102.

[41] 刘梅，汤树良，张文惠.HPLC色谱指纹图谱鉴别夏天无和延胡索药材[J].中药材，2003，26（9）：630-631.

[42] 毕晓黎，许灿新，李养学.延胡索及其混伪品的红外光谱鉴别[J].时珍国医国药，2016，27（7）：1653-1655.

[43] 张翘.延胡索及其伪品的鉴别[J].实用中医药杂志，2008，24（12）：801.

[44] 王海英.延胡索与同属其他植物的鉴别[J].传统医药，2009，18（20）：70-71.

[45] 杨洁瑜，陈家仪，熊颖.延胡索药材及饮片的掺伪鉴别研究[J].今日药学，2017，27（2）：76-79.

[46] 黄传奇，熊鑫，马浩然.醋延胡索饮片及其混伪品零余子的系统鉴别[J].时珍国医国药，2018，29（6）：1363-1366.

[47] 万超，于定荣，刘颖，等.醋延胡索饮片颜色与其内在质量的相关性分析[J].中国实验方剂学杂志，2019，25（2）：1-6.

[48] 郭明珠，姚洁纯.HPLC法同时测定延胡索药材中3种生物碱类成分的含量[J].海峡药学，2015（5）：68−69.

[49] 张丹，王昌利，卜雕雕，等.高效液相色谱法同时测定延胡索中5种生物碱含量的方法学研究[J].中南药学，2018，16（12）：1759-1762.

[50] 余平，岳显可，顾超，等.延胡索不同部位化学成分及指纹图谱比较分析[J].中华中医药学刊，2017，35（6）：1435-1438.

[51] 金力薇，赵灵佳，岳显可，等.延胡索酸碱提取物HPLC指纹图谱及主成分分析[J].实用药物与临床，2017，20（10）：1184-1188.

[52] 王欢，毕福钧林彤，等.延胡索HPL指纹图谱研究及9种生物碱含量测定[J].中药材，2017，40（3）：624-629.

[53] 宋洪伟，毛睿，李丽红，等.延胡索炮制前后多组分质量控制方法的研究[J].天津中医药大学学报，2019，38（1）：63-67.

[54] 孙爱萍，谢晓梅，周瑾，等.延胡索的薄层色谱鉴别研究[J].安徽医药，2008，12（3）：224.

[55] 赵丽沙，董宇，寿旦，等.延胡索生物碱类化学成分及质量控制研究进展[J].中华中医药学刊，2017，35（2）：299-302.

[56] 郭力宏，郭聪聪，纪凯.婷紫堇属植物的园林应用前景探讨[J].黑龙江农业科学，2015，15（2）：84-87.

浙贝母

Zhebeimu

浙贝母 | Zhebeimu
FRITILLARIAE THUNBERGII BULBUS

本品为百合科植物浙贝母 *Fritillaria Thunbergii* Miq. 的干燥鳞茎。初夏植株枯萎时采挖，洗净。大小分开，大者除去芯芽，习称"大贝"；小者不去芯芽，习称"珠贝"。分别撞擦，除去外皮，拌以煅过的贝壳粉，吸去擦出的浆汁，干燥；或取鳞茎，大小分开，洗净，除去芯芽，趁鲜切成厚片，洗净，干燥，习称"浙贝片" [1, 2]。别名：土贝母、浙贝、象贝、象贝母、大贝母、元宝贝、珠贝。

第一节 本草考证与历史沿革

一、本草考证 [3~5]

贝母在我国的药用研究已有 2000 多年的历史，贝母首载于《神农本草经》，位列中品，谓："气味辛、平、无毒。主伤寒烦热。淋沥邪气，喉痹、乳难、金创、风痉。"但尚志钧等 [4] 通过考察，认为《神农本草经》所载贝母应是葫芦科土贝母（*Bolbostemma. paniculatum*（Maxim）Franq.）。汉末《名医别录》才是最早收载百合科贝母属植物入药的记载，"贝母，味苦，微寒，无毒。主治腹中结实，心下满，洗洗恶风寒，目眩项直，咳嗽上气，止烦热渴，出汗，安五脏，利筋骨。"其所指品种为浙贝母和土贝母两种。

唐朝的《新修本草》记载："贝母，其叶如大蒜，四月蒜熟时采……出润州、荆州、襄州者最佳。江南诸州亦有。"其中润州即现在的江苏镇江，与产江南者皆指浙贝母（*Fritillaria Thunbergii*

Miq.）。明代的《本草汇言》云："贝母，开郁、下气、化痰之药也。润肺消痰，止咳定喘，则虚劳火结之证……以川者为妙。若解痈毒，破癥结，消实痰，敷恶疮，由以土者为佳。然川者味淡性优，土者味苦性劣，二者以区分用。"此处，"川者"指四川产的贝母，"土者"指浙江产的贝母。至此，川、浙贝始以产地冠名划分区别。

18 世纪 50 年代，世界著名的瑞典分类学家林奈将贝母属以"*Fritillaria* L"命名于《植物种志》与《植物属至》中。《本草从新》曰："川产最佳，圆爪底平，开瓣。"《本草纲目拾遗》将浙贝母单独分条开列。《百草镜》中："浙贝出象山，俗称象贝母，皮糙味苦，独颗无瓣，顶圆心斜。"《本草纲目拾遗》中："宁波象山所出贝母也分两瓣……其顶平而不实。不能如川贝之象荷花蕊也。象贝苦寒解毒，利痰开宣肺气，儿肺家携风火有痰者宜此。"至此，川贝与浙贝不仅名称区分，疗效也明确分开。

二、历史沿革

浙贝母的整个历史演进过程可以概括为从同名异物逐渐演变为单一类群的植物，继而又根据功效分为川贝母和浙贝母。首先阐述的是产区的演变 [6-9]，浙贝母是"浙八味"之一，浙江是浙贝母的主产区，常年种植面积约 3 万亩，产量约占全国的 90%。从明代开始，贝母在医药上的逐渐广泛使用，早年大都采用野生。后象山县一农民从山间野生贝母取种入农田中栽培传代，从此开始家种，面积逐渐扩大，并成为象山的一项中药农副产业并向周边的县市扩展延伸。清朝康熙年间有一木匠随带种子移民到鄞州区（原鄞县）樟村，从此，鄞州开始种植贝母。当时的樟村、龙观、鄞江、许岩一带农户发现种植贝母收益高，加上这一带气候、土壤等条件很适宜贝母的生长繁殖，因而贝母的种植面积迅速扩大，于是，由象山引入的贝母成了"鄞州的特产"，鄞州区成为浙贝母的主产地。民国《鄞县通志》记载："1933 年前后，在樟溪河谷至鄞江一带东西 40 千米，南北 15 千米的地区，贝母的种植面积已达 5500 亩，总产量 400 吨左右"。

新中国成立后，以浙江鄞州区所产的贝母，被列为"浙八味"名贵中药材之一，由当时的浙江省医药局定名为"浙贝母"，销往全国各地（包括香港、澳门）及印尼、马来西亚、新加坡等东南亚国家，深受欢迎。浙江省金华市的磐安、东阳、永康，丽水的缙云、青田，舟山、温州的文成等地也为浙贝母的产区，为降低生产成本，各地着手建立种植基地。2000 年以来，以磐安县发展最快，目前磐安种植面积在 2 万亩以上，产量占全国的 60% 以上。

第二节　植物形态与分布

一、植物形态 [10]

植株长 50 ~ 80 厘米。叶在最下面的对生或散生，向上常兼有散生、对生和轮生的，近条形至披针形，长 7 ~ 11 厘米，宽 1 ~ 2.5 厘米，先端不卷曲或稍弯曲。花 1 ~ 6 朵，淡黄色，有时稍带淡紫色，顶端的花具 3 ~ 4 枚叶状苞片，其余的具 2 枚苞片；苞片先端卷曲；花被片 6 枚，长 2.5 ~ 3.5 厘米，宽 1 ~ 1.5 厘米，内外轮的相似；雄蕊 6 枚，长约为花被片的 2/5 ；花药近基着生，花丝无小乳突；柱头裂片长 1.5 ~ 2 毫米。蒴果卵圆形，6 棱，长 2 ~ 2.2 厘米，宽 2.5 厘米，棱上有宽约 6 ~ 8 毫米的翅；种子扁平，近半圆形，边缘有翼，质轻，淡棕色，千粒重约 3 克。花期 3 ~ 4 月，果期 5 月。

二、分布

浙贝母主要分布于中国，韩国、日本也有少量栽培 [6]。浙贝母少有野生，主要栽培于浙江、江苏、上海，江西、湖北、湖南、福建也有少量种植。浙江是浙贝母的主产地，其总产量约占全国的 70%，浙江境内资源主要分布于宁波鄞州、余姚、金华磐安、杭州市郊。近年来随着种植业结构调整的深入，丽水、舟山、温州等地浙贝母的栽培面积迅速扩大，使新产区日益增多，且有不断扩大的事态[7]。

第三节　栽培

一、品种介绍

浙江地方品种有"浙贝1号"、"浙贝2号"、东贝母和多籽贝母。目前磐安主产区种植的品种主要为"浙贝1号"和"浙贝2号"，丽水种植以"浙贝2号"为主。

"浙贝1号"[11]：属狭叶型种，宁波市鄞州区农林局、磐安县中药材生产办公室等单位采用系统选育方法，从鄞州及磐安种植的地方品种中选育了"浙贝1号"，2007年通过浙江省品种认定（浙认药2007001），目前成为浙江省浙贝母的主栽品种之一。全生育期220～230天，株高50～70厘米，主茎粗0.6～0.7厘米、直立、圆柱形，双杆较多。鳞茎表皮黄白色，呈扁球形，直径3～6厘米，鳞片肥厚，多为2片，少数为3片。叶片深绿，披针形，全缘，下部叶多对生或互生，中部叶多轮生。每株花5～7朵，总状排列，倒钟状，淡黄色或黄绿色，花被6片，有棕色方格状斑纹；雄蕊6枚，子房3室，雌蕊柱头3裂。蒴果棕黄色，卵圆形，具6枚宽翅，成熟时背裂；种子扁平，近圆形。折干率28%～30%。田间表现对灰霉病、黑斑病、腐烂病等抗性较强，优于东贝繁殖系数1：2左右。该品种植株性状优，丰产性好，品质佳，适应性广，适宜在浙江省浙贝母产区种植。

"浙贝 2 号"[12]：属宽叶型种，鄞州区农林局会同鄞州区章水镇农技站、鄞江镇农技站等单位，在浙江省中药材产业协会、浙江中药研究所、宁波大学等单位的协作下，选育了"浙贝 2 号"，2013 年通过浙江省非主要农作物品种审定（浙＜非＞审药 2013001），目前成为浙江省浙贝母的主栽品种之一。全生育期约 235 天，株高约 55 厘米，主茎粗约 0.6 厘米、直立、圆柱形。主茎基部棕色或棕绿色，中部为棕绿过渡色，上部为绿色。二秆比"浙贝 1 号"少，叶色淡绿，叶宽大于"浙贝 1 号"。枯萎前植株茎叶呈竹叶色，色泽淡于其他品种。鳞茎表皮乳白或奶黄色，呈扁球形，直径 3 ~ 6 厘米，鳞片肥厚，多为 2 片，抱合紧，鳞茎完整，单个鳞茎重约 26 克。总状花序，每株花 4 ~ 8 朵，淡黄色或黄绿色。折干率 28% ~ 30%。对灰霉病、干腐病发病率和越夏种子贝母烂贝率均低于浙贝 1 号，但对病毒病抗性稍弱于"浙贝 1 号"。繁殖系数 1 ~ 1.2。该品种植株性状优，丰产性好，品质佳，适应性广，适宜在浙江省浙贝母产区种植。

二、栽培技术与要求 [11, 13~18]

（一）种鳞茎越夏

浙贝母宜在 9 月中旬至 10 月下旬播种，故种鳞茎需越夏管理。

1. 田间越夏：选地势高燥、排水好的沙壤土坡地；枯苗后播种深度较浅的，适当培土，使深度达 10 ~ 12 厘米；选择 5 ~ 9 月遮阴度大、在 9 月中旬前收获的作物套种，套种作物在浙贝母植株未枯苗前种下，或在畦面铺一层嫩的柴梢遮阴和利用田间自然生长的杂草遮阴；及时排水，做到田间无积水。各种田间操作不应在畦面上进行，套种作物应少施化肥。

2. 室内越夏：5 月下旬以后，待浙贝母全部枯苗，茎秆与鳞茎分开，且根部干枯后，将育种田浙贝母起土；将起土鳞茎进行挑选，选健壮无病的鳞茎作种，剔除破损、有病的鳞茎，并按大小分级后沙藏；沙藏时，先在地面铺一层厚 5 厘米含水量

10% ~ 15% 的细砂土，上铺一层 8 ~ 10 厘米厚的种鳞茎，再上覆5 厘米细砂土，如此放 3 ~ 4 层种鳞茎，最上层盖细砂土 10 厘米；储存期间，定期检查，防止鼠害，保持细砂土 10% ~ 15% 的水分。

（二）种植的环境条件

产地空气应符合 GB3095《环境空气质量标准》规定的二级标准；灌溉水质应符合 GB5084《农田灌溉水质标准》规定的农田灌溉水质量标准；土壤应符合 GB15618《土壤环境质量标准》规定的二级标准。

浙贝母不宜连作，前作以禾本科和豆科作物为好，轮作间隔时间宜 2 年以上，有条件的地方可实行水旱轮作；选择质地疏松肥沃，排水良好，微酸性或近中性的沙质轻壤土种植，如土壤 pH 在 5.5 以下，应施石灰 1025 ~ 1500 千克 / 公顷改良后再播种，黏性土壤不宜种植浙贝母。繁种田应注意选择土壤透水性好的地块。

（三）田间管理

1. 水分管理：浙贝母播种后，到翌年 5 月上中旬植株枯萎前，土壤保持湿润，防止干旱的同时严防田间积水。雨后及时排水，雨停无积水。

2. 除草管理：除草大多与施肥相结合，在施肥前先除草。种后至 12 月中旬，畦面杂草多时可化学除草，用 30% 草甘膦水剂，用量为 4500 毫升 / 公顷；出苗前后开始不应用除草剂，晴天露水干后进行人工除草，人工除草时注意勿伤浙贝母茎叶，否则影响鳞茎生长。

3. 施肥管理：浙贝母属耐肥作物，重施巧施肥料是提高产量的关键。提倡使用腐熟农家有机肥和商品有机肥，限量使用化肥，氮磷钾及微量元素肥料合理搭配。

（1）基肥：翻地时施入充分腐熟栏肥 22500 ~ 30000 千克 / 公顷或鸡粪 6000 ~ 7500 千克 / 公顷或商品有机肥（N 含量为 5%、P_2O_5含量为 5%、K_2O 含量为 5%、有机质含量为 45%）4500 ~ 6000

千克/公顷。

（2）种肥：播种前或播种后覆土前，施钙镁磷肥 500～600 千克/公顷加焦泥灰 7500 千克/公顷，钙镁磷肥量视土壤肥力而定。

（3）腊肥：12 月中下旬将腐熟人粪尿或三元复合肥施入畦面，用量人粪尿为 15000 千克/公顷或三元复合肥（15∶15∶15）为 300 千克/公顷。

（4）苗肥：齐苗后，即施稀薄腐熟人粪尿 7500～11250 千克/公顷或三元复合肥（15∶15∶15）100 千克/公顷。间隔 10～15 天，再施一次。第一次苗肥施后 2～3 天施草木灰 1500 千克/公顷或硫酸钾 80 千克/公顷。

（5）花肥：现蕾时施尿素 75 千克/公顷，硫酸钾 80 千克/公顷。摘花打顶以后，视苗的长势和土壤肥力施肥，施稀薄人粪尿 15000～22500 千克/公顷或三元复合肥（15∶15∶15）150 千克/公顷，生长茂盛的应少施氮肥。生长后期视长势用磷酸二氢钾 1.5 千克/公顷，兑成 0.2% 浓度根外追肥。

4. 摘花打顶：为培育大鳞茎，减少开花结实时消耗营养，一般在 3 月下旬摘蕾。当植株有 2～3 朵花开放时，选晴天露水干后摘花打顶，将花连同顶端花梢一并摘除。

（四）大棚栽培

宜选棚宽为 6 或 8 米的标准大棚，配双门、卷膜器、微喷设施。宜于 11 月下旬至 12 月初进行棚膜覆盖。大棚膜覆盖后至出苗前，棚外气温达 20 ℃以上时，开门或卷起边膜通风降温。棚外平均气温降到 10 ℃以下时闭棚。棚膜覆盖期间，保持土壤湿润，一般控制在 15%～25%。大棚栽培腊肥、苗肥、花肥的施肥时期都应比露地栽培提前施入，其中腊肥应比露地早 15～20 天，畦面撒施颗粒肥时，施肥后应进行喷灌至畦面潮湿。3 月上旬视天气与生长情况及时去除覆盖的大棚薄膜。

（五）病虫害防治

据病虫害发生规律和预报，采用综合防治技术，以农业防治为主，辅以生物防治和物理防治，减少农药防治次数，优先使用生物农药，化学农药宜选用高效低毒低残留的农药种类，提倡轮换用药，合理配药，宜选一药多治的防治方法。不应 3 种以上药剂同时施用或同种药剂连续使用超过 2 次。遵循最低有效剂量的原则。

1. 农业防治：选用抗性较好的品种，发病季节及时清除病残株，集中销毁。收获后清洁田园，销毁残枝落叶。

2. 物理防治：保护和利用天敌，控制病虫害的发生和为害。用生物农药多抗霉素、嘧啶核苷类抗生素等防治病害。

3. 化学防治：禁止使用国家明令禁止的高毒、剧毒、高残留的农药及其混配农药品种。按 GB/T8321《农药合理使用准则》的要求执行，严格控制安全间隔期、施药量和施药次数。

（六）生态高效栽培模式

为提高土地利用率，达到生态高效的目的，根据浙贝母生长特点（浙贝母 9 月中旬至 10 月上旬播种，次年 5 月上旬收获），与其他作物组成高产高效的栽培种植模式。目前在浙江产区推广的模式主要有：

1. 浙贝母—单季稻：单季稻 4 月下旬播种育苗，5 月下旬到 6 月初移栽，10 月上旬收割；收割后 10 月上旬及时种植浙贝母。

2. 浙贝母—甘薯：甘薯 3 月中下旬统一育苗，待浙贝母采收后 5 月中下旬扦插，10 月上旬及时收获后，种植浙贝母。

3. 浙贝母—大豆：4 月中旬套种大豆，8 月收获。

4. 浙贝母—西瓜：4 月中下旬移栽西瓜苗，7～8 月收获。

5. 浙贝母—茄子：4 月中下旬移栽茄子苗，6～9 月收获。

6. 浙贝母—生姜：生姜 4 月定植，10 月上旬采收后及时种植浙贝母。

7. 贝母—甜玉米—小番薯：甜玉米 4 月中下旬套种于浙贝母畦边，7 月中旬收获；小番薯 6 月中上旬套种于玉米行间，9 月收获后种植浙贝母。

8. 浙贝—竹荪：竹荪 2 月中旬至 4 月播种，6 月上旬开始采收，9 月下旬收获结束后种植浙贝母。

9. 幼林果园下套种浙贝母：两行果树中间做畦种植浙贝母。

10. 葡萄果园套种浙贝母—青毛豆：在两行葡萄树中间做畦种植浙贝母，在浙贝母畦面上种植毛豆，9 月底毛豆与浙贝母一起采收。

（七）采收与产地初加工

1. 采收：5 月上旬与中旬，当地上茎叶枯萎后，选晴天及时采挖获；清理田间杂草，用短柄二齿耙从畦边开挖，二齿耙落在两行之间，边挖边拣，防止挖破地下鳞茎。

2. 产地初加工

（1）洗净去杂：将挖起的浙贝母放在竹箩里，置清水中洗净，除去杂质，沥干水。也可用清洗机清洗。

（2）分档：将鳞茎按大小分档，较大的挖去芯芽加工成大贝，挖下的芯芽可加工成贝芯，较小的不去芯芽，加工成珠贝。

（3）壳灰干燥法：新鲜浙贝母放入加工电动去皮桶内，开动机器 1 ~ 2 分钟，待鳞茎有 50% ~ 60% 脱皮时，放入用贝壳煅烧而成的壳灰，每 100 千克鳞茎用壳灰 3 ~ 5 千克，继续擦皮 2 ~ 3 分钟，待浙贝母鳞茎全部拌上壳灰为止，倒入箩筐晾一夜。将拌上壳灰的浙贝母置太阳下曝晒 3 ~ 4 天，然后用麻袋装起来，放置 1 ~ 3 天，让内部水分渗到表面来，再晒干即可。

（4）切片干燥法：取鳞茎，大小分开，趁鲜切成厚片，厚度为 3 ~ 5 毫米。晒干或烘干成浙贝母片，切片如不能及时干燥，应在通风处薄摊。将浙贝母片均匀摊在烘筛（垫）上，厚度 2 ~ 4 厘米，放入烘干机内，加热并打开风机开始除湿。随着时间推移，温度逐渐升高，温度稳定在 50 ~ 60 ℃（根据不同的机型，注意做好预热阶段、等速干燥阶段、降速干燥阶段的温度，及进排气口和循环风口大小和时间的调节或设定），烘至用手轻压易碎即可；天气晴好时，可将鲜贝母片均匀摊在垫上，在太阳下晒干。

第四节　化学成分

浙贝母中的化学成分主要为生物碱、此外还有皂苷、多糖等。

（一）生物碱类 [19~24]

浙贝母中的生物碱包含贝母甲素、贝母乙素、贝母辛、浙贝宁、浙贝酮、贝母新碱、贝母芬碱、贝母定碱、贝母替定碱、胆碱、贝母醇、植物甾醇、去氢鄂贝啶碱、西贝素、伊贝辛、浙贝丙素、鄂贝啶碱，浙贝母碱、去氢浙贝母碱、异贝母素甲等。

（二）其他 [10, 25~27]

浙贝母除生物碱外还含有一些其他成分。浙贝母皂苷包括贝母碱苷、西贝素苷、浙贝宁苷、贝母素甲苷、伊贝碱苷 A、平贝碱苷等皂苷类成分；反式 - 半日花三烯醇、反式 - 半日花三烯酸甲酯、19- 异海松醇、9- 异海松酸甲酯等二萜类化合物；消旋 -13- 羟基 -9Z，11E- 十八碳二烯酸、消旋 -13- 羟基 -9E，11E- 十八碳二烯酸、消旋 -9- 羟基 -10E，12Z- 十八碳二烯酸和消旋 -9- 羟基 -10E，12E- 十八碳二烯酸等脂肪酸。此外，浙贝母中还含有多糖成分。

第五节 药理与毒理

一、药理作用

近 20 年来，由于分离提纯和鉴定手段的不断进步，以及对浙贝母的化学成分研究的不断深入，促进了对其的药理作用研究，发现浙贝母具有多方面的生物活性，除了传统的止咳化痰的作用外，还有抗炎止泻、镇静镇痛、抗肿瘤等作用[27]。

（一）镇咳祛痰

镇咳是浙贝母最主要最重要的药理作用，其作用机理是浙贝母中的生物碱作用于气管 M 受体，对其产生拮抗作用，抑制了气管的收缩。钱伯初等[28]采用化学、机械、电刺激等方法观察了浙贝母所含主要生物碱浙贝母碱与去氢浙贝母碱对小鼠、豚鼠和猫的镇咳作用，结果发现浙贝母碱与去氢浙贝母碱均具有明显的镇咳作用。李全等[29]发现治疗组在止咳、化痰的作用上都要明显优于对照组，表明浙贝母具有较强的止咳化痰、缓解平滑肌痉挛作用。颜晓燕[30]采用的小鼠酚红排痰及大鼠毛细玻管排痰法评价结果显示浙贝母具有较好的排痰效果，采用豚鼠枸橼酸引咳实验法发现浙贝母对豚鼠的镇咳效果明显，并且发现浙贝母的镇咳有效成分主要集中在其醇提物部分。周颖等[31]通过研究中药贝母的有效成分贝母甲素、贝母乙素、西贝素、西贝素苷和蒲贝酮碱 5 种甾体生物碱的平喘机制对气管 M 受体的拮抗作用，发现 5 种贝母甾体生物碱对卡巴胆碱引起的豚鼠离体气管收缩有较强的抑制作用，说明浙贝母的镇咳作用和其含有的生物碱有关。

（二）镇静、镇痛

张明发等[32]通过研究发现浙贝母醇提取物能抑制醋酸致小鼠扭体反应和热痛刺激引起的甩尾反应，说明浙贝母醇提取物具有镇痛作用；浙贝母碱和去氢浙贝母碱有镇静和镇痛作用，小鼠皮下注射 2 毫克 / 千克可使单位时间内的活动次数明显减少、灌胃 4 毫克 / 千克可使戊巴比妥钠引起的睡眠率提高，睡眠时间延长、皮下注射 1 毫克 / 千克可以治醋酸所致扭体反应[10]。

（三）抗炎止泻、抗溃疡[33, 34]

浙贝母两剂量组都有抗二甲苯性小鼠耳肿胀作用，抑制角叉菜胶引起的小鼠足蹠肿胀，抑制乙酸提高小鼠腹腔毛细血管通透性，说明浙贝母具有抗炎效果，以及浙贝母有强而持久的抗蓖麻油性腹泻作用，且浙贝母 2.4 克 / 千克能显著抑制番泻叶引起的小鼠腹泻，这说明了浙贝母具有一定的止泻作用；浙贝母醇提取物可抑制水浸应激性和盐酸性小鼠胃溃疡形成，说明浙贝母醇提取物具有抗溃疡的作用。

（四）抗肿瘤

浙贝母中的有效活性成分浙贝母甲素和浙贝母乙素具有逆转肿瘤细胞 MDR 的作用，而且能逆转两种不同机制的多药耐药肿瘤细胞的耐药性[35]。佟晓琳等[36]利用肿瘤多药耐药细胞系，以浙贝母有效成分浙贝母甲素和浙贝母乙素为研究对象，观察 BMJS、BMYS 与阿霉素、紫杉醇等化疗药物联合应用对肿瘤耐药细胞的影响，结果发现各实验组随化疗药物浓度的增加，药物对肿瘤耐药细胞的抑制率不断增加。刘韦錖等[37]通过实验发现浙贝母总生物碱、总核苷抑制耐药性肿瘤细胞 P- 糖蛋白的外排活性，呈现浓度依赖性；浙贝甲素在体外能抑制急性白血病细胞膜 P- 糖蛋白高表达，增加癌细胞内抗癌药物浓度而逆转白血病细胞多药耐药活性[38]。研究表明，浙贝母中的抗肿瘤成分主要是生物碱，其中主要包括浙贝母甲素、浙贝母乙素，其对肿瘤细胞的耐药性起逆转作用，能和其他抗肿瘤药物起协同作用，为肿瘤的治疗提供了有效途径。

（五）对平滑肌的作用[10, 39]

浙贝母碱低浓度（1：1000000）浓度对猫和兔离体肺灌流时，

可使每分钟流出量增加 50% 以上，即对支气管平滑肌有明显的扩张作用、高浓度（1：10000）时则流出量减少 20%，显收缩作用。浙贝醇提物 4×10^{-2} 克（生药）/ 毫克对组胺（1×10^{-5} 克 / 毫克）引起的豚鼠离体气管片收缩有明显松弛作用。浙贝醇 4×10^{-3} 克生药对乙酰胆碱引起的豚鼠回肠收缩有明显的松弛作用。浙贝母碱（1：100000）可使离体子宫收缩加强，已孕子宫比未孕子宫敏感，阿托品不能消除浙贝母碱对子宫收缩的作用，但可预先使用双苄胺能减弱或消除浙贝母碱对子宫的作用。

（六）对心血管的作用 [10, 39, 40]

浙贝母碱和去氢浙贝母碱 1：5000 ～ 1：1000 浓度对离体蛙心灌流时，可使心率减慢，房室传导完全阻滞或周期性阻滞。乙醚麻醉猫静脉注射 10 毫克 / 千克引起血压下降。浙贝母碱和浙贝母碱葡萄糖苷对麻醉兔 10 毫克 / 千克、猫 1 ～ 3 毫克 / 千克、犬 5 ～ 10 毫克 / 千克有降压作用。浙贝母中所含的脂肪酸（如消旋 -13- 羟基 -9Z，11E- 十八碳二烯酸）有抑制血管紧张素转变酶的作用，可以降低血压，已作为抗高血压药应用于临床。

（七）其他 [10]

浙贝母碱能使兔、猫、狗瞳孔扩大，如兔眼滴入 1% 浓度的浙贝母碱 3 ～ 6 小时后，瞳孔直径由 3 ～ 5 毫米扩大至 9 ～ 11 毫米；兔静脉注射浙贝母碱（5 毫克 / 千克）可使血糖中等程度升高；狗静脉注射浙贝母碱 0.6 ～ 3 毫克 / 千克可使涎夜分泌明显抑制。

二、毒理 [10, 39]

浙贝母碱 4 毫克 / 千克，可使少数豚鼠出现四肢颤动，6 毫克 / 千克出现惊厥死亡；兔静脉注射浙贝母碱最小致死量为 10 毫克 / 千克，猫为 8 ～ 10 毫克 / 千克，静脉注射 15 分钟出现瞳孔中等程度扩大、四肢无力，60 分钟后出现震颤、惊厥、呼吸困难、死亡；小鼠静脉注射浙贝母碱和去氢浙贝母碱最小致死量为 9 毫克 / 千克。

第六节　质量体系

一、标准收载情况

（一）药材标准（3 个现行版）

《中国药典》2015 年版一部、浙贝母生产技术规程（DB33/T 532-2014）、《香港中药材标准》第三册。

（二）饮片标准（17 个现行版）

《中国药典》2015 年版一部、《江苏省中药饮片炮制规范》2002 年版、《安徽省中药饮片炮制规范》2005 年版、《贵州省中药饮片炮制规范》2005 年版《河南省中药饮片炮制规范》2005 年版、《重庆市中药饮片炮制规范》2006 年版、《广西壮族自治区中药饮片炮制规范》2007 年版、《北京市中药饮片炮制规范》2008 年版、《上海市中药饮片炮制规范》2008 年版《江西省中药饮片炮制规范》2008 年版、《湖南省中药饮片炮制规范》2010 年版、《黑龙江省中药饮片炮制规范》2012 年版《山东省中药饮片炮制规范》2012 年版、《天津市中药饮片炮制规范》2012 年版《四川省中药饮片炮制规范》2015 年版、《浙江省中药炮制规范》2015 年版、《陕西省中药饮片标准》第一册。

二、药材性状

商品规格分为：大贝、珠贝、浙贝片。

（一）《中国药典》2015 年版一部、浙贝母生产技术规程（DB33/T 532-2014）

1. 大贝：为鳞茎外层的单瓣鳞叶。略呈新月形，高 1 ~ 2 厘米，直径 2 ~ 3.5 厘米。外表面类白色至淡黄色，内表面白色或淡棕色，被有白色粉末。质硬而脆，易折断，断面白色至黄白色，富粉性。气微，味微苦。

2.珠贝：为完整的鳞茎，呈扁圆形，高 1 ～ 1.5 厘米，直径 1 ～ 2.5 厘米。表面类白色，外层鳞叶 2 瓣，肥厚，略似肾形，互相抱合，内有小鳞叶 2 ～ 3 枚和干缩的残茎。

3.浙贝片：为鳞茎外层的单瓣鳞叶切成的片。椭圆形或类圆形，直径 1 ～ 2 厘米，边缘表面淡黄色，切面平坦，粉白色。质脆，易折断，断面粉白色，富粉性。

（二）《香港中药材标准》第三册

1.大贝：为鳞茎外层的单瓣鳞叶，略呈新月形，高 1.1 ～ 2.1 厘米，直径 10 ～ 45 毫米。外表面类白色至淡黄色，内表面白色至淡棕色，被有白色粉末。质硬而脆，易折断，断面白色至黄白色，富粉性。气微，味微苦。

2.珠贝：为完整的鳞茎，呈扁圆形，高 0.9 ～ 2.1 厘米，直径 11 ～ 35 毫米。表面类白色，外层鳞叶 2 瓣，肥厚，略似肾形，互相抱合，内有小鳞叶 2 ～ 3 枚和干缩的残茎。

三、炮制

3 个药材标准关于药材的加工方法一致，《香港中药材标准》少一个"浙贝片"的规格。各省（市、自治区）的炮制规范中的浙贝片的炮制方法均与现行版《中国药典》一致。部分炮规有粉末的规格，炮制方法也一致。

1.浙贝片：除去杂质，洗净，润透，切厚片，干燥；或打成碎块。

2.浙贝粉：取浙贝母，洗净，干燥，粉碎成细粉。

四、饮片性状

各省（市、自治区）的炮制规范中关于饮片的性状描述基本一致。

1.浙贝片：为肾形厚片或不规则碎块，表面类白色或淡黄色，富粉性，质硬而脆。气微，味苦。

2.浙贝粉：为细粉，淡黄白色。气微，味苦。

五、有效性、安全性的质量控制

各药材、饮片标准中通用质控指标有 2 项，为显微特征鉴别（粉末）和薄层色谱鉴别（贝母素甲、贝母素乙）。除通用质控指标外，摘录部分标准中其他质控指标的情况，见表 9-1。

表 9-1　有效性、安全性质量控制项目汇总表

标准名称	鉴别	检查、浸出物	含量测定
《中国药典》2015 年版一部	通用指标	水分：不得过 18.0%；总灰分：不得过 8.0%；浸出物：醇溶性浸出物不得少于 8.0%	高效液相色谱法：贝母素甲和贝母素乙的总量：不得少于 0.080%
浙贝母生产技术规程（DB33/T 532-2014）	无	水分 g/100 g：≤ 13.0；灰分 g/100 g：≤ 4.0；酸不溶性灰分 g/100 g：≤ 1.5；浸出物 g/100 g：≥ 8.0；重金属 mg/kg：铅（以 Pb 计）≤ 5.0、汞（以 Hg 计）≤ 0.2、砷（以 As 计）≤ 2.0、镉（以 Cd 计）≤ 0.3、铜（以 Cu 计）≤ 20.0 g；黄曲霉毒素 B_1 μg/kg ≤ 5；二氧化硫 mg/kg：150；农药残留 mg/kg：六六六（HCH）≤ 0.2、滴滴涕（DDT）≤ 0.2、五氯硝基苯（PCNB）≤ 0.1	高效液相色谱法：贝母素甲和贝母素乙的总量 g/100 g：≥ 0.08

（续表）

标准名称	鉴别	检查、浸出物	含量测定
《香港中药材标准》第三册	通用指标；显微特征鉴别（横切面）	水分：不得过 18.0%； 灰分：总灰分不得过 4.0%、酸不容许灰分不得过 0.5%； 浸出物：醇溶性浸出物不得少于 9.0%、水溶性浸出物不得少于 10.0%； 杂质：不得过 1.0%； 指纹图谱：供试品色谱图中应有与对照指纹图谱相对应保留时间范围内一致的 4 个特征峰； 重金属 mg/kg：铅 ≤ 5.0、汞 ≤ 0.2、砷 ≤ 2.0、镉 ≤ 0.3； 农药残留 mg/kg：艾氏剂及狄氏剂之和 ≤ 0.05；氯丹（顺 - 氯丹、反 - 氯丹与氧氯丹之和）≤ 0.05；滴滴涕(4,4'-滴滴依、4,4'-滴滴滴、2,4'-滴滴涕与4,4'-滴滴涕之和）≤ 1.0、异狄氏剂 ≤ 0.05、七氯（七氯、环氧七氯之和）≤ 0.05、六氯苯 ≤ 0.1、六六六（α, β, δ 等异构体之和）≤ 0.3、林丹（γ - 六六六）≤ 0.6、五氯硝基苯（五氯硝基苯、五氯苯胺与甲基五氯苯硫醚之和）≤ 1.0； 黄曲霉毒素 mg/kg：AFB1 ≤ 5、AF（B1+B2+G1+G2）≤ 10	高效液相色谱法：贝母素甲和贝母素乙的总量：不得少于 0.079%
《陕西省中药饮片标准》第一册	通用指标	水分：不得过 16.0%； 灰分：总灰分不得过 6.0%、酸不容许灰分不得过 1.0%； 浸出物：醇溶性浸出物不得少于 8.0%	高效液相色谱法：贝母素甲和贝母素乙的总量：不得少于 0.080%

六、质量评价

（一）含量测定研究

1.生物碱的含量测定与指纹图谱研究：马卫成等[41]通过采用酸性染料比色法测定浙贝母的总生物碱的含量来比较不同产地的浙贝母中的总生物碱的含量，发现浙江磐安的浙贝母含量最高。楼柯浪等[42]采用 HPLC-ELSD、酸性染料比色法、生物量法测定磐安地区浙贝母不同生长期鳞茎中贝母甲素、贝母乙素、总生物碱和生物量。得出"以浙贝母鳞茎生物量结合总生物碱、贝母素甲和贝母素乙含量为判断指标可确定磐安地区浙贝母最佳采收期为4月底5月初"的结论。秦建平等[43]采用 HPLC-ELSD 以及利用化学计量学方法对色谱数据进行分析，建立浙贝母药材 HPLC 指纹图谱，为浙贝母的质量控制提供比较全面的评价方法。周建良等[44]基于快速液相色谱—四级杆飞行时间串联质谱对1批浙贝母药材及其混淆品湖北贝母、伊犁贝母的特征图谱进行了测定和分析，成功鉴定了3种贝母中15个甾体类生物碱，建立了浙贝母9个共有峰的特征指纹图谱，可用于全面控制浙贝母的质量。

2.不同炮制方法对质量影响的研究：胡梅素等[45]通过实验发现鲜切切片比传统法和硫熏法加工出来的饮片生物碱含量高。韦敏[46]通过采用 HPLC-ELSD 法对浙贝母4个不同炮制品进行贝母甲素和贝母乙素含量测定，考察浙贝母不同炮制品的内在质量，结果发现浙贝母各炮制品的水煎液含量明显可见姜炙品＞蜜麸品＞清炒品＞生品。说明不同加工炮制的方法对浙贝母中的生物碱含量具有一定的影响，其中姜炙品的水煎液中的贝母甲素和贝母乙素的总量是最高的，生品的水煎液中最低，说明用姜汁炮制过的浙贝母在水煎液中生物碱的溶出度明显高于生品。金玉琴等[47]通过 HPLC-ELSD 法检测浙贝母三种主流炮制规格（鲜切无硫厚片、硫熏厚片、鲜切烘干薄片）的贝母甲素、贝母乙素含量，得出"鲜切无硫厚片加工工艺的浙贝母生物碱含量最高"的结论。张焱新等[48]通过采用HPLC-ELSD法对不同产地的浙贝母饮片的3种炮制品（鲜切饮片、硫熏饮片、石蛤饮片）进行贝母甲素、贝母乙素含量测定，采用热浸法进行浸出物含量测定和采用二氧化硫残留量测定法进行硫含量测定，结果发现不同产地的浙贝母的鲜切饮片的贝母甲素、贝母乙素、浸出物含量最高，表明鲜切浙贝母饮片的质量优于硫熏浙贝母饮片和石灰蛤粉浙贝母饮片；杜伟锋等[49]采用液质联用方法，建立了3种不同产地加工（鲜切、硫熏、灰贝）的浙贝母的指纹图谱，根据质谱信息，推断出了17个共有峰化合物，可用作浙贝母饮片全面质量控制的评价依据。发现经硫熏和灰贝加工后，浙贝母4个主要成分（贝母素甲、贝母素乙、贝母辛、西贝素）的含量都显著低于鲜切饮片，可见推广浙贝母产地鲜切加工的合理性和必要性。王路伟等[50]采用HPLC-ELSD建立一种同时测定浙贝母饮片中贝母甲素、贝母乙素和贝母辛含量的方法，并考察了不同炮制方法对该3种生物碱含量的影响，发现无硫护色组与生晒处理组的含量高于贝壳灰法组和硫熏处理组，硫熏可导致浙贝母生物碱含量明显降低，尤其是贝母辛含量的降低。无硫护色处理和生晒处理这两个炮制方法在实际应用中能够很好地保存浙贝母中的生物碱含量。

3. 元素含量的研究：刘剑敏等[51]通过采用原子吸收光谱（AAS）法测定了10批浙贝母样品中12种无机元素的含量，建立浙贝母无机元素指纹图谱，并用SPSS方差分析和主成分分析对浙贝母中的微量元素进行了分析，结果表明，浙贝母的特征无机元素是镉、铜、铅、镁、铬、铁和锌。马卫成等[52]通过紫外分光光度法测定不同产地浙贝母中的重金属含量，为浙贝母的临床用药提供可靠的依据，同时也为浙贝母的质量控制中测定重金属含量提供了借鉴。

（二）无硫浙贝母

药材市场上硫熏浙贝母的存在，严重影响浙贝母的产业发展，影响浙江省道地药材的声誉。最近推荐倡导无硫浙贝母，逐步限制及禁用硫黄熏制。《中国药典》2015 年版一部已对药材及饮片中二氧化硫残留量进行了规定，要求"中药材及饮片的二氧化硫残留量不得超过 150 毫克 / 千克"，超限的中药材及饮片将以劣药论处。对于无硫贝母和硫黄加工的贝母，业内人士能用三招轻易地鉴别：一看，硫黄熏制浙贝母片色泽过于洁白，无硫浙贝母片为本色；二闻，硫黄熏制浙贝母有较刺鼻味；三尝，硫黄熏制浙贝母口感发酸。此外，已有研究表明鲜切无硫厚片加工工艺的浙贝母生物碱含量高于硫熏厚片、鲜切烘干薄片，且鲜切饮片的生物碱含量显著高于经硫熏和灰贝加工品。

（三）混淆品

浙贝母的混淆品主要有土贝母、湖北贝母。鉴别研究主要采用性状特征鉴别、显微特征鉴别、荧光鉴别、薄层鉴别、理化鉴别、紫外光谱鉴别等。

1. 土贝母：任芸倩等[53, 54]采用性状特征、理化鉴别、薄层色谱和紫外光谱扫描的方式对浙贝母和土贝母进行鉴别。浙贝母形状较单一，外形背凸腹凹，土贝母新鲜块茎混存 3 种形状，特别是其中的不规则多面体形，是二者性状鉴别中的一个重要依据。粉末显微鉴别，浙贝母的有颗粒状、梭形的草酸钙结晶，而土贝母未见草酸钙晶体。理化鉴别，生物碱沉淀反应浙贝母呈阳性、土贝母呈阴性、醋酐－浓硫酸反应，浙贝母由浅棕黄色变为棕色、淡污绿色，最终变成浅棕色。土贝母新鲜块茎渐由红色变为紫红色、紫色至蓝色，最终变为污绿色。薄层色谱结果表明：浙贝母含贝母素甲、贝母素乙生物碱成分，不含土贝母苷甲；土贝母则相反，含土贝母苷甲而不含生物碱成分。浙贝母在 270 纳米处大最大吸收，土贝母则在 257 纳米和 373 纳米处有最大吸收。

2. 湖北贝母：显微特征鉴别中湖北贝母的淀粉粒颗粒边界不如浙贝母光滑，有起伏，且淀粉粒层纹更为明显，此外也无浙贝母中有的草酸钙结晶[55]。马秀芹等[56]的荧光鉴别和薄层色谱鉴别表明浙贝母粉末在 365 纳米下显亮淡绿色荧光，而湖北贝母粉末显亮淡蓝色荧光，以及湖北贝母的薄层色谱图中在贝母素甲和贝母素乙之间比浙贝母多一个斑点。王雅兰等[57]利用一阶导数光谱倒吸收峰的显著差异来鉴别湖北贝母、浙贝等。

第七节　性味归经与临床应用

一、性味与归经

1.《中华本草》《中药大辞典》《中国药典》、各省（市、自治区）炮规中关于性味与归经的描述均为：苦、寒。归肺、心经。

2.《本草求原》：气平，味苦、辛。

3.《本草正》：味大苦，性寒。性味俱厚。阴也，降也。乃入手太阴、少阳，足阳明、厥阴之药。

4.《中华本草》（蒙药卷）：味苦、性平。效软、柔、稀。

二、功能主治

1. 关于功能主治，《中华本草》《中药大辞典》《中国药典》、各省（市、自治区）炮规中的描述基本一致，选用《中国药典》的描述：清热化痰止咳，解热散结消痈。用于风热咳嗽，痰火咳嗽，肺痈，乳痈，瘰疬，疮毒。

2.《本草正》：治肺痈、肺痿、咳喘、吐血、衄血，最降痰气，善开郁结，止疼痛，消胀满，清肝火，明耳目，除时气烦热，黄疸，淋闭，便血，溺血；解热毒，杀诸虫及疗喉痹，瘰疬，乳痈，发背，一切痈肠肿毒，湿热恶疮，痔漏，金疮出血，火疮疼痛。

3.《本草逢原》：治疝瘕，治喉痹，乳难，金疮，风痉，一切痈疡。

4.《医林纂要·药性》：治蛇虫毒。

5.《山东中草药手册》：清肺化痰，制酸，解毒。治感冒咳嗽，胃痛吐酸，痈毒肿痛。

6.《中华本草》（蒙药卷）：清热，止咳，祛痰，开欲。主治肺热，咳嗽，肺刺痛，慢性气管炎，气喘，喉感冒，鼻感冒，食欲不振。

三、用法用量

1.《中国药典》、各省（市、自治区）炮制规范中通用的用法用量：浙贝母片，5～10克与4.5～9克；浙贝母粉末，每次冲服1～3克。

2.《中药大辞典》《中华本草》：内服，煎汤，3～10克；或入丸、散。外用：研末敷。

3.《中华本草》（蒙药卷）：煮散剂，3～5克；或入丸、散。

四、注意

1.不宜与乌头类药物同用。

2.《中华本草》《中药大辞典》：寒痰、湿痰及脾胃虚寒者慎服。

五、附方

从中药方剂数据库中检索到含有"浙贝母"的中药方剂处方有37个，从中成药处方数据库中检索到含有"浙贝母"的中成药处方有146条。

（一）经典中药方剂处方

1.解表方－辛凉解表。加味桔梗汤：桔梗、甘草、浙贝母、橘红、金银花、薏苡仁、炒葶苈子、白及。清肺排脓解毒的功效，主治肺痈溃脓期。源于《医学心悟》清·程国彭。

2.清热方－清热解毒。清咽下痰汤：玄参、桔梗、炒牛蒡子、甘草、浙贝母、瓜蒌、射干、荆芥、马兜铃。清热解毒，利咽化痰的功效，主治热毒攻喉证。源于《验方新编》清·鲍相璈。

3. 清热方－清脏腑热。疏风清热汤：荆芥、防风、炒牛蒡子、甘草、连翘、金银花、桑白皮、赤芍、桔梗、玄参、天花粉、浙贝母、黄芩片。疏风清热，利咽消肿的功效，主治风热犯咽证。源于《中医喉科学讲义》。

4. 补益方－气血双补。香贝养荣汤加减：黄芪、党参、当归、赤芍、白芍、熟地黄、川芎、土白术、山药、醋香附、浙贝母、炙甘草。调补气血，理气化痰，解郁的功效，主治瘰疬、石疽，乳岩后期。源于《医宗金鉴》。

5. 治燥方－轻宣外燥。桑杏汤：桑叶、燀苦杏仁、北沙参、浙贝母、淡豆豉、栀子、梨皮。清宣燥热，润燥止咳的功效，主治秋感温燥，灼伤肺津，身不甚热，干咳无痰，咽干口渴，舌红，苔薄白而燥，右脉数大者。源于《温病条辨》清·吴瑭。

6. 治燥方－滋阴润燥。养阴清肺汤：地黄、麦冬、甘草、玄参、浙贝母、牡丹皮、薄荷、白芍。养阴清肺，解毒利咽的功效，主治白喉，喉间起白如腐，不易拨去，咽喉肿痛，初起发热，或不发热，鼻干唇燥，或咳或不咳，呼吸有声，喘促气逆，甚至鼻翼翕动，脉数。源于《重楼玉钥》。

7. 祛痰方－清热化痰。程氏生铁落饮：天冬、麦冬、浙贝母、胆南星、橘红、制远志、石菖蒲、连翘、茯苓、茯神、玄参、钩藤、丹参、朱砂粉、生铁落。镇心安神，化痰开窍的功效，主治狂症，发作则暴，骂詈不避亲疏，甚则登高而歌，弃衣而走，踰垣上屋，此痰火结聚所致；心热癫痫。源于《医学心悟》清·程国彭。

8. 祛痰方－清热化痰。桑白皮汤：桑白皮、姜半夏、紫苏子、燀苦杏仁、浙贝母、黄芩片、黄连片、栀子、生姜。清火涤痰，止咳平喘的功效，主治痰热壅肺，顿咳痉咳期。源于《景岳全书》

明·张景岳。

9.祛痰方－清热化痰。桔梗杏仁煎：桔梗、苦杏仁、甘草、阿胶、金银花、麦冬、百合、夏枯草、连翘、浙贝母、枳壳、红藤。润肺止咳的功效，主治咳嗽吐脓，痰中带血，或胸膈隐痛，将成肺痈者。源于《景岳全书》明·张景岳。

（二）经典中成药

1.止咳梨糖浆：梨清膏、陈皮、法半夏、浙贝母、橘红。功能主治：润肺，化痰，止咳。用于肺燥咳嗽，干咳痰少，咯痰不爽。

2.参贝止咳颗粒：北沙参、浙贝母、前胡、苦杏仁、款冬花、法半夏、百部、蝉蜕、荆芥、重楼、连翘、陈皮、薄荷、甘草。傣医：解黄嗯习特唉少，兵哇唉习特来，拨黄。中医：清肺、化痰、止咳。用于急性支气管炎及慢性单纯型支气管炎急性发作之咳嗽。

3.儿童清肺口服液：麻黄、苦杏仁（去皮炒）、石膏、甘草、桑白皮（蜜炙）、瓜蒌皮、黄芩、板蓝根、法半夏、浙贝母。功能主治：清肺，化痰，止嗽。用于小儿肺经痰热，外感风寒引起的面赤身热、咳嗽气促、痰多黏稠、咽痛声哑。

4.二母安嗽片：知母、玄参、罂粟壳、麦冬、款冬花、紫菀、苦杏仁、百合、浙贝母。功能主治：清肺化痰，止嗽定喘。用于虚劳久嗽，春秋举发，咳嗽痰喘，骨蒸潮热，音哑声重，口燥舌干，痰涎壅盛。

5.内消瘰疬丸：夏枯草、玄参、大青盐、海藻、浙贝母、薄荷、天花粉、蛤壳（煅）、白蔹、连翘、大黄（熟）、甘草、地黄、桔梗、枳壳、当归、玄明粉。功能主治：软坚散结。用于瘰疬痰核或肿或痛。

6.乳康丸：牡蛎、乳香、瓜蒌、海藻、黄芪、没药、天冬、夏枯草、三棱、玄参、白术、浙贝母、莪术、丹参、炒鸡内金。功能主治：舒肝活血，祛痰软坚。用于肝郁气滞、痰瘀互结所致的乳癖，症见乳房肿块或结节、数目不等、大小不一、质软或中等硬，或经前疼痛；乳腺增生病见上述证候者。

第八节　丽水资源利用与开发

一、资源蕴藏量

浙贝母为丽水中药材种植面积前十的品种，在丽水中药材产业具有举足轻重的地位。丽水下辖的缙云、庆元、云和、遂昌等地均有种植基地，据统计，2018 年丽水浙贝母种植总面积为 5 千多亩。

丽水的浙贝母种植已形成了一套独特的方式：

1. "上山下乡"种植技术（改变同一区域的海拔高度，第一年 200 米，第二年 300 米，第三年 400 米），海拔高度的变化，能更好促进浙贝母的内生活力，使其根系发达，植株健壮。

2. 通过多种农作物作轮作种植比较，比如浙贝母与杂交水稻、果蔬、小麦、玉米、番薯等轮作，发现与杂交水稻轮作的效果最好。因为杂交稻在生长过程中，其根系能富集较大微量金属离子，其中主要有铁、钙离子。这些物质可以较好地改进土壤结构，促进浙贝母的生长。尤其是较好避免了浙贝母生长过程中致命的"灰霉病"的发生。

3. 在 2 月底 3 月初浙贝母长出土面 10～15 厘米的时候，施以特定的有机肥（微量元素），增进浙贝母植株茂盛，促进胚状体抗病细胞能力及浙贝母叶绿素 B 比值的增加，增进茎块核酸内切酶活越，碱基替换活性充足等，使浙贝母鳞茎更结实光滑，贝母碱、皂苷等有效成分增多。

该技术种植的浙贝母，其种子可连续在同一区域种植三年以上。经检测，生物碱和皂苷有效成分的平均含量比浙江鄞州出产的浙贝母生物碱和皂苷分别高出 0.45% 和 0.6%，比江苏海门一带种植的高出 0.35% 和 0.41%，且通常亩产量也比该两地平均高出 30 千克左右。

二、产品开发

（一）中成药

浙贝母是常用的大宗药材。因其良好的疗效，实惠的价格，临床方剂使用（尤其是感冒咳嗽方面）非常普遍；含有浙贝母的中成药有 146 个剂型包括颗粒剂、丸剂、片剂、口服制剂等，市场需求量大。在药用价值方面，除了其最主要的镇咳平喘、镇静镇痛外，可考虑其抗肿瘤、降血压等药理活性，进行肿瘤治疗的协同药物、降压药的研发。此外，可从经方验方入手，熬制适合不同年龄阶段的浙贝母配伍的止咳平喘的膏方等。

（二）保健食品

国家卫生健康委员会关于进一步规范保健食品原料管理的通知中，浙贝母属于"可用于保健食品的物品"。目前，以浙贝母或浙贝母提取物为原料之一的获国家批准的保健食品有 6 种（其中国食健字 5 种，卫食健字 1 种），保健功效涉及"祛痤疮"和"对胃黏膜有辅助保护功能"，其中 4 种是"清咽 / 清咽润喉"的，"祛痤疮"和"对胃黏膜有辅助保护功能"的各 1 种，剂型有软糖、胶囊、含片和丸。目前保健食品产品较少，涉及的保健功效和剂型都少，可在此方面进行深加工的探索。

（三）观赏价值

浙贝母花期在 3 月至 4 月之间，开花时间在 7 ～ 10 天。3 月至 4 月也处在盛花期的樱花开得俏、油菜花开得艳，而浙贝母花可谓是素颜出镜，花瓣呈素雅的绿白色，花朵下垂呈倒挂金钟状，花心处有网格状紫色脉纹，是一道别样的风景线，可以打造贝母花节。

贝母花除了有观赏价值，也具有止咳化痰的功效，亦可进行深加工开发。

第九节 总结与展望

浙贝母是丽水的大宗常用药材之一，也是"浙八味"之一。该品种也是丽水中药材种植面积前十的品种，在丽水中药材产业具有举足轻重的地位。浙江地方品种有"浙贝1号"、"浙贝2号"、东贝母和多籽贝母，丽水种植以"浙贝2号"为主，采用适用于丽水的"上山下乡"（改变同一区域的海拔高度，第一年200米，第二年300米，第三年400米）特色种植技术，采用上述技术种植的浙贝母，经检测，生物碱和皂苷有效成分的平均含量均高于浙江鄞州、江苏海门出产的浙贝母，且通常亩产量也比该两地平均高出30千克左右。

丽水可利用自身的生态优势，积极建设更多、规范化、规模化种植基地。同时结合"为农户提供技术，鼓励农户种植，本地中药材企业收购，确保农户收益"的方式，发展丽水浙贝母的种植产业，据近几年中药种植业分析，浙贝母种植技术要求高、需成本大，一般药农无法承担，不会随便种植不会泛滥，价格坚挺，不会像其他药材那样亏本，是药材种植户践行"向生态要效益"的典范。

丽水除将种植浙贝母作为优质、高产与高效品牌外，还需根据市场做好深加工，做出浙贝母各种产品，如食品、药膳、保健食品、特医食品、免煎配方颗粒及超细粉等产品。探索并践行"绿水青山就是金山银山"好途径，助力丽水市中药材产业的健康发展。

参考文献

[1] 国家药典委员会.中国药典[S].北京：中国医药科技出版社，2015年版.一部：292.

[2] 中华人民共和国香港特别行政区卫生署《香港中药材标准》第三册[S].香港，2005：中华人民共和国香港特别行政区卫生署：9-18.

[3] 刘慧颖. 浙贝母道地药材的质量评价与质量标准建立的研究[D].黑龙江中医药大学硕士学位论文，2007.

[4] 尚志钧，刘晓龙.贝母药用历史及品种考察[J].中华医史杂志，1995，25（1）：38-42.

[5] 杨曦亮，张勇慧，阮汉利，等.中药贝母的本草考证[J].亚太传统医药，2006，

[6] 李云山.浙贝母[J].宁波农业科技，1989，（2）：31-32.

[7] 张文妹.浙贝母生产概况及发展对策[J].浙江农业科技，2004，（5）：240-241.（7）：69-72.

[8] 宁波农经网信息中心.中国贝母之乡-鄞州[EB/OL].http：//www.nbagri.gov.cn/html/main/zyzxView/2196351.html，2015-08-03.

[9] 陶正明，李林.浙贝母主要产地研究[C].全国第六届天然药物资源学术研讨会论文集.陕西西安.2004-08-20.

[10] 国家中医药管理局《中华本草》编委会.中华本草第八册[M].上海：科学技术出版社，1999：91-94.

[11] 何伯伟，周书军，陈爱良，等.浙贝母浙贝1号特征特性及栽培加工技术[J].浙江农业科学，2014，（6）：833-835.

[12] 何伯伟，周书军，叶剑峰，等.浙贝2号新品种选育和主要生物性状研究[J].浙江农业科学，2014，25（7）：1014-1018.

[13] 浙江省质量技术监督局.浙贝母生产技术规程：DB33/T 532-2014.

[14] 陈爱良，姜娟萍，王兆林，等.浙贝母全程标准化操作手册[M].杭州：浙江科学技术出版社，2016.

[15] 石子建，李建辉.贝母关键栽培技术及种植模式研究进展[J].现代农业

科技，2017，（20）：59-61.

[16] 吴剑锋，齐川，陈军华.丽水市浙贝母-甘薯一年两茬高效栽培模式[J].中国农技推广，2014，34（8）：47-48.

[17] 毛土有，杨明华.江山市竹荪-浙贝母高效栽培模式[J].中国农技推广，2018，34（9）：44-45.

[18] 厉佛龙，马国光.旱作新模式"贝母-甜玉米-小番薯"栽培技术[J].中国农业信息，2015（19）：30.

[19] 曹跃芬，竺锡武，谭琳.浙贝母精油化学成分GC/MS分析和抑菌活性检测[J].浙江理工大学学报，2012，29（1）：129.

[20] 薛燕，王峰.不同产地浙贝母药材中3种活性成分的分析研究[J].中国中药杂志，2007，32（16）：1628.

[21] 郭靖.不同品种浙贝母的药学与药效学比较研究[D].黑龙江中医药大学硕士学位论文，2007.

[22] 周建良，刘伟，郭增喜，等.基于快速液相色谱-四级杆飞行时间串联质谱的浙贝母特征图谱研究[J].中国中药杂志，2013，38（17）：2832.

[23] 周家驹，谢桂荣，严新建，等.中药原植物化学成分手册[M].北京：化学工业出版社，2004.

[24] 吴寿金，赵泰，秦永祺，等.现代中草药成分化学[M].北京：中国医药科技出版社，2002.

[25] 杜伟锋，岳显可，朱涛，等.不同产地加工方法浙贝母的高效液相色谱-电喷雾-质谱指纹图谱分析[J].中华中医药杂志，2016，31（12）：4956.

[26] 汪少华，乔家法.不同产地浙贝母多糖含量的比较[J].中国现代应用药学，2014，31（10）：1256.

[27] 赵金凯，杜伟锋，应泽茜，等.浙贝母的现代研究进展[J].时珍国医国药，2019，30（1）：177-180.

[28] 钱伯初，许衡钧.浙贝母碱和去氢浙贝母碱的镇咳镇静作用[J].药学学

报，1985，20（4）：306.

[29] 李全，胡凯文，陈信义，等.浙贝母对呼吸系统耐药金黄色葡萄球菌逆转作用的临床研究[J].北京中医药大学学报，2001，24（5）：51.

[30] 颜晓燕.暗紫贝母及浙贝母比较研究[D].成都中医药大学博士学位论文，2012.

[31] 周颖，季晖，李萍，等.五种贝母甾体生物碱对豚鼠离体气管条M受体的拮抗作用[J].中国药科大学学报，2003，34（1）：60.

[32] 张明发，沈雅琴，朱自平，等.浙贝母的抗溃疡和镇痛作用[J].西北药学杂志，1998，13（5）：208.

[33] 张明发，沈雅琴，朱自平，等.浙贝母的抗炎和抗腹泻作用[J].湖南中医药导报，1998，4（10）：30.

[34] 张明发，沈雅琴，朱自平，等.浙贝母的抗溃疡和镇痛作用[J].西北药学杂志，1998，13（5）：208.

[35] 李梅.浙贝母逆转急性白血病多药耐药性临床研究[D].北京中医药大学博士学位论文，2001.

[36] 佟晓琳.浙贝母主要成分血浆药代动力学及肿瘤耐药细胞抑制研究[D].云南中医学院硕士学位论文，2016.

[37] 刘韦鋆，邹富胜，李东华，等.浙贝母抑制耐药肿瘤P糖蛋白的活性组分研究[J].中国中西医结合外科杂志，2015，21（4）：379.

[38] PAE HO，OH H，CHOI BM，et al.Differentiation-inducing effectsofver-Ticinone，an isosteroidal alkaloids isolated from the bulbus of Fritillaria ussuriensis，on human promyelocytic leukemia HL-60 cells[J].Biol Pharm Bull，2002，25（11）：1409.

[39] 南京中医药大学.中药大辞典[M].上海：科学技术出版社，2006：2709-2711.

[40] 于晓琳，季晖，王长礼，等.贝母的药理作用研究概况[J].中草药，2000，31（4）：313-315.

[41] 马卫成，盛振华，戎建辉，等.不同产地浙贝母总生物碱的含量测定

[J].中华中医药学刊，2009，27（7）：1495.

[42] 楼柯浪，陶倩，张水利，等.主成分分析下磐安浙贝母鳞茎最佳采收期的研究[J].浙江中医药大学学报，2017，41（4）：329.

[43] 马卫成，戎建辉，盛振华.等.浙贝母的高效液相色谱特征图谱研究[J].中国医院药学杂志，2008，28（17）：1458.

[44] 周建良，刘伟，郭增喜，等.基于快速液相色谱—四级杆飞行时间串联质谱的浙贝母特征图谱研究[J].中国中药杂志，2013，38（17）：2832.

[45] 胡梅素，祝明.3种不同加工浙贝母总生物碱含量的比较[J].中国中药杂志，1995，20（3）：157.

[46] 韦敏.不同炮制方法对浙贝母中贝母素含量影响的研究[J].中药材，2008，32（8）：1129.

[47] 金玉琴，王增寿，曾国武，等.炮制规格对浙贝母有效成分提取影响的研究[J].浙江中西医结合杂志，2011，21（11）：814.

[48] 张焱新，杨培培，杜伟锋，等.浙贝母不同炮制方法质量研究[J].中华中医药学刊，2013，31（12）：2775.

[49] 杜伟锋，岳显可，朱涛，等.不同产地加工方法浙贝母的高效液相色谱—电喷雾—质谱指纹图谱分析[J].中华中医药杂志，2016，31（12）：4956-4960.

[50] 王路伟，沈晨薇，张水利.等.不同炮制方法对浙贝母药材3种生物碱含量的影响[J].中国现代应用药学，2018，35（1）：80.

[51] 刘剑敏，王学宝，向铮，等.主成分分析用于浙贝母中无机元素含量的研究[J].广东微量元素科学，2008，15（12）：31.

[52] 马卫成，徐爱仁，应艳景，等.不同产地浙贝母中重金属的含量分析[J].中国医院药学杂志，2010，30（7）：613.

[53] 任芸倩，彭强，赵桦.浙贝母及其混淆品土贝母新鲜块茎的鉴别[J].陕西中医，2005，26（6）：579-580.

[54] 任芸倩，赵桦，彭强.浙贝母及其混淆品土贝母新鲜块茎的薄层及紫

外光谱鉴别[J].现代中医药，2005，25（4）：65-66.

[55] 李明哲，韩金秀.近10年贝母类药材鉴定技术研究进展[J].吉林农业，
2016，（10）：60-62.

[56] 马秀芹，蔡伟华，李学斌，等.浙贝母与其混淆品湖北贝母的鉴别[J].
时珍国药研究，1997，8（1）：37.

[57] 王雅兰，车秀君，王淑兰，等.五种贝母的一阶导数光谱法鉴别[J].中
药材，1994，17（7）：19.

附图之灵芝

——丽水最负盛名以龙泉为地理标志的药材

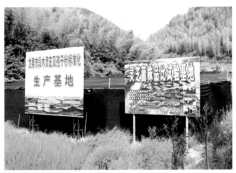

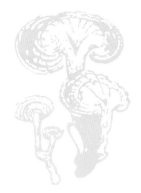

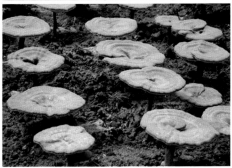

龙泉市段木灵芝（不产粉）标准化生产基地

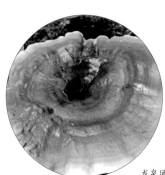

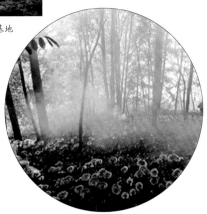

龙泉凤阳山培育的林下灵芝

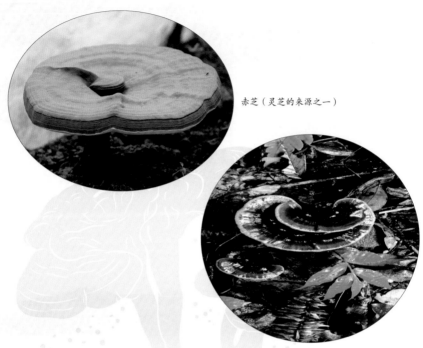

赤芝（灵芝的来源之一）

野生紫芝（灵芝的来源之一）

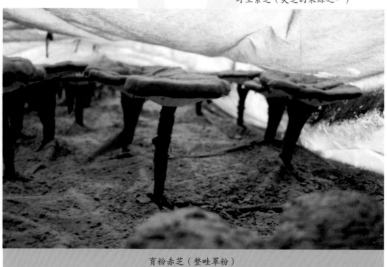

育粉赤芝（整畦罩粉）

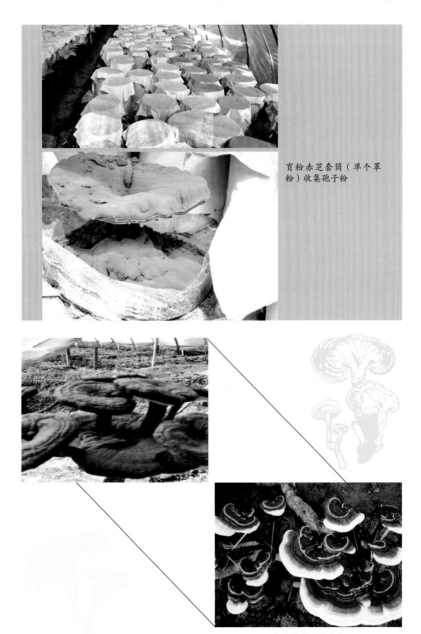

育粉赤芝套筒（单个罩粉）收集孢子粉

龙泉灵芝盆景基地

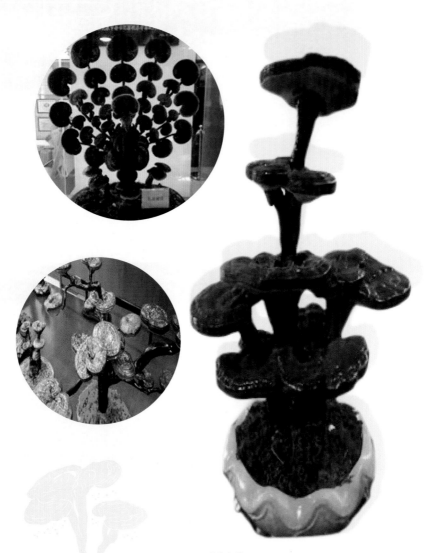

灵芝盆景

附图之食凉茶

——丽水最具特色的第一味畲药

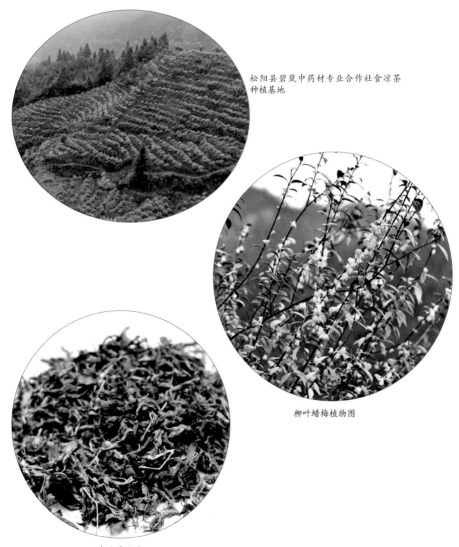

松阳县碧岚中药材专业合作社食凉茶
种植基地

柳叶蜡梅植物图

食凉茶饮片

附图之灰树花

——庆元灰树花是我国灰树花人工栽培最早、栽培规模最大的产区，以灰树花为原料生产的灰树花胶囊是丽水独家中成药产品。

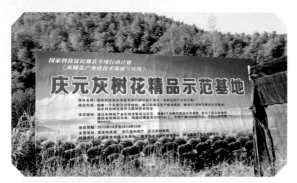

庆元灰树花精品示范基地

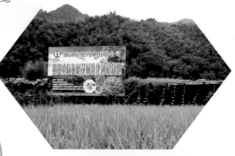

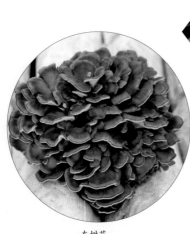

灰树花

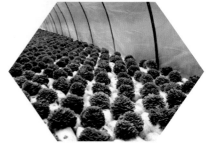

灰树花标准化种植基地之一

附图之莲子

——最具丽水古城标志的药食两用药材

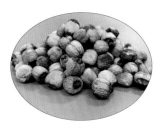

处州白莲

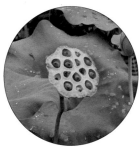

莲房（莲的药用部位之一）

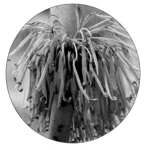

莲须（莲的药用部位之一）

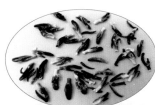

莲子心（莲的药用部位之一）

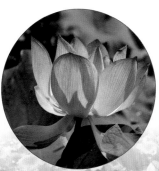

荷花瓣（莲的药用部位之一）

老竹荷花基地

附图之薏苡仁

——丽水最畅销的药材和农产品

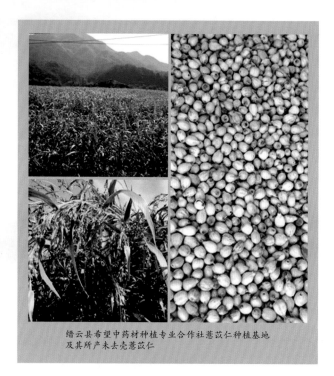

缙云县希望中药材种植专业合作社薏苡仁种植基地
及其所产未去壳薏苡仁

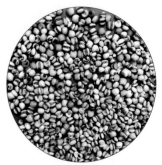

缙云薏苡仁

▍附图之黄精

——丽水多花黄精作为林下经济最具代表的中药而享誉全国

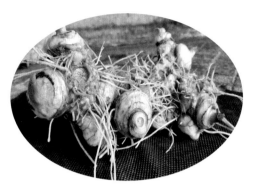

新鲜多花黄精

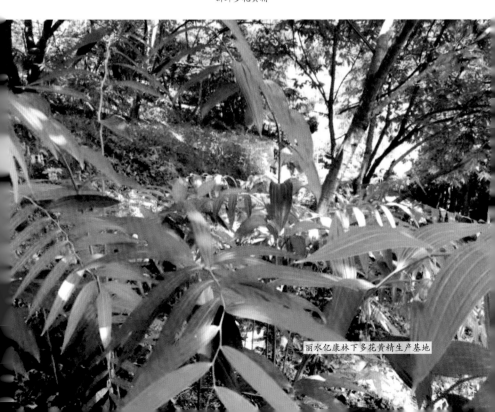

丽水亿康林下多花黄精生产基地

附图之厚朴

——丽水资源蕴藏量最大的品种

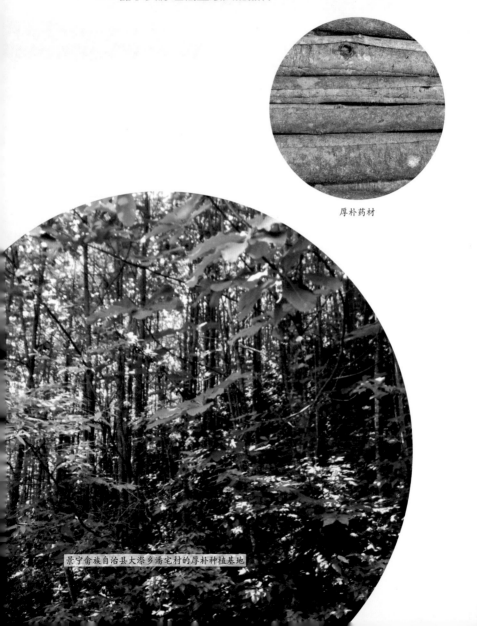

厚朴药材

景宁畲族自治县大漈乡潘宅村的厚朴种植基地

附图之延胡索

——"浙八味"之一

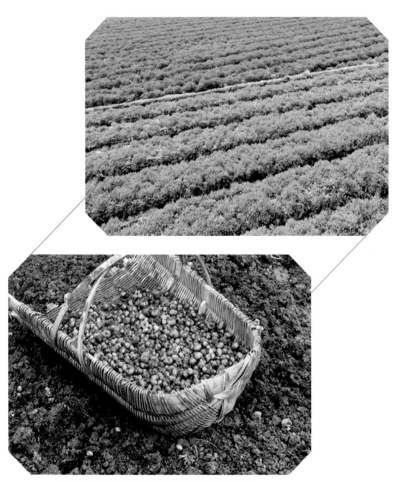

缙云县上东岸村延胡索生产基地及其采收的延胡索

▌附图之浙贝母

——"浙八味"之一

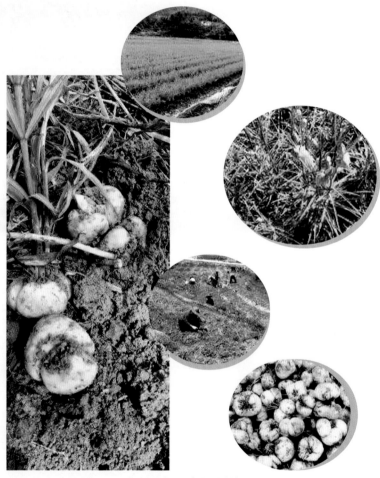

浙江亿绿浙贝母基地及新鲜浙贝母